全国高等医药院校教材

基础医学课程导读

Introduction to Basic Medical Courses

（供临床医学及医学相关专业使用）

主　编　吴忠道

主　审　潘敬运　王庭槐

编　委　初国良　郭开华　付晓东　冯鉴强
黄俊琪　胡黎平　蒋玮莹　刘建中
李朝红　赖小敏　那晓东　孙宏钰
陶　莎　吴映莉　汪雪兰　吴伟康
薛　玲　周俊宜　赵　虎　朱敬欢

中国医药科技出版社

内 容 提 要

《基础医学课程导读》是为刚刚跨入医学院大门的新生编写的教材。本书分十五章，前十四章的内容涉及医学与医学教育、人类生物学、人体解剖学、组织学与胚胎学、生物化学、人体生理学、病理生理学、医学免疫学、病理学、医学微生物学、人体寄生虫学、医学遗传学、药理学、基础医学实验等学科的基本概念、发展简史、学科内容及框架知识，各门基础医学课程的学习目的和要求、基本内容、学习要点，并列出了相应的参考教材和网络资源；第十五章简要介绍了临床医学及其他医学课程如内科学、外科学、中医学、法医学课程。

本教材适合高等医药院校临床医学和医学相关专业入门教学使用，也可供非医学专业的师生及对医学感兴趣的一般读者阅读。

图书在版编目（CIP）数据

基础医学课程导读／吴忠道主编．—北京：中国医药科技出版社，2010.8
全国高等医药院校教材
ISBN 978-7-5067-4727-1

Ⅰ.①基… Ⅱ.①吴… Ⅲ.①基础医学-医学院校-教学参考资料 Ⅳ.①R3

中国版本图书馆 CIP 数据核字（2010）第 156985 号

美术编辑 张 璐
版式设计 郭小平

出版 中国医药科技出版社
地址 北京市海淀区文慧园北路甲 22 号
邮编 100082
电话 发行：010-62227427 邮购：010-62236938
网址 www.cmstp.com
规格 787×1092mm 1/16
印张 19 1/4
字数 421 千字
版次 2010 年 9 月第 1 版
印次 2014 年 8 月第 2 次印刷
印刷 三河市汇鑫印务有限公司
经销 全国各地新华书店
书号 ISBN 978-7-5067-4727-1
定价 39.00 元

前言

医学生步入医学院，就渴望掌握能治病救人的医学知识和技术。但要成为一名合格的医生，必须系统完成理论学习和接受严格规范的技能培训。因此，医学生在至少5年的时间内，要学习基础医学、预防医学和临床医学的课程。“问渠哪得清如许，为有源头活水来”。基础医学是医学教育的“基石”，是通向临床学科和预防医学的桥梁，对医学生以后从事医学工作或科学研究非常重要。目前，我国大多数高等医学院校仍然采用以学科为基础的教学模式，人体解剖学、组织学与胚胎学、生物化学、生理学、分子生物学、细胞生物学、病原生物学、医学遗传学、医学免疫学、药理学、病理学、病理生理学等课程是医学生首先要学习的课程。基础医学课程门数多、学时紧，且每门课程都有很多原理、概念和方法需要学生牢记和掌握，医学生往往感觉比较枯燥。在这个阶段，学生容易产生厌学情绪，对学习的兴趣不强。因此，有必要在第一学期为新生开设一门基础医学导读课程，让新生对基础医学课程体系有较系统的了解，对各门课程的意义及课程之间的联系有所认识，并掌握必要的医学基础知识；并帮助同学们进一步明确学习目的，提高学习兴趣，掌握学习方法。《基础医学课程导读》正是基于这样的教学理念编写而成的。

本教材不是基础医学课程内容的简介或浓缩版，而是对基础医学学科及课程体系进行框架性和知识性介绍。通过本门课程的学习，学生能初步了解医学课程的结构与特点，形成对整体医学课程特别是基础医学课程的整体概念，明确不同阶段的学习内容和学习任务，正确理解各基础学科知识的相互联系及与临床医学的关联，从而帮助同学们建立正确的学习动机，变枯燥的被动学习为有兴趣的主动学习，学好每门基础医学课程，为临床课程的学习及临床实践打下坚实的理论基础。

本教材的编写是我们的一次教改尝试。在编写过程中，我们深感导读教材编写的难度。由于水平有限，难免存在错漏不妥之处，敬请老师、同学提出宝贵意见（邮箱：wuzhd@263.net）。

吴忠道

2010年7月于广州

目 录

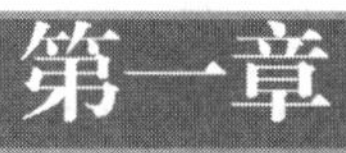

第一章 医学与医学教育

健康所系，性命相托。

当我步入神圣医学学府的时刻，谨庄严宣誓：

我志愿献身医学，热爱祖国，忠于人民，恪守医德，尊师守纪，刻苦钻研，孜孜不倦，精益求精，全面发展。

我决心竭尽全力除人类之病痛，助健康之完美，维护医术的圣洁和荣誉。救死扶伤，不辞艰辛，执着追求，为社会医药卫生事业的发展和人类身心健康奋斗终生！

本章主要介绍医学的起源与发展，医学的目的、对象与基本范畴，医学的分类、模式与发展趋势，医学教育，学习的理论与医学学习等内容。

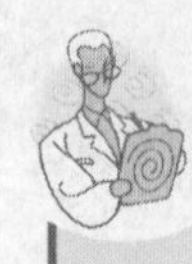

第一节 医 学

在每年新生入学教育中，我们医学生都要进行宣誓仪式，高声朗读《医学生誓言》。医学是探索生命本质、解除病人痛苦、维护人体健康的人类基本活动之一。医学是神圣的、医生的职业是崇高的。当你一踏进医学院的校门，你就成为了医学生，成为了一名我国医学事业的接班人。作为一名未来的医生，我们应该明白自己肩负的历史使命：努力学习，以优异的成绩完成学业，争取成为一名合格的医务工作者，为人民的健康事业贡献自己的聪明才智。

因此，我们应该“勤奋好学、积极向上、追求卓越、全面发展”，学习好每门课程，并注重培养自己的自主学习能力和创新精神，努力成为一名“基础厚、能力强、有创新、求发展”的医学生。

一、医学的起源与发展

（一）医学的起源

1. 原始医学

现代医学起源于原始医学，而原始医学可以追溯到人类在原始思维支配下最初的生活和生产实践活动。疾病对健康和生命的危害与威胁，迫使人们探求解决方法。原始医学起源是一个漫长的历史过程，受到众多因素的影响，是诸种因素综合参与不断发展的结果。

早期的原始人由于对自然力量的不了解和恐惧，对一切事物都充满了神秘感，认为存在着一种支配世界的超自然力量，这成为巫术发展的基础。当时的巫师也往往同时承担着治病的职能，他们在治疗疾病时，有时施行巫术，有时施用医药，其中有的巫师更偏重于医，而成为地地道道的“巫医”。巫医的出现是医学发展过程中的一个重要历史阶段，它把人类以往零散的医药经验予以吸取、传承与发展，在把医学演变成为一门系统化的专门知识的过程中起到了重要而且关键的作用。而随着人类文明的逐渐进步，人自身价值的提升，不断冲淡了对神的信仰。如在我国的周朝，医药知识与经验开始逐渐从医巫合流的堤岸中分流出来，并按自身的规律发展。早在公元前5世纪，我国医学家扁鹊就提出将“信巫不信医”作为六不治的一种，《黄帝内经》中也同样说“拘于鬼神者不可与言至德”，这都是医学摆脱巫术，确立自身价值的标志。随着社会生产力的发展，科学因素，使医学最终会冲破巫术的羁绊逐渐发展成为一门独立的学科。

中国的五行，印度的三体液学说，希腊的四要素等古代医学的理论，这都是人类对医学世界的最初的朴素认识。正是在这些理论的基础上，现代意义的医学才逐渐发展起来了。

2. 中国医学

中国医学是一个广义的概念，除中医学外，还包括藏医、蒙医等传统医学，是我国各族人民在生产、生活以及维护健康的长期实践中的经验总结，有着各自独特的理论体系，如中医学的八纲辨证等，《内经》、《难经》、《伤寒论》和《神农本草经》中记载了中医学的基本理论和实践经验。

中医产生于原始社会，春秋战国中医理论已经基本形成，出现了解剖和医学分科，已经采用“四诊”，治疗法有砭石、针刺、汤药、艾灸、导引、布气、祝由等。成编于战国时期《黄帝内经》奠定了中医学的基础。西汉时期，开始用阴阳五行解释人体生理，出现了“医工”，金针，铜钥匙等。东汉出现了著名医学家张仲景，他已经对“八纲”（阴阳、表里、虚实、寒热）有所认识，总结了“八法”。华佗则以精通外科手术和麻醉名闻天下，还创立了健身体操“五禽戏”。唐代孙思邈总结前人的理论并总结经验，收集5000多个药方，并采用辨证治疗，因医德最高，被人尊为“药王”。唐朝以后，中国医学理论和著作大量外传到高丽、日本、中亚、西亚等地。两宋时期，宋政府设立翰林医学院，医学分科接近完备，并且统一了中国针灸由于传抄引起的穴位紊乱，出版《图经》。明清以后，出现了温病派、时方派，逐步取代了经方派中医。在明朝后期，蒙医、藏医受到了中医的影响。在朝鲜东医学也得到了很大的发展，例如许浚撰写了《东医宝鉴》。

中医为中华民族的繁衍和发展做出了巨大的贡献，目前仍是我国医药卫生体系的重要组成部分。在现今世界的医疗体系中，中医学被归类为替代医学中的一支，其独特的理论体系与治疗手段和效果越来越受到全世界医学界的重视。

3. 古希腊医学

古希腊医学起源于公元前12世纪，由于希腊一直是一个开放的民族，所以随着向海外移民和发展贸易，古希腊医学收集了许多民族和地区的医药知识和经验。毕达哥拉斯是古希腊的哲学家，同时也是一位医学家，他提出生命由四元素——土、气、水、火组成，这些元素的平衡就是健康。四元素论是古希腊医学发展的理论基础。同古印度一样，古希腊人也受宗教的影响，历经了一段神医学的时期，僧侣们利用被尊为医神的阿斯克雷庇亚在寺院中进行医疗活动。阿斯克雷庇亚神像的形象是手持一根长杖，上面盘绕着一条蛇，这是由于当时把蛇当作智慧的象征。由于古希腊医学在世界医学发展中产生的深远影响，迄今，西医的标记仍然是蛇杖。古希腊医学发展的顶峰，是以著名的医学家希波克拉底的出现为标志的。从希波克拉底开始，人们抛弃了宗教迷信思想，逐渐地用唯物主义的眼光来观察世界，将医学奠定在临床的基础上。希波克拉底是当代医学公认的鼻祖，他对医学的伟大贡献，使得西方医学终于摆脱了种种束缚，开始走入了正轨。

4. 古代印度医学

古代印度作为文明古国，它的医学起源是很早的，有据可考的就可以追溯到公元前2000年的吠陀时代。梵语“吠陀”（Veda）就是知识的意思，是当时人的诗集，其中就有关于药用植物的记载。文中还描述了一些疾病，很像现在的结核和麻风。在古印度，医生最早是僧侣们兼职的，那时正处于神医学的医学时期，人们认为只有僧侣与神最接近，所以只有他们有资格为众生解除病痛。后来，随着医学的发展，渐渐地出现了一批专门从医的人，他们的工作经验和实际操作技术都比僧侣们要强。久而久之，医生就独立出来了，但医生的地位也就从最高层婆罗们级降到了吠舍级，仅强于奴隶。尽管古印度医学发展缓慢而曲折，但人们在长期实践中还是逐渐形成了自己的整套的完整理论。在《阿输吠陀》中就有关于健康与疾病的三体液学说。这三体液是气、胆及痰，又称三大。古印度人认为三者必须均衡才能保持人体的健康，一旦紊乱，人就会患各种疾病。后来，人们又加入了7种成分，即血、肉、骨、精、脂、骨髓和乳糜（消化的食物），认为这7种成分均来源于食物。还有人并入了排泄物：尿、粪、汁、黏液、发爪和皮屑。这样就形成了一个较为完整的理论体系：疾病来源于体液、身体成分和排泄物的紊乱。古印度的医生们根据以上理论来分析和使用各种药剂，他们认为各种药剂都有独特的维尔耶、毗婆迦、拘那之性（即物理性质、化学成分和生理流动），三者共同作用，调节机体的紊乱。古印度医学理论代代相传，不断发展，延续了近4000年，直到后来外族不断入侵，才使得古印度医学融入了世界医学之中。

5. 其他古代医学

古埃及人对医学很有研究，他们对治疗各种疾病的药方，包括药名、服药的剂量和服用的方法有很详尽的文字记载，尤其是对胃病、心血管疾病以及囊肿和疔疮等相关外科医治，都具有一定临床经验。古埃及的宗教与医学之间有着千丝万缕的联系，几乎所有医生同时也是祭司。为了保存好尸体以待来生，他们学习到了解剖学与天然药物方面的知识，甚至利用他们所掌握的知识来实施简单的外科手术。据古书记载，他们研究出了800多种医疗手术程序，包括按压伤口止血以及骨头脱臼处理等。他们掌握了600多种药物，包括将柳树的叶子和树皮（阿司匹林的原料）用作防腐剂等。虽然他们没有麻醉剂，但是他们会使用很多种器械来实施简单的外科手术，如摘除肿块和囊肿等。他们对循环与器官也有相当的了解（虽然混淆了心脏和大脑的作用）。然而，巫术和迷信一直在医学中占据重要地位。此外，巴比伦和亚述的占星术与早期医学密切关系，即认为天体的变化和星体的运行，与人体的疾病的发生有关系。他们非常重视肝脏的作用，认为肝脏是人体最重要的器官。古罗马的医学与古希腊医学有着密切的联系。公元前2世纪，罗马征服了希腊，使许多希腊医生涌入罗马，他们带来了高超的医术和丰富的医学经验，使罗马医学有了长足的进步，并为世界医学的发展做出了巨大的贡献，如盖伦（Galen，公元前130～公元前200年）对生理学的研究，以及重要著作《论解剖操作程序》和《论医学经验》等。

（二）近代医学的发展

近代医学（特指西方近代医学）是指文艺复兴以后逐渐兴起的医学。随着科学技术的发展，在医学领域，先是科学观察和实验使人们开始对人体的结构和功能有了比较正确的认识，继而临床观察结合病人尸体解剖所见，又把对疾病的理解置于人体病理的基础上，从此医学进入科学化的时代。

1. 16 世纪的医学

16 世纪欧洲医学摆脱了古代权威的束缚，开始独立发展，其主要成就是人体解剖学的建立。这既表明一门古老的学科在新的水平上复活，又标志着医学新征途的开始。

在 16 世纪以前，西文医学的发展长期处于迟缓状态。中世纪的医学学校中，主要讲阿维森纳的《医典》，以及加伦和希波克拉底的著作。文艺复兴促进了科学技术的发展，西文医学才得以发展。帕拉切尔苏斯（Paracelsus，1493 ~ 1541 年）首先指出人体的生命过程是化学过程。他重视实践，指出“没有科学和经验，谁也不能成为医生。我的著作不是引证古代权威的著作，而是依靠最大的教师——经验写成的”。首先革新解剖学的是达·芬奇（Leonardo di ser Piero da Vinci，1452 ~ 1519 年），他认为作为现实主义的画家，有必要深入了解人的解剖结构，尤其需要了解骨骼与肌肉，于是他开始从事人体解剖，并绘制的 700 多幅解剖图。1543 年，维萨里总结了当时解剖学的成就，发表了《人体构造》。人体构造论对于医学特别是外科学的发展起到了极大的促进作用。法国外科医生帕雷在 1564 年出版的《外科学教程》中大量引用了维萨里的著作。帕雷使用的是通俗的法文，这就使维萨里的成果为法国不懂拉丁文的一般手术师所掌握。

2. 17 世纪的医学

圣托里奥（Santorio Santorio，1561 ~ 1636 年）将度量的概念应用于医学，制作了体温计和脉搏计，并最早开展了人体的新陈代谢研究。实验、量度的应用，使生命科学开始步入科学轨道，其标志是哈维发现了血液循环。1628 年又出现一部划时代的著作：哈维的《心脏运动论》。这部书被后人视为现代生理学的开端，提出了“只有封闭循环才能保持血液环流不息的结论”。维萨里和哈维的工作指出了研究人体的正确途径：科学的观察和实验。随着实验的兴起，出现了许多科学仪器，显微镜就是 17 世纪初出现的。科学家利用显微镜取得了一系列重要发现，包括毛细血管、精子、血细胞的发现。17 世纪时物理学、化学和生物学也有了进步，带动了医学的进一步发展，这时出现了一些医学新学派，如物理学派、化学派和活力派等。这三个学派虽然开始于 17 世纪，但其影响都很大，直到 20 世纪各种学派中还能找到它们的踪迹。

3. 18 世纪的医学

18 世纪人们对于人体的异常构造也有了进一步的认识。1761 年，莫尔加尼出版了《论疾病的位置和原因》一书，描述了疾病影响下器官的变化，并且据此对疾病原因做了科学的推测。1761 年，奥地利医生奥恩布鲁格（Auenbrugger，Joseph Leopold；1722 ~ 1809 年）用拉丁文写成《叩诊人体胸廓诊断胸腔内疾患的新方法》，介绍了叩诊技术（直接叩诊法，用四指末端直接叩击人体胸部），描述了正常胸部的叩诊音及许多胸腔疾病如肺气肿、胸腔积液、心包积液等的叩诊音，创立应用至今的叩诊法。詹纳（Jenner，Edward；1749 ~ 1823 年）发明牛痘接种法是 18 世纪预防医学的一件大事。16 世纪中国已用人痘接种来预防天花。18 世纪初，这种方法经土耳其传到英国，詹纳在实践中发现牛痘接种比人痘接种更安全。他的这个改进增加了接种的安全性，为人类最终消灭天花做出很大贡献。

4. 19 世纪的医学

细胞学说建立和发展是 19 世纪医学发展的重要标志之一。德国病理学家菲尔肖（Rudolf Virchow，1821～1902 年）倡导细胞病理学，将疾病研究深入到细胞层次。法国微生物学家巴斯德（L. Louis Pasteur，1822～1895 年）证明发酵及传染病都是微生物引起的，他还开展了鸡霍乱、牛羊炭疽病及狂犬病研究，并用减弱微生物毒力的方法首先进行疫苗的研究，从而创立了经典免疫学；德国科学家科赫（R. Robert Koch，1843～1910 年）发现霍乱弧菌、结核杆菌及炭疽杆菌等，并改进了培养细菌的方法和细菌染色方法，还提出科赫三定律。他们的工作奠定了微生物学的基础。19 世纪初期，在药理学方面，一些植物药的有效成分先后被提取出来。例如，1806 年由鸦片中提取出吗啡；1819 年由金鸡纳树皮中提取出奎宁；至 19 世纪中叶，尿素、氯仿等已合成；1859 年水杨酸盐类解热镇痛药合成成功；19 世纪末精制成阿司匹林。其后各种药物的合成精制不断得到发展。以后，人们开始研究药物的性能和作用。以临床医学和生理学为基础，以动物实验为手段，产生了实验药理学。法国的马让迪（F. Franois Magendie，1783～1855 年）等科学家用动物实验对神经和消化等系统进行了大量生理研究，奠定了现代生理学研究的科学基础。许多临床诊断辅助手段如血压测量、体温测量、体腔镜检查都是在 19 世纪开始应用的。利用新的照明装置和光学器具，一系列光学器械相继发明和使用。19 世纪中叶，解剖学的发展和麻醉法、防腐法和无菌法的应用，对外科学的发展起了决定性的作用。此外，卫生学和护理学也得到了发展。

（三）现代医学的发展

文艺复兴以后，科学观察和实验使人们开始对人体的结构和功能有了比较正确的认识，继而临床观察结合病人尸体解剖所见，又把对疾病的理解置于人体病理的基础上，从此医学进入科学化的时代。自 19 世纪以来，医学在诸多领域取得了长足的进步。从细菌的发现到青霉素的应用，一个个医学里程碑奠定了现代医学的发展。特别是 20 世纪中叶以来，随着现代科学技术的飞速发展，现代医学的面貌发现了根本性变化。

1. 病原体的发现

1862 年巴斯德揭示了病原体的作用，发明了巴氏消毒法，并沿用至今；1867 年李斯特倡导无菌手术，解决了术后感染问题，推动了现代外科学的发展。在 20 世纪，人类发现了黄热病、疟疾、血吸虫、丝虫病、黑热病、梅毒等病原体，促进了对这些危害严重疾病的防治。1997 年，美国科学家托斯森还因发现“朊病毒”而获得诺贝尔奖。2005 年，巴里·马歇尔（Barry J. Marshall，澳大利亚），罗宾·沃伦（J. Robin Warren，澳大利亚），发现了幽门螺杆菌以及该细菌对消化性溃疡病的致病机制，加深了人类对慢性感染、炎症和癌症之间关系的认识。2008 年，德国科学家楚尔郝森因发现人乳突淋瘤病毒引发子宫颈癌获此殊荣，两名法国科学家巴雷·西诺希和路克·蒙塔尼埃因发现人类免疫缺陷病毒，为宫颈癌和艾滋病的预防奠定了科学基础。SARS 病毒、禽流感病毒及甲型流感病毒（H1N1 流感病毒）的快速分离、鉴定技术，为这些新发传染病的控制提供了技术保障。

2. 化学药物的研制和发展

化学药物是结构明确的具有预防、治疗、诊断疾病，或为了调节人体功能、提高生活质量、保持身体健康的特殊化学品。1910 年埃利希采用砷凡钠治疗梅毒，并获得了成功，拉开了现代化学疗法的序幕；1928 年弗来明发明了青霉素，开创了抗生素的时代。此后不久，链霉素、土霉素、金霉素等多种抗生素被陆续发现。青霉素的发明者也因此获得了 1945 年诺贝尔医学奖。1929 年发现了维生素 B_1、B_2，1934 年发现维生素 B_{12}，后来相继发现维生素 C、维生素 K 等，不同的维生素有不同的功能，从此，维生素作为一类药物在临床上得到广泛应用。目前，化学药物仍然是临床使用的主要的基本药物。因此，各类化学药物的研究是生命科学和医学的研究重点之，特别是靶点明确的药物的研究水平更是医学科技的整体水平的反映。

3. 医疗诊断技术

电镜、内窥镜、CT、正电子摄影（PET）、核磁共振成像（MRI）、激光、示踪仪以及超声诊断仪等，使诊断学发生了革命性的变化。1895 年，伦琴发现 X 线。第二年，X 线就被用于诊断骨折。CT－X 线电子计算机体层摄影仪（computed tomography），是电脑与 X 线扫描综合技术的产物，集中了当代一系列不同技术领域的最新成就。它能把人体一层一层地用彩色图像显现出来，检查出体内任何部位的微小病变。CT 扫描是现代医学三大显像技术——同位素、CT、超声波之一，成为现代化医院的标志之一。CT 的研制始于 20 世纪 60 年代，现已成为使用最频繁的医学学诊疗技术之一。为此，1979 年的诺贝尔生理学和医学奖亦破例地授给了 CT 的发明者豪斯菲尔德和科马克这两位没有专门医学经历的科学家。20 世纪 70 年代初，核磁共振（MRI）又叫核磁共振成像技术开始应用于医学，是继 CT 后医学影像学的又一重大进步，美国伊利诺伊大学的 Paul C. Lauterbur 和英国诺丁汉山大学的 Sir Peter Mansfield，由于其在核磁共振研究中的重大贡献，共同获得了 2003 年诺贝尔生理及医学奖。PET（positron emission computed tomography，PET）的全称为正电子发射计算机断层扫描，是目前唯一的用解剖形态方式进行功能、代谢和受体显像的技术，具有无创伤性的特点，是目前临床上用以诊断和指导治疗肿瘤最佳手段之一。影像技术的发展是科学技术应用于现代医学的具体体现和缩影之一。随着医学的发展，现代医学诊疗技术发挥着越来越大的作用。目前，人工呼吸机、肾透析机、心肺机和起搏器等医疗仪器在临床治疗中也占有重要地位。

4. 外科学的进步

20 世纪初卡雷尔发明了血管缝合术，并因此获得了第一届诺贝尔奖。随着人工呼吸机的发明和应用，解决了手术过程中病人全身麻醉后，呼吸肌麻痹，不能自主呼吸的的问题，大大推动了全身麻醉技术的发展。体外循环机的发明，促进了先天性心脏病、心脏瓣膜病、冠心病和大血管病手术与介入治疗，二尖瓣和主动脉瓣修复成形和瓣膜置换手术的发展。1921 年 Nylen 和 Holmgren 用于手术显微镜，1963 年上海市第六人民医院完成了世界上第一例断肢再植手术。目前，显微外科已发展成为一门新兴的临床学科。早在 20 世纪 30 年代，就有人进行了角膜移植。1954 年，美国医生在两个孪生兄弟间做了第一例肾脏移植手术。1968 年的时候，南非的巴纳德医生又开展了心脏移植。通过解决移植排异问题，发展了免疫抑制剂，为移植外科开拓了宽广的领域，肝脏移植、胰腺移植、肺移植和小肠移植等技术已趋于成熟，为许多病人挽回了生命。内窥镜技术的发展，促进了微创外科的发展和在临床上的广泛应用。外科在过去的百年里不仅发展迅速，而且性质也发生了转变：由 20 世纪初期基本上还是缝合和摘除，转变为现在精确的修复和无止境的替代。

5. 免疫学

免疫学是生命科学及医学领域中的前沿学科，涉及抗感染免疫、血液病、自身免疫病、移植免疫和肿瘤免疫等诸多范畴。原始免疫学起源于中国，据考证，人痘苗在唐代开元年间（公元 713 ~ 741 年）就已出现。从 18 世纪牛痘苗的发明应用，到 1980 年世界卫生组织（WHO）宣布“天花已在全世界被消灭”，到鼠疫、霍乱、黄热病等的有效控制，免疫学在抗感染性疾病方面取得了辉煌的成就。抗体的应用，也从 20 世纪初最早的马源抗体用作临床治疗，到用抗体进行 ABO 血型鉴定，使异体间输血成为可能。1975 年，杂交瘤细胞和单克隆抗体的发明，开创了免疫学在医学应用的新纪元。如今基因工程技术利用小鼠生产出的完全人化抗体，已开始应用于肿瘤及自身免疫病的治疗。免疫学为医学各领域带来了全新的突破。近二十多年来，免疫学发展迅猛。分子生物学、分子遗传学以及细胞生物学的发展促进了分子免疫学、免疫遗传学以及免疫生物学等新的分支学科的形成，使人们在分子水平上对免疫系统的结构与功能有了更加深刻的认识。生命科学中许多重大问题的发现、解决或应用都首先与免疫学研究的突破有关，免疫学基础理论研究的突破不断导致生命科学领域的革命。自 1960 年迄今共有 13 位免疫学家获得诺贝尔医学奖。

6. 神经科学

神经科学作为一门统一的综合性学科，开始出现于 20 世纪 50 与 60 年代之交。它融合了神经解剖学、神经生理学、神经药理学、神经化学、神经生物物理学、心理学、神经病学以及精神病学等学科。神经是人体里最复杂的系统，从发现神经元，到高级脑功能研究，现代医学已逐渐揭开了大脑的奥秘。为什么有人是左撇子？而这种人的大脑右半脑更发达。如果是左撇子，去练右手功能，发现练完以后，大脑左半球功能可得到加强，这对人是很好的。人的情感到底是怎么产生的？联系到抑郁症的发生、老年痴呆症的发生等，都与神经科学的研究有关。20 世纪诺贝尔奖医学或生理学奖中，神经科学家获得的最多。

7. 医学和生物工程学的结合

生物工程是指将生物作为工程来研究，并产生了一门新的学科“生物医学工程”，是一门生物、医学和工程多学科交叉的边缘科学，它是用现代科学技术的理论和方法，研究新材料、新技术、新仪器设备，用于防病、治病、保护人民健康，提高医学水平的一门新兴学科。生物工程学人工心脏瓣膜是生物医学工程的早期成就之一。放射医学、超声医学、激光医学、核医学、医用电子技术、计算机远程医疗技术等先进的医疗技术和仪器设备都是现代医学工程研究开发的成果，介入医学问世和人工器官的应用更是推进了现代医学的发展。

8. 遗传学的发展

遗传学是研究生物的遗传与变异的科学，对现代医学的发展起着越来越重要的作用。1953 年，物理学家与生物学家联合发现了 DNA 的化学结构——双螺旋结构。到了 20 世纪 70 年代，科学家们又找到了可以任意去切割所需要的 DNA 部分，并把不同的 DNA 片断连接起来的方法，还可以将这些新组合的 DNA 包装起来，转入到细胞里面去表达等。20 世纪 50 年代到 90 年代是分子遗传学的飞速发展时期。1990 年人类基因组计划开始实施，即把人的基因组（估计是 30 万碱基对序列）全部测出来。2004 年科学界宣布人类基因组计划已经正式完成。基因组计划到底有什么用？首先是有利于基因诊断，其次是遗传疾病的预防，三是基因治疗。

9. 生殖技术

不孕不育症是影响男女双方身心健康以及家庭和睦的世界性问题。1978 年，英国医学家成功地培育了试管婴儿。10 年以后，北医三院的张丽珠教授做了我国第一例试管婴儿。辅助生殖技术的发展，使人类可以控制自己的生殖，为治疗不孕不育症提供了有效的途径。如果父母亲有遗传疾病怎么办？也可以用人工方法制造多个受精卵，在桑葚胚时期，完全是干细胞的时候，取出一个细胞，不会影响胎儿的发育，由这一个细胞检测它的遗传物质，看有没有遗传突变。如果有，就另选一个胚胎检查。如果没有，就可以放心让它继续发育并植入母亲子宫。

10. 干细胞技术的应用

什么叫干细胞呢？受精卵或胚胎早期，细胞还没有分化，叫作干细胞。早期的干细胞如果取出来，只要掌握合适的条件，可以有意识的、有目的的把它诱导成为我们所需要的细胞。此外，成人血液和器官里也有干细胞，不过分化的比较晚一点，但还可以分化成别的细胞，比如中枢神经干细胞可以分化成骨骼肌，也可以分化成为血液细胞，血液的干细胞也可以在不同条件分化成不同的细胞。目前比较成熟的是用骨髓干细胞来治疗白血病，把自身有病的白细胞及骨髓造血细胞统统杀灭，然后再植入正常人的骨髓干细胞来达到治疗目的。

二、医学的目的、对象和基本范畴

（一）医学的目的

医学的目的是探索人类疾病的发生和发展规律、研究其预防和治疗对策。随着其他科学技术的不断发展，医学也迅速更新和完善本身的内容。从近 150 年医学发展史看，前 100 年中，科学家们发明了磺胺、胰岛素、青霉素等药物用于疾病的治疗，将血压计、X 线用于疾病的诊断。近 50 年中，各种先进技术在医学上得到了最广泛的应用。30 年前对于免疫学的理解已达到了分子水平，20 世纪 80 年代起进入分子生物学和基因组时代。疾病分子病因的探讨加深了人们对现代医学的理解。先天性遗传性疾病多是单基因突变引起的，而绝大部分慢性疾病都与多基因、多因素影响有关，基因与环境之间相互作用的分子基础已被认同，肿瘤诊断和发病机制的研究也产生了突破性的进展。本世纪初，人类基因组 DNA 测序工作的完成有助于阐明常见慢性病的遗传背景。进入后基因时期，在蛋白质水平对疾病的病因和发病机制进行探讨，明确基因和基因产物及其功能和作用，将对人类疾病的诊断和治疗起决定性作用。

那么，现在的医学科学发展这么快，技术发展得这么快，人类基因组计划完成了，功能蛋白发现了那么多，只要继续发展下去，是不是所有问题都会逐渐得到解决?

另一个更重要的问题是20世纪在医疗技术飞速发展的同时，逐渐形成了技术至上的观念，医学日趋离开人文。其表现为：①医学与病人的距离越来越远。医生越来越不愿倾听病人的主诉，只相信仪器设备与实验室检查结果，过度依赖药物与手术，越来越忽视病人的心理因素。②见病不见人，只顾局部不顾整体。随着临床专业的细分，造成“一科医生面对一个器官”的局面。忽视整体自然力与复杂性。③过度治疗发展到令人吃惊的地步。④医学与市场紧密结合。医院趋利行为膨胀，药商、医院经营者与医生形成商业联盟，医学“沿着用昂贵的治疗方法治疗更少数人病症的方向发展”。⑤医患关系紧张，医患关系物化，有人视医患关系为消费关系、合约关系。如果这样的关系成立，必然造成不负责任的医生与不信任医生的患者。⑥医学的根本目的淡化。医学似乎只考虑维持病人的生命，而没有考虑到勉强维持生命给病人带来的痛苦以及如何促使人们健康地生活；只考虑新技术的发明，而不考虑有多少人能享用这项技术，与不考虑经济的承受能力以及对社会不良的影响。总之，医学本身以及医疗技术的发展只能够解决能否做到的问题，而并不能解决需要做什么的问题，医学必须与人文紧密结合，才能保持正确的发展方向，真正造福人类。

为此，1993 年，由美欧 9 个工业化国家提出了一个国际性的 GOM（Goals of Medicine，GOM）研究计划，开展医学目的的讨论与研究。1996 年 11 月国际 GOM 研究小组提出了一个题为：《医学的目的：确定新的优先战略》的总报告。其结论主要是：医学的目的应该有四个，它们代表医学的核心价值，包括：①预防疾病和损伤，促进和维持健康；②解除由病灾引起的精神上和肉体上的痛苦；③照料和治愈病人，照料和帮助那些患有不能治愈的疾病的人；④避免早死，寻找安详的死亡。

GOM 的研究结论认为，未来的医学应当是：①一门有节制和谨慎的医学；②一门供得起和在经济上可持续的医学；③一门对社会反映敏锐和多元的医学；④一门公正和公平的医学；⑤一门尊重人的选择和尊严的医学。

（二）研究对象和基本范畴

1. 对象

医学研究对象是人。对人是不能随意进行实验的，这是医学有别于其他学科的一个重要特点。因此，医学研究常用实验动物作为研究模型，特别是选用与人较为接近的哺乳动物。动物同人之间虽然存在种属差异，但基本的生命过程相同，因此动物实验提供了大量的生理学知识。早期的动物实验没有止痛、抗感染和维持生命的种种措施，取得的资料常只是垂死状态的反映。随着技术的进步，对动物已能在接近生理状态的情况下进行实验了。因为人类的许多疾病在动物身上不存在，这时可以用人工方法在动物身上制造出类似病态（病理模型），用这种病理模型做实验，其结果可以在多大程度上适用于人体，还要另行验证。事实上，医学的进展毕竟离不开人身实验，自古至今一切疗法都是人身实验的产物。古代创制新药的医家确信某种药物对病体有益无害或益远大于害，就在病人身上试用，被认为有效就留传下来。后人接着使用，其实也带有实验性质，因为个别人可能出现异乎寻常的反应，所谓根据具体反应来调整剂量的做法就是实验的过程。现代医学把这种实验过程纳入科学规范，包括设置对照、样本数、医学伦理等。

2. 基本范畴

人的生命与死亡、健康、疾病和衰老等是医学研究的基本范畴。

（1）生命　生命的定义包括哲学、生物学及社会学的定义。生命的哲学定义是：生命是生物的组成部分，是生物具有的生存发展性质和能力，是生物的生长、繁殖、代谢、应激、进化、运动、行为表现出来的生存发展意识，是人类通过认识实践活动从生物中发现、界定、彰显、抽取出来的具体事物和抽象事物。

生命的生物学定义是：生命是生物体所表现出来的自身繁殖、生长发育、新陈代谢、遗传变异以及对刺激产生反应等复合现象。

人类的生命与生物学的生命是有区别的。哈特（Hartt）认为：人类生命包括“生物人”和“意识人”两个阶段，生物人属于“生物学生命”阶段，而意识生命属于“社会学生命”阶段。一个人心脏停止了跳动，则他的生物学生命已经结束；当一个人心脏仍在跳动，但他的大脑已经死亡，则他已经失去了作为人在社会上的实际基础，即已失去了人的生命价值。

（2）死亡　与生相对的是死亡，是生物个体存在的最终阶段，是逆转的终结。死亡作为疾病的一种转归，也是生命的必然规律，但由于生命自然终止而“老死”的只是极少数，人类绝大部分都死于疾病，包括：①由于重要生命器官（如脑、心、肝、肺、肾及肾上腺等）发生了严重的、不可恢复的损害；②由于长期疾病导致机体衰竭、恶病质等以致代谢物质基础极度不足、各系统正常功能不能维持；③重要器官没有明显器质性损伤的急死，如失血、窒息、休克、冻死等。一般把呼吸、心脏功能的永久性停止作为死亡标志。但由于医疗技术的进步，心肺复苏术的普及，一些新问题产生了，它们冲击着人们对死亡的认识。全脑功能停止，自发呼吸停止后，仍能靠人工呼吸等措施在一定时间内维持全身的血液循环和除脑以外的各器官的功能活动。这就出现了“活的驱体，死的脑”这种反常现象。这就产生了关于“死亡”概念更新的问题。“脑死亡”的概念逐渐被人们所接受。全脑功能不可逆性的永久性停止，称为脑死亡。

（3）健康　人体的一种状态，在这种状态下人体查不出任何疾病，其各种生物参数都稳定地处在正常变异范围以内，对外部环境（自然的和社会的）日常范围内的变化有良好的适应能力。现代健康的含义是多元的、广泛的，包括生理、心理和社会适应性3个方面，其中社会适应性归根结底取决于生理和心理的素质状况。心理健康是身体健康的精神支柱，身体健康又是心理健康的物质基础。良好的情绪状态可以使生理功能处于最佳状态，反之则会降低或破坏某种功能而引起疾病。身体状况的改变可能带来相应的心理问题，生理上的缺陷、疾病，特别是痼疾，往往会使人产生烦恼、焦躁、忧虑、抑郁等不良情绪，导致各种不正常的心理状态。作为身心统一体的人，身体和心理是紧密依存的两个方面。

（4）疾病　疾病是机体在一定的条件下，受病因损害作用后，因自稳调节紊乱而发生的异常生命活动过程。包括：①生物病原体引起的疾病，病原体包括病毒、立克次体、细菌、真菌、原虫、蠕虫、节肢动物等。②非传染性疾病，如遗传病、物理和化学损伤、免疫源性疾病、异常的细胞生长、代谢病和内分泌疾病、营养性疾病、心因性疾病（亦即精神障碍）、老年性疾病等。

（5）衰老　从生物学上讲，衰老（senility）是生物随着时间的推移，自发的必然过程，它是复杂的自然现象，表现为结构和机能衰退，适应性和抵抗力减退。在生理学上，把衰老看作是从受精卵开始一直进行到老年的个体发育史。从病理学上，衰老是应激和劳损，损伤和感染，免疫反应衰退，营养不足，代谢障碍以及疏忽和滥用积累的结果。另外，从社会学上看，衰老是个人对新鲜事物失去兴趣，超脱现实，喜欢怀旧。衰老是一种自然规律，因此，我们不可能违背这个规律。但是，当人们采用良好的生活习惯和保健措施并适当地运动，就可以有效地延缓衰老，降低衰老相关疾病的发病率，提高生活质量。

三、医学的分类、模式与发展趋势

1. 分类

医学可分为现代医学（即通常说的西医学）和传统医学（包括中医学、藏医学、蒙医学等）多种医学体系。不同地区和民族都有相应的一些医学体系，宗旨和目的不尽相同。

根据《中华人民共和国学科分类与代码国家标准》（简称《学科分类与代码》），医药科学分基础医学、临床医学、预防医学与卫生学、军事医学与特种医学、药学、中医学与中药学等。

医学是个整体，但随着科学的发展，医学也逐渐分为基础医学与临床医学等学科。基础学科的“基础（basic）”则是源自于希腊文的“基础（basis）”，也就是说，基础医学是作为临床医学的理论基础，凡是与维护健康有关的研究，都能称作基础医学的研究。临床（clinical）这个字的拉丁字源“klinike”是从另一个拉丁字“床（kline）”变化过来，意思是“病床前的实践”，其意义相当于科学与技术中的技术，而所谓的临床医学，就类似于应用科学，是一门如何把基础医学的研究成果，实践到病床前的科学。临床医学是在基础医学发展基础上发展起来的，但临床医学及预防医学防病治病的需要向基础医学提出了更高的要求。

基础医学包括：人体解剖学、人体组织学、人体胚胎学、人体免疫学、病原学（医学寄生虫学、医学微生物学、医学病毒学）、病理生理学、病理学等。此外，医学生物数学、医学生物化学、医学生物物理学、医学细胞生物学、人体生理学、医学遗传学、药理学、医学实验动物学、医学心理学等学科也属广义的基础医学范畴。

临床医学是研究疾病的病因、诊断、治疗和预后，提高临床治疗水平，促进人体健康的科学。主要包括：临床诊断学、内科学、外科学、妇产科学、儿科学、老年医学、眼科学、耳鼻喉科学、口腔医学、传染病学、皮肤医学、神经医学、精神病学、肿瘤医学等。

2. 医学模式

医学模式（medical mode1）是指在医学科学的发展过程和医疗服务的实践过程中，在某一时期形成的健康观和疾病观，是人类对健康观、疾病观、死亡观等重要医学观念及相关实践的总体概括和升华，是人们在一定时期内认识和处理医学问题的观点和方法。它来自实践又高于实践，对医学实践和医疗卫生事业的发展起着重要的指导和推动作用。

不同的医学模式反映不同历史阶段医学发展的特征、水平、趋向和目标。18 世纪到 19 世纪以生物医学模式为主，到 20 世纪 50 年代以后，各种慢性病成为了人类健康最大的威胁。而慢性病的发生和发展是多因素综合影响的结果，除了生物学因素外，还与人的生活习惯、心理活动、行为方式、环境污染等有密切关系。因此，医学模式从单纯的生物医学模式向生物——环境——心理——社会的医学模式转变。随着医学工程技术、医学研究和疾病防治的水平不断发展提高，医学界提出了医学模式需要从生物医学模式向生物——环境——心理——社会——工程的医学模式转变，可谓是卫生保健的新观念。其基本观点是：在不排斥生物学研究的基础上，强调重视环境、心理、社会因素对健康、疾病的影响，强调人的心理与生理、精神与躯体及机体内外环境是一个完整的统一体。

3. 发展趋势

（1）科学技术对医学的发展将起着越来越重要的作用　人类基因组计划及后基因组计划、材料科学、计算机科学及信息科学、生物工程技术等现代科技的发展等必然给医学发展带来新的飞跃。同时，医学更加注重新理论、新技术和新方法对自身发展的影响，医学各学科、医学和其他学科之间出现交叉、整合与重新构建趋势。医学生命科学研究内容与方式更加强调综合与交叉渗透，向着系统科学、整体研究发展。

（2）未来医学目的应面向健康人群　疾病预防、早期诊断、个体化诊疗成为当代医学的新理念。医学发展从注重疾病诊治到对生命全过程的健康监测、强调健康维护、控制疾病，重预防，治未病。将保健服务的重点放在健康而不仅是疾病，放在人群而不仅是个体上，将公共卫生和预防疾病作为保健服务的主体，并加大国家对全民保健和医疗服务的投入。

此外，转化医学（translational medicine）是近年来医学领域出现的新概念和新模式，其核心理念是打破基础医学与医药研发、临床实验之间的界限，以期缩短医学科研成果从实验室到临床应用的过程，推进医学的发展。

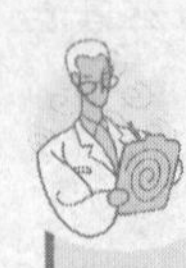

第二节　医学教育

一、医学教育的定义、任务和目标

（一）定义

教育（education）是人类社会特有的培养人的活动，是传承社会文化、传递生产经验和社会生活经验的基本途径。医学教育（medical education）是按着社会的需求有目的、有计划、有组织地培养医药卫生人才的教育活动。一般多指大学水平的医学院校教育。

医学教育的历史源远流长。人类在与疾病斗争的过程中建立了医学，为了把长期积累起来的医疗经验传给下一代，便产生了医学教育。起初是以师带徒的形式，随着知识量的扩大和对医务人员需要量的增加，学校形式的医学教育便应运而生。其中，高等医学教育成为培养医学人才的主要途径，高等医学院校包括其附属医院承担着医学教育的主要任务。

医学随着科学技术的发展和现代医学的进步，终身教育理念成为了医学教育主导思想。目前国际上医学教育界比较一致的看法是：一个医生接受医学教育也是一个终身过程。这一过程可分为三个阶段：基本医学教育，即医学院校教育，学生在学校中接受的是基础教育；毕业后教育，医学生从医学院校毕业以后，在所学得的基本知识和技能的基础上，接受专业化培训，使所学知识和技能朝着某一专业方向深化；继续医学教育，是在完成毕业后教育以后，为跟上医学科学的发展，继续不断掌握新知识、新技术的终身过程。这三个性质不同的教育阶段应紧密地衔接，形成连续统一的医学教育过程。

（二）目的和任务

1988 年，在英国爱丁堡举行的世界医学教育会议通过了《爱丁堡宣言》：医学教育的目的是培养促进全体人民健康的医生，将医生培养成为一个专心的倾听者和仔细的观察者，敏锐的交谈者和有效的临床医生，而不是满足于仅仅治疗某些疾病。1992 年，WHO 提出了“五星级医生”的概念，即医生应是保健提供者、决策者、沟通者、社区领导者和管理者。

我国医学院校的类型、层次、专业较为复杂，不同类型的学校其教育目标均有所不同。我国医学教育界已经形成共识，出台了“以三年制为过渡，五年制为主体，八年制为发展重点”的学制改革方案，其中三年制高等医学专科教育的任务是培养具有实际工作能力的基层普及型医师，毕业生就业主要面向区县及区县以下特别是农村边远地区的医疗保健机构。五年制高等医学本科教育的任务主要是培养基础牢固、知识较广博、实际能力较强，具有进一步深造条件的高级医学专门人才，毕业生就业主要面向城市各级医疗卫生机构。八年制高等医学教育旨在培养适应我国社会经济发展需要的、具有宽厚人文社会科学和自然科学知识基础、扎实的医学理论知识基础、较强的临床能力、较大的发展潜力、较高的综合素质的高层次医学专门人才。毕业生就业主要面向城市大型医院和医学教育及科研机构。

二、我国的医学教育体系

医学教育是终身教育、是连续的统一体，国际医学教育界对此早已达成共识。医学教育连续统一体包括三个阶段：医学院校教育（学校教育）、毕业后医学教育和继续医学教育。每个阶段的医学教育都承担着各自特定的任务和使命。医学院校教育是打基础的教育，刚从医学本科生毕业后需参加住院医生培训 1 年后，通过执业医师资格考试，才具有行医资格的医师。毕业后医学教育又包括：临床医学研究生教育、住院医师培训、全科医师培养及专科医师培训几个方面。目前，我国正探讨临床医学研究生教育与住院医师培训的有机结合，完善和健全住院医师规范化培训制度等，医学终身教育体系将得到健康的发展，理顺各阶段、不同层次人才培养的关系，以满足医学人才培养的需要。

三、医学教育的基本要求

（一）全球医学教育最基本要求

2002 年 4 月，国际医学教育组织（IIME）发表了《全球医学教育最基本要求》，IIME 专家组将“全球医学教育最基本要求”归纳为 7 个领域，分别是：①职业价值、态度、行为和伦理；②医学科学基础知识；③沟通技能；④临床技能；⑤群体健康与卫生系统；⑥信息管理；⑦批判性思维和研究。指出所培养的医师不仅具有优良的品质和良好的职业道德，而且具有较强的提出临床问题并分析解决问题的能力，特别是强调要能够提出问题。通过“最基本要求”，使得不论在任何国家培养的医生都能达到在医学知识、技能、职业态度、行为和价值观等方面的最基本要求。具体如下：

1. 职业价值、态度、行为和伦理

敬业精神和伦理行为是医疗实践的核心。敬业精神不仅包括医学知识和技能，而且也包括对一组共同价值的承诺、自觉地建立和强化这些价值，以及维护这些价值的责任等。医科毕业生必须证明他们已具备以下几点能力：

（1）认识医学职业的基本要素　包括这一职业的基本道德规范、伦理原则和法律责任。

（2）正确的职业价值　包括：追求卓越、利他主义、责任感、同情心、移情、负责、诚实、正直和严谨的科学态度。

（3）懂得每一名医生都必须促进、保护和强化上述医学职业的各个基本要素，从而能保证病人、专业和全社会的利益。

（4）认识到良好的医疗实践取决于在尊重病人的福利、文化多样性、信仰和自主权的前提下医生、病人和病人家庭之间的相互理解和关系。

（5）用合乎情理的说理以及决策等方法解决伦理、法律和职业方面的问题的能力，包括由于经济遏制、卫生保健的商业化和科学进步等原因引发的各种冲突。

（6）自我调整的能力，认识到不断进行自我完善的重要性和个人的知识和能力的局限性，包括个人医学知识的不足等。

（7）尊重同事和其他卫生专业人员，并具有和他们建立积极的合作关系的能力。

（8）认识到提供临终关怀，包括缓解症状的道德责任。

（9）认识有关病人文件、知识产权的权益、保密和剽窃的伦理和医学问题。

（10）能计划和处理自己的时间和活动，面对事物的不确定性，有适应各种变化的能力。

（11）认识对每个病人的医疗保健所负有的个人责任。

2. 医学科学基础知识

毕业生必须具备坚实的医学科学基础知识，并且能够应用这些知识解决医疗实际问题。毕业生必须懂得医疗决定和行动的各种原则，并且能够因时、因事而宜地做出必要的反应。为此，医学毕业生必须掌握以下的知识：

（1）人体作为一个复杂的、具有适应性的生物系统的正常结构和功能。

（2）疾病发生时机体结构和功能的异常改变。

（3）正常和异常行为。

（4）决定健康和疾病的各种重要因素和影响健康的危险因素，人类同自然和社会环境之间的相互影响。

（5）维持机体动态平衡的分子、细胞、生化和生理机制。

（6）人类的生命周期及生长、发育、衰老对个人、家庭和社会的影响。

（7）急、慢性疾病的病因学和发生发展过程。

（8）流行病学和卫生管理。

（9）药物作用的原理和使用药物的原则，不同治疗方法的效果。

（10）在急、慢性疾病防治、康复和临终关怀中，恰当地采取生化的、药物的、外科的、心理的、社会的和其他各种干预措施。

3. 沟通技能

医生应当通过有效的沟通创造一个便于与病人、病人亲属、同事、卫生保健队伍其他成员和公众之间进行相互学习的环境。为了提高医疗方案的准确性和病人的满意度，毕业生必须能够做到：

（1）注意倾听、收集和综合与各种问题有关的信息，并能理解其实质内容。

（2）会运用沟通技巧，对病人及他们的家属有深入的了解，并使他们能以平等的合作者的身份接受医疗方案。

（3）有效地与同事、教师、社区、其他部门以及公共媒体之间进行沟通和交流。

（4）通过有效的团队协作与涉及医疗保健的其他专业人员合作共事。

（5）具有教别人学习的能力和积极的态度。

（6）有助于改善病人及社区之间文化和个人因素的敏感性。

（7）有效地进行口头和书面的沟通。

（8）建立和妥善保管医疗档案。

（9）能综合并向听众介绍适合他们需要的信息，与他们讨论关于解决个人和社会重要问题的可达到的和可接受的行动计划。

4. 临床技能

毕业生在诊断和处理病例中必须讲求效果和效率。为此，毕业生必须能够做到：

（1）采集包括职业卫生等在内的相应病史资料。

（2）进行全面的体格和精神状态检查。

（3）运用基本的诊断和技术规程，对所获得的观察结果进行分析和解释，确定问题的性质。

（4）运用循证医学的原则，在挽救生命的过程中采用恰当的诊断和治疗手段。

（5）进行临床思维，确立诊断和制定治疗方案。

（6）识别危及生命的紧急情况和处理常见的急症病例。

（7）以有效果的、有效率的和合乎伦理的方法，对病人做出包括健康促进和疾病预防在内的处理。

（8）对病人的健康问题进行评价和分析，并指导病人重视生理、心理、社会和文化的各种影响健康的因素。

（9）懂得对人力资源和各种诊断属于干预、医疗设备和卫生保健设施的适宜使用。

（10）发展独立、自我引导学习的能力，以便在整个职业生涯中更好地获取新知识和技能。

5. 群体健康和卫生系统

医学毕业生应当知道他们在保护和促进人类健康中应起的作用，并能够采取相应的行动。他们应当了解卫生系统组织的原则及其经济和立法的基础。他们也应当对卫生保健系统的有效果和有效率的管理有基本的了解。毕业生应当能证明他们已达到以下各点：

（1）掌握对一个群体的健康和疾病起重要作用的生活方式、遗传、人口学、环境、社会、经济、心理和文化的各种因素的知识。

（2）懂得他们在预防疾病、伤害和意外事故中，以及在维持和促进个人、家庭和社区健康中应起的作用和应能采取的行动。

（3）了解国际卫生状况、具有社会意义的慢性病的发病和病死的全球趋势、迁移、贸易和环境等因素对健康的影响、各种国际卫生组织的作用等。

（4）认识到其他卫生人员和与卫生相关的人员在向个人、群体和社会提供卫生保健服务中的作用和责任。

（5）理解在健康促进干预中需要各方面共同负责，包括接受卫生服务的人群的合作和卫生保健各部门间的以及跨部门的合作。

(6) 了解卫生系统的各种基本要素，如政策组织、筹资、针对卫生保健费用上升的成本遏制、卫生保健服务的有效管理原则等。

(7) 了解保证卫生保健服务的公平性、效果和质量的各种机制

(8) 在卫生决策中运用国家、地区和当地的调查资料以及人口学和流行病学的资料。

(9) 在卫生工作中，当需要和适宜时乐于接受别人的领导。

6. 信息管理

医疗实践和卫生系统的管理有赖于有效的源源不断的知识和信息。计算机和通讯技术的进步对教育和信息的分析和管理提供了有效的工具和手段。使用计算机系统有助于从文献中寻找信息，分析和联系病人的资料。因此，毕业生必须了解信息技术和知识的用途及局限性，并能够在解决医疗问题和决策中合理应用这些技术。毕业生应该能够做到以下几点：

(1) 从不同的数据库和数据源中检索、收集、组织和分析有关卫生和生物医学信息。

(2) 从临床医学数据库中检索特定病人的信息。

(3) 运用信息和通讯技术帮助诊断、治疗和预防，以及对健康状况的调查和监控。

(4) 懂得信息技术的运用及其局限性。

(5) 保存医疗工作的记录，以便进行分析和改进。

7. 批判性思维和研究

对现有的知识、技术和信息进行批判性的评价，是解决问题所必须具备的能力，因为医生如果要保持行医的资格，他们就必须不断地获取新的科学知识和新的技能。进行良好的医疗实践，必须具有科学思维能力和使用科学的方法。因此，医学毕业生应该能够做到以下几点：

(1) 在职业活动中表现出有分析批判的精神、有根据的怀疑、创造精神和对事物进行研究的态度。

(2) 懂得根据从不同信息源获得的信息在确定疾病的病因、治疗和预防中进行科学思维的重要性和局限性。

(3) 应用个人判断来分析和评论问题，主动寻求信息而不是等待别人提供信息。

(4) 根据从不同来源获得的相关信息，运用科学思维去识别、阐明和解决病人的问题。

(5) 理解在做出医疗决定中应考虑到问题的复杂性、不确定性和概率。

(6) 提出假设，收集并评价各种资料，从而解决问题。

总之，在完成本科医学教育学习时，毕业生应能显示出：

(1) 专业能力，这些专业能力将确保在所有环境中领会和关注病人的适应性，在卫生保健监控下提供最佳服务。

(2) 把对疾病和损伤处理与健康促进和疾病预防相结合的能力。

（3）团队中协作共事和在需要时进行领导的能力。

（4）对病人和公众进行有关健康、疾病、危险因素的教育建议和咨询的能力。

（5）能认识自身不足、自我评估和同行评估的需要，能进行自导学习和在职业生涯中不断自我完善的能力。

（6）在维护职业价值和伦理的最高准则的同时，适应变化中的疾病谱、医疗实践条件和需求、医学信息技术发展、科技进步、卫生保健组织体系变化的能力。

（二）我国医学教育的标准

为了推动中国医学教育事业与国际接轨，在与医学教育全球标准保持一致的前提下，结合我国的实际情况，教育部、卫生部印发了《本科医学教育标准——临床医学专业（试行）》（本标准以修业五年为基本学制的本科临床医学专业教育为适用对象，只对该专业教育工作的基本方面提出最基本要求）。具体如下：

1. 思想道德与职业素质目标

（1）遵纪守法，树立科学的世界观、人生观、价值观和社会主义荣辱观，热爱祖国，忠于人民，愿为祖国卫生事业的发展和人类身心健康奋斗终生。

（2）珍视生命，关爱病人，具有人道主义精神；将预防疾病、驱除病痛作为自己的终身责任；将提供临终关怀作为自己的道德责任；将维护民众的健康利益作为自己的职业责任。

（3）树立终身学习观念，认识到持续自我完善的重要性，不断追求卓越。

（4）具有与病人及其家属进行交流的意识，使他们充分参与和配合治疗计划。

（5）在职业活动中重视医疗的伦理问题，尊重患者的隐私和人格。

（6）尊重患者个人信仰，理解他人的人文背景及文化价值。

（7）实事求是，对于自己不能胜任和安全处理的医疗问题，应该主动寻求其他医师的帮助。

（8）尊重同事和其他卫生保健专业人员，有集体主义精神和团队合作开展卫生服务工作的观念。

（9）树立依法行医的法律观念，学会用法律保护病人和自身的权益。

（10）在应用各种可能的技术去追求准确的诊断或改变疾病的进程时，应考虑到病人及其家属的利益，并注意发挥可用卫生资源的最大效益。

（11）具有科学态度、创新和分析批判精神。

（12）履行维护医德的义务。

2. 知识目标

（1）掌握与医学相关的数学、物理学、化学、生命科学、行为科学和社会科学等基础知识和科学方法，并能用于指导未来的学习和医学实践。

（2）掌握生命各阶段的人体的正常结构和功能，正常的心理状态。

（3）掌握生命各阶段各种常见病、多发病的发病原因，认识到环境因素、社会因素及行为心理因素对疾病形成与发展的影响，认识到预防疾病的重要性。

（4）掌握生命各阶段各种常见病、多发病的发病机理、临床表现、诊断及防治原则。

（5）掌握基本的药理知识及临床合理用药原则。

（6）掌握正常的妊娠和分娩、产科常见急症、产前及产后的保健原则，以及计划生育的医学知识。

（7）掌握全科医学基本知识，掌握健康教育、疾病预防和筛查的原则，掌握缓解与改善疾患和残障、康复以及临终关怀的有关知识。

（8）掌握临床流行病学的有关知识与方法，理解科学实验在医学研究中的重要作用。

（9）掌握中国中医学（民族医学）的基本特点，了解中医学（民族医学）诊疗基本原则。

（10）掌握传染病的发生、发展以及传播的基本规律，掌握常见传染病的防治原则。

3. 技能目标

（1）全面、系统、正确地采集病史的能力。

（2）系统、规范地进行体格及精神检查的能力，规范书写病历的能力。

（3）较强的临床思维和表达能力。

（4）内、外、妇、儿各类常见病、多发病的诊断、处理能力。

（5）一般急症的诊断、急救及处理能力。

（6）根据具体情况选择使用合适的临床技术，选择最适合、最经济的诊断、治疗手段的能力。

（7）运用循证医学的原理，针对临床问题进行查证、用证的初步能力。

（8）从事社区卫生服务的基本能力。

（9）具有与病人及其家属进行有效交流的能力。

（10）具有与医生、护士及其他医疗卫生从业人员交流的能力。

（11）结合临床实际，能够独立利用图书资料和现代信息技术研究医学问题及获取新知识与相关信息，能用一门外语阅读医学文献。

（12）能够对病人和公众进行有关健康生活方式、疾病预防等方面知识的宣传教育。

（13）具有自主学习和终身学习的能力。

该“标准”明确了五年制临床专业本科毕业生应当具备的思想道德和职业素质、知识掌握程度以及临床技能水平。在思想道德、人道主义精神方面，将预防疾病、驱除病痛作为自己的终身责任；将维护民众的健康利益作为自己的职业责任，树立终身学习观念。在临床技能方面，临床专业本科毕业生应当具备全面、系统、正确地采集病史的能力；较强的临床思维和表达能力；内、外、妇、儿各类常见病、多发病的诊断、处理能力；一般急症的诊断、急救及处理能力；根据具体情况选择使用合适的临床技术，选择最适合、最经济的诊断、治疗手段的能力；运用循证医学的原理，针对临床问题进行查证、用证的初步能力；从事社区卫生服务的基本能力；具有与病人及其家属进行有效交流的能力等。

毕业生作为一名医学从业人员，必须有能力从事医疗卫生服务工作，必须能够在日新月异的医学进步环境中保持其医学业务水平的持续更新，这取决于医学生在校期间获得的教育培训和科学方法的掌握。

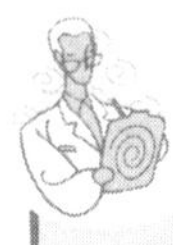

第三节　学习的理论与医学学习

一、学习的理论概述

学习是指学习者因经验而引起的行为、能力和心理倾向比较持久的变化。这些变化不是因为成熟、疾病或药物引起的，而且也不一定表现出外显的行为。目前关于学习的理论研究越来越强调学习者可以利用已有的知识经验积极建构新的知识，这种观点就是学习的建构主义观点，其核心是：学习是一个建构的过程，学习者可以主动建构知识，通过自己或者求助他人及其他信息源的帮助来达到建构知识的目的，强调学生学习的主体性。其主要观点如下：

（1）学习是学习者主动地利用感觉吸收并且建构意义的活动过程，是学习者同外部世界相互作用的过程。在学习过程中人脑不是被动地学习和记录输入的信息，不是将知识从外部搬入大脑，而是以已有的经验为基础，通过与外界相互作用构建新的理解。

（2）学习是一种社会性活动，学习者同他人的交往起着非常重要的作用，人际间的会话与协商是产生学习结果的重要因素。每个人以自己的方式构建对事物的理解，不同人看到的事物是事物的不同方面，不存在唯一标准的理解，学习者通过合作使学习更加丰富和全面。

（3）学习是在一定情景中发生的。学习不能离开实际生活而在头脑中抽象出虚无的、孤立的事实和理论，人类的学习不能离开生活而存在。

（4）学习的发生要借助先前的知识，在一定的资源和工具支持下进行。

二、大学学习与医学学习特点

大学的学习不同于中学的学习，不仅表现在知识的专业化、学科内容的复杂性、知识容量的扩大与加深，更重要的还在于高校学生在学习方法和独立思考及实践能力上发生了巨大的变化，如学习主体的变化、学习的自主性、学习的专业性、学习方式的多样化、学习的研究探索与创新性等。

所以，大学的学习是知识的学习与能力、素质的培养并重的过程。

医学科学所具有的自然科学和社会科学双重属性，以及医疗卫生职业的特点，决定了医学生学习期间除具有普通大学学习特点外，还有自身的特点：

（1）在学习的目标上应更注重职业道德素质的培养。医学科学服务于人和社会，要求各级各类医学专门人才必须具备高尚的职业道德和良好的沟通技能，对于救死扶伤、全心全意为伤病员服务的理念，严谨求实的科学态度以及关心、爱护病人的人文精神，应贯穿教育的全过程等。

（2）在学习的内容上更注重拓宽知识面和训练实践技能。现代医学科学的发展与基础科学、信息科学、人文社会科学和其他应用性学科是息息相关的，医学生应具备的知识更加广泛，学习负担相对较重。

（3）在学习方法上更注重对知识的理解记忆和对经验的积累。医学生对于医学知识的记忆是学好医学和从事医学实践活动的基础，经验的积累来源于长期的实践，要求医学生无论是在基础医学进行实验操作，还是临床医学见习、实习教学时，都要注重良好习惯的养成和经验的积累。

（4）在学习对象上主要以有生命的人和动物为主，是实践性很强的学科，实习及临床实践所占教学总学时比例近50%。医学生学习的目的是促进人类健康，为更好地掌握医学科学知识，教学过程中大量的学习实践活动是必须通过动物实验进行的，但不能对人体进行各种具有风险性的实验。另一方面，可以允许动物实验的失败，但对人体的医疗实践不允许出现任何差错。所以，在学习过程中，要求医学生在进行动物实验、尸体解剖、临床疾病诊治时，都必须规范操作、严肃认真，珍惜每一次实验、实习的机会。

三、医学学习的策略与方法

医学专业课程设置门数较多，周学时一般都达到30学时左右，学生基本每天都安排了繁重的学习任务。由于医学教育规律的特殊性，教学安排是按照循序渐进的方式进行，知识的掌握是一环扣一环，只有前面的基础打好了，后面临床知识的学习才能得心应手。而且医学课程的教学，也不像中学时期的一门课程基本由一位老师从头到尾完成讲授，而是由多位老师分章节讲授，医学生将面对不同授课风格的教师，对学生学习的适应能力要求比较高。所以，作为一名医学生，掌握适合自己的学习策略和学习方法非常重要，也才能更好发挥主观能动性。

（一）学习策略与学习方法

学习策略是学习者有目的地影响自我信息加工的活动，是在学习过程中用以提高学习效率的任何活动。学习策略不同于具体的学习方法，学习方法是学习者在一次具体的学习活动中为达到一定的学习目的而采用的手段和措施。学习方法是学习策略的知识和技能基础，是学习策略的一个重要组成部分。下面通过两者的对比更好了解学习策略及学习方法：

（1）具体的学习方法与具体学习任务相联系，有较强的情境性，而学习策略既与具体任务相联系，又与一般学习过程相联系。

（2）学习方法经学习者反复运用，熟练掌握后，学习者在具体情境中往往凭习惯加以运用，而学习策略则是学习者经过对学习任务、学习者自身特点等方面进行分析，反复考虑之后才产生的方案。

（3）具体的学习方法可以用来达到一定的学习目的，完成学习任务，但不考虑最佳效益，而学习策略则是以追求最佳效益为基本点的。

学习方法与学习策略虽有区别，但又不能截然分开。因为，一方面学习策略虽不同于具体方法，但它又不能脱离具体方法，学习策略最终要落脚到学习方法上，借助学习方法表现出来；另一方面，只有那些经过学习整体策划之后，启用的方法才会获得策略的性质，成为学习策略系统不可分割的一部分。

（二）医学生学习策略

1. 建立初步的医学科学知识体系的整体观念，了解相关医学课程的联系及各学习阶段的学习内容，以更好明确学习目的和任务

医学生步入学校，就渴望掌握能治病救人的医学知识和技术，但作为医学科学的知识体系，每一门学科都有其不可替代的作用，每一阶段都有其学习的任务和侧重掌握的技能。基础医学是医学教育的“基石”，通向临床学科的桥梁，对医学生以后从事医务工作或科学研究等非常重要。通过本门课程的学习，初步了解医学课程的结构与特点，形成整体医学课程的概念。了解不同阶段的学习内容和学习任务，以及各种医学知识的相互联系。如果已有知识是各自孤立的，一方面会妨碍对这些知识本身的进一步理解，另一方面，将影响利用这些知识关系去理解新的知识，孤立起来去学知识，是学零件而不是学整体的。

2. 坚持课前预习、课堂有效学习、课后复习

养成预习习惯，通过预习，能掌握学习的主动权，对学科的难易程度做到心中有数，在课堂学习时就能够集中注意力，加深对难点的理解，提高课堂学习的效率。预习要有选择性，并记下需要听课或与老师、同学提问、交流的问题。医学生学习任务很重，所以提高课堂学习效率非常重要，学习过程中主动学习，积极参与，保持高度集中注意力，并适当做好笔记，提高记忆效果，尽可能消化学习内容。课后及时归纳总结，阅读相关参考资料，巩固学习效果和进一步拓展视野。预习和复习可以提高听课效果，抓好重点、难点，积极运用思维，深入理解教材，形成有系统的观点和科学知识体系，是培养学生自学能力的重要环节。

3. 在学习过程中不断培养自主学习的能力，养成终身学习的能力与习惯

自主学习是一种体现建构主义思想的学习方式，大学生的自主学习是指由教师根据课程特点策划好整个教学活动并建立自主学习环境，学习者在教师的指导下确定学习目标、制定学习计划、选择学习方法、监控学习过程、评价学习结果的学习形式。并通过自主学习能力的培养，最终形成终身学习的习惯。

4. 注重在每一次实践中学习知识和发展能力

医学教育实践性很强，无论基础医学的实验还是临床实践，都是培养动手能力、创新思维及临床思维的重要环节。实验是培养学生动手的技能和分析与解决实验过程提出问题的能力，并逐步通过独立地提出实验方案和完成实验，从以验证某一定律或原理的实验过渡到形成科学的实验。

5. 做好时间的统筹安排，充分利用宝贵时间

医学生压力很大，学习和生活十分紧张，时间的安排与分配非常重要，要善于利用一切的机会进行学习。但既要努力学习，又要学会休息，在大学期间，勤奋学习是必需的，还必须注意一个不可忽视的成才因素，这就是：学会合理用脑，锻炼身体，学会休息。劳逸结合的几种选择方式：①变换学习内容。这是做学问的人的一种主要休息方式。科学的休息方式，不但不是浪费时间，而且提高了时间的利用率，要科学地安排学习和休息时间。②学习时要专心致志。专心致志的学习，首先必须是有效利用时间，要做到：把必须做的事情和可做可不做的事情分开；制定切实可行的学习时间表；正确的使用空闲时间。

（三）医学生的学习方法

1. 循序渐进的方法

医学具有严密的逻辑体系，在教学上一直有坚持“三基、三严”的优良传统，即认真掌握“基础理论、基本知识、基本技能”，学习当中做到“严格要求、严肃态度、严密方法”。所以必须要学好基础课程，加强基本技能训练，为下一阶段医学知识的学习打好基础。

2. 归纳对比法

医学的知识一般是从宏观到微观、从形态到机能、从正常到异常深入展开，不但课程间的知识点有可比性，与其他课程知识之间也很有很强的对比性，通过归纳对比，有利比较全面地、深刻地理解问题及有利培养独立思考能力。归纳对比法的一般做法是：一是确定学习课题，二是选好学习资料，三是认真阅读材料，四是进行比较分析，五是综合整理提高。

3. 快速学习法

快速学习法不仅是一种方法，而且是一种概念，更重要的是在于行动，是指对学习对象保持浓厚兴趣，是将全身的潜能都调动起来投放到学习当中。其具体的要点如下：①保持最佳学习状态；②调动眼耳口鼻及身体等感觉器官功能感知知识；③学会多问；④学会略读；⑤学会精读；⑥学会科学的记忆。

4. 善于设置问题情景，主动参与学习

学会多思多问，改变以往单纯地接受教师传授知识为主的学习方式，有针对性地设置问题情景，通过检索和综合利用文献资料，进行实践探索，积极与教师、同学交流以解决问题，加强协助学习，以在提出问题和解决问题的全过程中学习到的科学研究方法、获得的丰富且多方面的体验和获得的科学文化知识为基本内容。根据建构主义的学习观点，一定的情景中的人际交往对学习非常重要，人际间的会话与协商是产生学习结果的重要因素。

5. 掌握信息收集、使用和管理的方法

医学科学知识与技术发展迅速，教师在课堂所传授的知识非常有限，包括图书资料、网络资源在内的各种教学资源非常丰富，医学生需要通过课外的学习才能更好理解和掌握知识，但要有限的时间内有效地利用这些资源，信息收集、使用和管理的方法非常重要。

以上只是一般的原则，每位同学应结合自身的情况及特点，建立适合自己的学习策略及学习方法：①因人而异，即应适合个人的个性特点。每个人的个体智力结构、智力水平不同，并有各自的特点。有的学生善于记忆；有的学生富于想象；有的学生长于思考；还有的学生乐于讨论或争论，如此等等。只有建立适合个人特点的学习策略与方法，才可以收到事半功倍的效果。对待别人的学习方法不能生搬硬套，只有结合自己的实际情况，创造性地运用和发挥，才能找出更适合自己的最佳学习方法。②针对不同学科的不同要求采用不同的方法，不同的学习环境对学习方法要求也不同，如听课时应特别集中注意力，跟上教师讲课的思路，暂时不懂的地方可以先记下来；而复习时不懂的问题则一定要想方设法弄懂，不能轻易放过。所以，要根据客观需要采用不同的学习方法。③讲究学习效率。建立学习策略及掌握科学学习方法的根本目的是为了提高学习效率。究竟哪种学习方法是适合你的最佳学习方法呢？主要看是否有利于提高你的学习效率。因此，要经常注意考察自己的学习效率，并据此调整策略及方法。

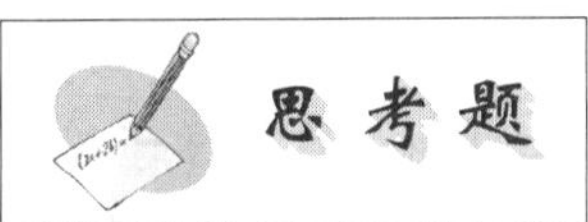

1. 你为什么选择学医？
2. 医学的作用是什么？
3. 为什么医学与社会的发展、科技的进步密切相关？

（吴忠道　吴映莉　朱敬欢）

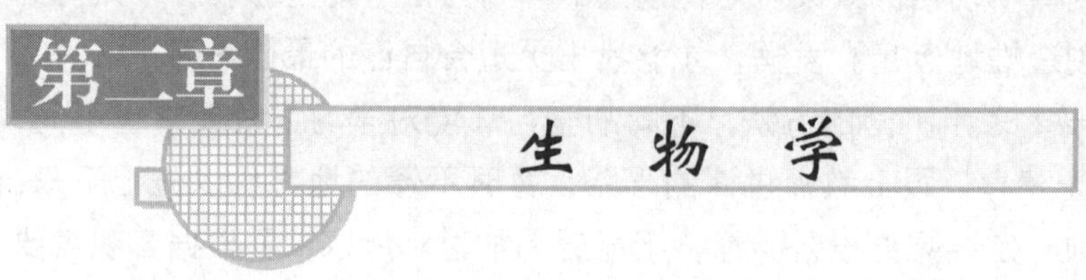

第二章 生物学

生物学（biology）是研究生物的结构、功能、发生和发展的规律，以及生物与周围环境的关系等的科学。随着基因组学、蛋白质组学等学科的发展，生物学正进入系统生物学（systems biology）发展阶段。因此，生物学课程是医学生最重要的基础课程之一。除生物学导论外，细胞生物学（cell biology）是医学院校为医学生普遍开设的一门生物学课程，学习该课程的目的是让学生从细胞整体、显微、亚显微和分子等各级水平上认识细胞结构、功能及生命活动规律，为医学课程的学习打下基础。

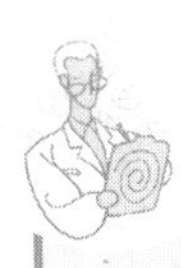

第一节　生命科学的概念

一、生命的本质

生命科学是研究生物的生命现象和活动规律的科学。大约38亿年前，地球上出现了生命，生物利用阳光、空气、水分和矿物质生活、繁衍，经历了亿万年漫长岁月的进化，形成了如今绚丽多彩、生机盎然的生物界。生命科学涉及生命的起源和进化，各类生物的结构、功能，各种生命现象的规律和本质，以及生物与环境之间密切而复杂的相互关系等领域。因此，生命科学已经成为农业、医药卫生、林业、水产、环保及相关产业的基础学科。从19世纪初开始对生命本身进行系统的研究，进而形成一门科学，即产生了研究生命本质及生命现象的学科——“生物学”或“生命科学”。

在人类发展的不同阶段，人类对生命的认识也在不断的发展，推测人类出现不久就开始关注生命，人类最初对生命的认识是模糊和不自觉的，仅仅停留在表面水平，难以形成系统的认识。人们对生命本质的探索存在多方面的争论，由不同学科不同角度得出的结论不同，早期，以居维叶（Cuvier，1769～1832年）和李比希（Liebig，1803～1873年）为代表提出的“活力论”认为生命是同物理和化学力的对抗，生命体就是对抗物理与化学破坏力的完整有机体。稍后，路德维希（Ludwig，1816～1895年）及赫姆霍兹（Helmholtz，1821～1894年）等人基于物理和化学规律，提出“机械论”观点，认为生命本质是物理和化学问题。在19世纪中叶，贝尔纳德（Bernard，1813～1878年）等学者从生命的特征角度去描述生命，将生命概述为组织、繁殖、营养、生长以及对疾病和死亡的敏感性五大特征。兰顿（Chris Langton）等学者认为，生命的本质主要在于形式和功能，而不在于具体的物质，是组织的特性，而不是单个物质实体的属性。现代生物学的发展使人们已经认识到生命是物质的一种运动形式。生命的基本单位是细胞，它是由蛋白质、核酸、脂质等生物大分子组成的物质系统。生命现象就是这一复杂系统中物质、能量和信息三个量综合运动与传递的表现。

二、生命的基本特征

什么是生命？至今人们对这个问题不能给出一个明确的答案，我们知道花草、树木、鱼虫、鸟兽都是活的，有生命的生物。人们对生物种类的认识越来越多，截止目前所知，地球上约生存有200多万种生物，个体大小相差悬殊，形态各异，表现出生物的多样性，生命作为物质的运动形式，具有一些共同的规律。

1. 新陈代谢

生物体总是与周围环境进行物质交换和能量流通。生物体从外界环境中摄取物质，通过代谢活动，将大分子物质分解为小分子物质，并伴随着能量的释放，即异化作用；同时又将小分子物质合成大分子物质，并伴有能量的贮存，即所谓的同化作用。生物体不断地进行物质和能量代谢，从而不断更新自己。新陈代谢是生物与非生物的重要区别。

2. 生长发育

生物通过新陈代谢而生长发育，任何生物都经历由小到大的生长过程，生长是同化作用大于异化作用的结果。一棵树苗可以长成参天大树，一只蝌蚪长成青蛙，都伴有生长的过程，在这个过程中既有细胞体积的增大，也有细胞数目的增多，使得生物体积增大。

发育是指生命个体开始到死亡为止的演变过程，在发育过程中，除形态的改变外，伴随着机能变化，人类的发育从受精卵开始，到个体出生前的胚胎发育形成新的个体，出生后经成年期性成熟，然后经衰老而死亡。生物进入性成熟后，就能产生后代，种族得以延续，这种生命功能叫做生殖。

3. 遗传变异

遗传变异是生物体最本质的属性之一。通过遗传将亲代自己的一整套的遗传信息传递给下一代，子代按照这种遗传信息生长发育，从而表现出与亲代相同或相似的性状。变异则是由于内因、外因或同时存在的作用下，使其遗传物质发生了结构或数量上的变化。遗传使生物能保持种属特性的稳定性，保持子代与亲代之间的相似性；而变异使生物能产生新的性状，导致子代与亲代及个体之间的差异，引起物种的发展变化。

4. 调节与应激

生物体对外界环境的变化能够做出相应的调节以适应各种变化，虽然冬夏季节外界环境气温变化较大，但哺乳动物体温却保持相对恒定，这种恒定就是通过调节保温或散热的装置来保持体温的。植物也可以通过调节叶片气孔的开闭控制水气适应土壤中水量的变化。应激是生物对环境中刺激的反应，植物地上部分对光刺激产生向光性，而植物根的向地性则是对地球引力刺激的反应。人在遇到危险时心跳加速就是应对紧急情况下的应激反应。

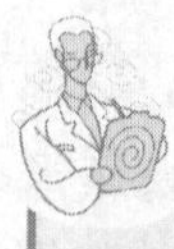

第二节　生物学发展概况

生物学与其他自然科学一样，在人类的生产活动中产生和发展，其过程经历了漫长的时期，人类对生命较为系统的认识可以追溯到公元前 6 世纪，主要集中在古希腊。一般认为生物学的发展经历如下几个时期。

一、前生物学时期

从人类诞生至公元 16 世纪以前属于这一时期。古人出于生存而认识生物、寻找食物，学会了打制石器、狩猎，在古代文明发展程度较高的国家，如埃及、伊拉克、中国和印度等国，已经发展了与人类生活密切相关的植物栽培和动物驯养，进入原始氏族社会后，对植物果实的采集，伴随着农业的相继发展，人类开始从事农业生产的年代可以追溯到 11000 多年前。大约 9000 年前，非洲人开始饲养牛；大概 8000 年前，开始驯养家猪；古埃及人在 6000 年前开始制作面包；大约在 5000 年前，我国上海地区广泛种植水稻作为重要粮食作物，3000 年前，我国便有了室内养蚕业；2000 多年前的周代，我国人民已懂得酿酒、制酱、做豆腐。

在与疾病作斗争的岁月中，我们的祖先经历数代人的酸甜苦辣，公元前 6 世纪即我国春秋战国时期编著的《诗经》收录了 200 多种药物，汉朝的《神农百草经》将药物数量增加到 300 多种；公元 2 世纪，已知使用牛痘疫苗防御天花；公元 10 世纪，明朝杰出学者李时珍的名著《本草纲目》记载了 1892 种药物，对植物、动物和其他天然成分进行了分门别类，并进行了详细的形态描述和药性探讨，《本草纲目》是中医科学史上最重要的名著，其中的分类方法比瑞典学者林奈的分类体系还早 150 年，在著作中体现了强烈的进化思想。

16 世纪随着资本主义工业的逐渐兴起，生产力得到发展，自然科学摆脱神学的统治，生物学科得到较快的发展，以描述和记载生物形态及其本性为这一时期的主要特征。

二、古典生物学时期

从 17 世纪到 19 世纪中期为古典生物学时期。维萨里用科学方法解剖人体，奠定了解剖学基础；哈维发现血液循环，奠定了生理学的基础；显微镜的发明和应用，促使胡克发现细胞壁，列文虎克发现活细胞；1735 年，瑞典植物学家林奈出版了名著《自然系统》，创立了生物分类体系，生物分类命名法一直沿用至今，纠正了生物分类和命名的混乱局面；1838 年及 1839 年德国植物学家和动物学家施莱登和施旺，在总结前人观察研究细胞的基础上，提出了细胞学说，认为动物和植物的基本单位是细胞。细胞学说的提出标志着生命科学的核心学科正式诞生，被恩格斯推荐为 19 世纪三大发现之一。1859 年，达尔文出版了他的巨著《物种起源》，该书科学地论证了生物进化的事实，阐明了生物进化的机制，从根本上动摇了上帝创世和物种不变的唯心史观，大大推动了生命科学的发展。

三、实验生物学时期

从 19 世纪中期到 20 世纪中期，生物学的发展主要建立在科学实验的基础之上，随着物理、化学、数学和生命科学的发展及相互渗透。1866 年，孟德尔在进行了 8 年豌豆杂交实验后总结发表了《植物杂交实验》，提出了生物遗传的基本规律；与此同时，微生物学的奠基人法国化学家巴斯德发明了加热灭菌的消毒法；1926 年，美国遗传学家摩尔根通过大量的果蝇实验发现了基因，发表了《基因论》，发展了细胞遗传学。1928 年，英国细菌学家弗莱明发现青霉素的抗菌、杀菌作用，开创了抗生素治疗感染的时代。1944 年，美国化学家埃弗里首次证明脱氧核糖核酸（DNA）是遗传物质。所有这些工作突破了以往只限于观察描述，进行了实验设计和操作，主动探讨生命科学的奥秘。

四、分子生物学时期

20 世纪中期以后，生物学发展深入到细胞分子水平，生命科学出现了迅猛的发展。1953 年，美国学者沃森（J. Watson）和英国学者克里克（F. Crick）在《自然》杂志上发表了“核酸的分子结构”，阐明了 DNA 的双螺旋结构，为此获得 1962 年诺贝尔生物学奖。1957 年，克里克提出了中心法则，阐明了遗传信息流向。沃森与克里克的工作开创了分子生物学水平阐明生命科学规律的新纪元。1961 年，莫诺（Monod）和雅各布（F. Jacob）在对原核细胞基因调控机制的研究中提出乳糖操纵子模型。1965 年，我国科学家在世界上首次合成蛋白质结晶牛胰岛素，标志着人类在探索生命奥秘的过程中迈出了重要的一步。20 世纪后期，一系列令人惊叹的新成就接踵而来：反转录酶的发现，质粒载体连接上基因片段使 DNA 重组技术广泛开展，克隆羊多莉和试管婴儿的诞生，标志着遗传工程进入实用阶段，转基因动、植物改变了人类生活和生产的方式，人类基因组计划的完成，使人们认识到人类个体间基因组 DNA 序列的差异决定了个体在疾病的易感性和药物的敏感性方面的差异。美国科学家安德鲁·法尔和克雷格·梅洛因为发现 RNA（核糖核酸）干扰机制而获得 2006 年诺贝尔生理学或医学奖。2007 诺贝尔医学奖得主卡佩奇在 1989 年成功对一只老鼠进行基因打靶，开辟了基因工程的新局面。“后基因组时代”的来临使大规模的结构基因组、蛋白质组以及药物基因组的研究计划已经成为新的热点，基因治疗、基因芯片、动物及人的器官克隆等生物新技术不断出现，生命科学涉及到与人类密切相关的粮食、人口、健康、能源、资源和环境等各个学科，生命科学已经主导了 21 世纪科学发展。

生物学自身的学科发展也出现了很多分支学科，从植物学、动物学、微生物学、生理学、遗传学、生态学，到细胞生物学、分子生物学、免疫学、分子遗传学、生物物理学、生物化学等多个分支学科。生物学最早是按类群划分学科的，如植物学、动物学、微生物学等。由于生物种类的多样性，且随着人们对生物学的了解越来越多，学科的划分也就越来越细，例如，植物学可划分为藻类学、苔藓植物学、蕨类植物学等；动物学划分为原生动物学、昆虫学、鱼类学、鸟类学等；微生物学进一步分为细菌学、真菌学、病毒学等。然而，微生物不是一个自然的生物类群，只是人为划分的，一切微小的生物如细菌以及单细胞真菌、藻类、原生动物都可称为微生物，不具细胞形态的病毒也可列入微生物之中。近年来生物学领域的各个分支学科被引入古生物学，相继产生古生态学、古生物地理学等分支学科。按照生命运动所具有的属性、特征或者生命过程来划分，可将生物学中研究动、植物形态结构的学科称为形态学；研究生物机能的学科称生理学；研究生物性状的遗传和变异，阐明其规律的学科称遗传学；研究生物个体发育的学科称为胚胎学；研究生物与生物之间以及生物与环境之间的关系的学科称为生态学；研究生命物质的化学组成和生物体各种化学过程的学科称为生物化学；用物理学的概念和方法研究生物的结构和功能、研究生命活动的物理和物理化学过程的学科称生物物理学；用数学的方法研究生物学问题，研究生命过程的数学规律的学科称生物数学；按照生物界多层次复杂系统划分为：研究分子层次的生命过程的学科分子生物学；研究细胞层次生命过程的学科细胞生物学；研究个体层次生命过程的学科个体生物学；研究生物种群的结构、种群中个体间的相互关系、种群与环境的关系以及种群的自我调节和遗传机制的学科种群生物学；总之，生物学具有极其丰富的内容，生物学分支学科不断地分化出来，一些学科又交叉、融合，从而产生新的学科。

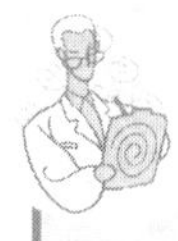

第三节　生物进化：统一生物学的主题

一、生物学的范围

生物学是生命科学的研究。从分子结构到全球所有具有生命结构的生物体及生物多样性都是生物学的研究范围，有着广泛的研究题材，并逐年增多。我们从未像现在这样更了解一个细胞如何成为一个完整个体，包括动物、植物和人体等；生命奥秘的探索从未像今天这样激动人心，以往不能回答的生物学问题，如今有了一定的认识和解释，生物群落中不同生物之间如何相互联系，植物如何捕捉太阳能并将其贮存在食物中，以及地球上各种各样的生物是如何进化而来的，一个个生命科学难题被解开。

生态学是生物学的一个分支，它研究生物与环境之间的关系。每一个生物体都存在于环境之中并与环境发生相互作用，环境包括生物成分和非生物组分，生物成分指与生命体生活在同一地域的其他生物，非生物成分包括阳光、空气、水分和土壤等理化因素。例如，树根从土壤中吸收水分和矿物质，叶子吸收阳光和二氧化碳，植物就能把二氧化碳和水合成糖，植物通过吸收与合成的营养物质而生长发育，开花结果与繁殖。同时，树也向周围环境中释放氧气，树根有助于破碎岩石而形成土壤。我们把某一地域内所有生物以及与之相互作用的非生物因素称为生态系统（ecosystem），决定生态系统的两个主要因素是物质循环和能量流动，物质循环存在于生物体与环境或其他生物体之间，例如，植物从土壤中吸收的矿物质最终回到土壤中，这是因为植物死亡之后微生物分解有机物和枯枝败叶的废弃物回到土壤。能量循环是在生态系统中能量的流动释放过程，能量从太阳流入生产者植物，植物进行光合作用，所贮存的能量再流入消费者，消费者是那些直接或间接吃植物的动物。

二、生物学分类

多种多样的生物可能是令人感兴趣的，也是令人困惑的，面对其复杂性，人们倾向于将多种多样的生物分门别类，归属于较小的类群。生物分类学上最基本的单位是物种。物种（species）是一群生物其成员有相似的解剖特点并且能够相互交配。换句话说，物种是一个或几个种群，其成员在自然条件下交配可产生能育的后代，但不能与其他物种的成员交配成功而产生能育的后代，即物种之间有生殖隔离（reproductive isolation）。全人类都属同一物种，而人和黑猩猩外形虽然很相似，进化上也有亲缘关系，即使生活在同一地域，他们仍是不同的物种，存在着生殖隔离，这种生殖隔离阻断了基因交换，保持了他们的基因库是分离的。

1. 生物命名法

生物学上比较正规的分类和命名是从瑞典医生和植物学家林奈（1707～1778 年）开始的，1735 年林奈出版的《自然系统》一书，建立了以纲、目、属、种为框架的生物分类系统，提出了生物命名的二名法。后来，人们接受了他的二名法并把生物分类系统扩展为界、门、纲、目、科、属、种 7 级，该命名法和分类系统一直沿用至今。具有相似特征的几个种可以归为一个属（genus），同理，按照相似的属归到一个科（family），把科归为目（order），目可归属于纲（class）；纲可归属于门（phylum），门可归属于界（kingdom）。

林奈系统给生物命名规定，每种生物的学名由两部分构成的拉丁文名称，称为双名法（binomial）。双名法中第一部分是物种所在属的属名（genus），其第一个字母要大写；第二部分是物种名（species），物种名反映了该种的主要特征或产地，例如 *Panthera pardus* 是猫科动物豹子的学名，*Homo sapiens* 是智人，即人的学名，现在习惯在学名之后写上命名人的姓氏或其缩写，如人的学名 *Homo sapiens* L.，智人后面加命名人林奈（Linne 的缩写 L.）。

按照林奈系统的生物命名法，人类在生物界的位置可以表述如下：

动物界
　脊索动物门
　　哺乳纲
　　　真兽亚纲
　　　　灵长类
　　　　　类人猿亚目
　　　　　　狭鼻猴下目
　　　　　　　人猿超科
　　　　　　　　人科
　　　　　　　　　人亚科
　　　　　　　　　　人属
　　　　　　　　　　　智人

近年来，分子生物学技术应用到生物分类领域，通过提取 DNA，进行限制性酶切技术、随机引物扩增多态性 DNA、核糖体 DNA 内转录间隔区的研究和分析，能在 DNA 水平上提供可重复的区分十分相近的种或亚种的依据，在生物学分类中，除界以外，每一级之上可加超级（super -）或级之下设亚级（sub -），构成了当今世界通用的生物学分类系统，开创了分子分类学的新时期。

2. 生物界别

人类对生物的认识是按照生物的相同或相异的特征将它们加以区分，1578 年，李时珍在《本草纲目》中按动物、植物和人三部分叙述。早在春秋战国时期我国出版的《诗经》中就将生物分成动物、植物和蕈类三大类。而生物界的划分是 18 世纪瑞典植物学家林奈提出的动物界和植物界，这种分法流行了近 200 年。1866 年，德国博物学家海克尔（E. Haecke，1834 ~ 1919 年）提出三界系统：原生生物界、植物界和动物界。将所有的单细胞生物和一些简单的多细胞动物和植物归入原生生物界。1969 年，美国生态学家惠特克（R. Whittaker）提出五界系统：原核生物界、原生生物界、真菌界、植物界和动物界。原核生物界都是单细胞生物。这些单细胞都是原核细胞。除了原核生物界，其他四界都是由真核细胞构成的真核生物。五界系统被大多数生物学者所接受，但也存在不尽合理的方面。1974 年，黎德尔（C. F. Leedel）又提出四界系统，取消了原生生物界，将它们分别归到植物界和动物界，更能反映各类生物的内在联系，四界系统更为合理。1977 年，我国生物学家陈世骧建议在惠特克五界系统的基础上，把病毒独立出来作为一界，成为六界分类系统。1993 年，美国学者沃斯（C. R. Woese）建议将生活在极端环境中的原核生物独立为古细菌界，在惠特克的五界系统上提出六界学说，他们还建议在"界"的分类阶元之上增加"域"的概念，提出了"三域学说"，细菌域、古细菌域和真核生物域（包括原生生物界、真菌界、植物界和动物界）。

三、生物进化

1. 拉马克提出生物进化观点

生命的起源和生物的进化是生命科学领域的重要组成部分，人们对生命起源的探讨非常感兴趣，科学家进行了许多探索和实验，形成了多个生命起源学说。地球形成之初是没有生命的，只有无机物。生命蕴含于生物之中，生物是生命的表现形式。已知物种超过 200 万种，包括原核生物、原生生物、真菌、动物和植物几大类型，各种生物都有自己的形态、结构、行为和习惯，每一种生物都生活在特定的环境之中，并与环境相适应，生物在特定环境中繁衍和演变进化，进化是一个过程，也是生物亲缘关系的基础。所有生命都是相互联系的，通过进化，最早起源的生命转变到今天我们所见的生物巨大的多样性，也就是说从进化的角度来看，生物都有各自的祖先，从这个意义上说进化是统一生物学的主题。

18 世纪，人们观察研究生物的材料越来越多，认识到生物界不仅存在着多样性和适应性，生物之间还存在着统一性，对这些特性的认识开始动摇了“物种不变”的观点，尤其是影响了盛行数百年的特创论（认为物种是造物主逐一创造出来的）观点。1809 年，法国学者拉马克（J. Lamarck，1744 ~ 1829 年）提出了进化学说，是第一个坚定的进化论者，拉马克研究了巴黎博物馆馆藏的全部化石和软体动物标本，并与软体动物比较，将早期的化石、较近的第三纪化石直到现在的物种排列出不间断的种系序列，由此得出了动物种系是随时间而变化的结论。拉马克在他的《动物学哲学》一书中系统阐明了他的进化思想，主要包括：①生物由低级向高级发展的趋势；②生物对环境有巨大的适应力，认为生物多样性是环境多样性造成的；③环境改变会引起动物习性的改变继而导致器官变化，提出了“器官用进废退”学说；④新物种是逐渐形成的，由物种的变种引发的；⑤物种不会灭绝。尽管拉马克的进化理论不尽完善，却包含了丰富的进化思想，然而，拉马克没有足够的证据充分证明他的进化理论，当时的大多数博物学家并没有接受这一观点，不愿承认不同地层之间生物的连续性，宁愿相信上帝多次创造出了不同的生物。因此，拉马克的进化学说不仅没有被同时代人接受，甚至遭到社会舆论的抨击。

直到 1859 年，英国科学家达尔文（C. Darwin，1809 ~ 1882 年）出版了《物种起源》，标志着生物进化理论体系的形成，给了特创论沉重的打击。达尔文《物种起源》的出版引发了生物学研究和知识的爆发，生命进化观点受到广泛的关注。达尔文进化理论有两个重大突破：一是提出了物种的“共同由来”学说；二是提出“自然选择”学说。达尔文理论主要包括下列几个部分：①地球上的生命有一个单一的起源，即所有生物都有一个共同的祖先；②在古老的地球上，生物在整个生命历史中是不断地发生变化的；③生物进化是一个缓慢的、连续的过程，是微小的、可遗传变异累积的结果；④物种由于性状分歧产生不同的物种，由此产生生物多样性；⑤自然选择是适应进化的主要因素。

2. 生命起源和维持通过化学途径

19 世纪 70 年代恩格斯在《反杜林论》中指出：“生命的起源必然是通过化学的途径实现的”。恩格斯的论断是在总结前人研究的基础上提出来的，也为人们进一步研究进化理论提供了方向。20 世纪 20 年代，奥巴林（A. I. Oparin）和霍尔丹（J. B. S. Haldane）相继提出了生命进化观点，认为最初的生命是在地球温度降到适宜的时候，经历漫长的时间后，地球上的无机物在一定的条件（气体、温度、水分等理化因素）下转变为有机物，有机物结合成生物大分子和多分子体系，逐渐演变为原始的生命体。这些推测是建立在生物学的观察研究基础之上的，目前还缺乏令人信服的实验证据，但科学家们已经证明了在实验室可以产生与生命体相关的生命物质，早期经典的具有启发性的实验是 1953 年美国芝加哥大学尤利（H. C. Urey）指导的研究生米勒（S. L. Miller）设计的模拟大自然条件下产生有机小分子物质的实验，后来称之为米勒模拟实验（Mille′s simulated experiment）。在实验室内模拟原始地球还原性大气中的闪电雷鸣，使小分子的无机物合成出有机物（如氨基酸），米勒的贡献开创了人工合成生命化学物质的先河，这一重大突破，使科学家们在随后的 50 多年里，合成了生命体内所有的小分子物质及一些生物大分子物质。

2002 年 5 月，德国雷根斯堡（Regensburg）大学卡尔·斯德特尔（Karl O. Steter）教授带领的研究小组在 *Nature* 杂志上发表了他们的研究论文，他们发现了迄今为止人类发现最小的生命体“超微细菌”，该研究小组在冰岛北部大西洋火山区域的 120m 海水深处发现一种微小球菌（古细菌），这种小球菌不是独立生长，而是黏附在一种叫“火球”（*Ignicoccus sp.*）的微生物表面生存的，“火球”微生物可能为这一古细菌提供某些营养物质。专家们认定这种微小细菌是一种古细菌，据测定，该古细菌的直径仅有 400nm，其体积只有大肠杆菌的 1/160，含有 50 万对核苷酸，比支原体还少 8 万个核苷酸对。“超微细菌”的发现对研究生命起源有着重要的意义，破译这种最简单的微生物的基因组有助于推断从简单分子到复杂分子的化学进化过程。科学家们认为，古细菌最多需要 400 个基因就可以生存。这些基因有序的组合构成一个生物，这为揭示地球生命起源提供可能，甚至在实验室里制造生物体。

迄今为止，人们对地球上生命诞生的最早时间尚不十分清楚，但已在古老的生物化石中发现了蓝藻，在 38 亿年前的岩石中找到了有机分子。人类对生命起源的认识经历了漫长的过程，在生命历史长河中，一些生物产生了（新物种），也有一些生物灭绝了（或面临灭绝），每个生命体从其诞生之日起就与大自然抗争，历经婴儿期、幼儿期、少年期、青年期、中年期，最终难以维系这种高昂代价维持的高度有序的存在方式，逐渐走向衰老、死亡，回归大自然，完成个体的生命周期。生命就是自然界物质运动的高级形式，通过生物表现出生命，生物生长与繁衍、能量的吸收和转化、信息的接受和反馈，表现出各种生命活动。就目前的认识，生命的出现可以认为大致经历了三个阶段：原始生物大分子的产生、核酸 - 蛋白质有机体系的建立和细胞的形成。生命出现之后在不断地演变，即发生化学进化，导致了万千生物，生物进化还在不断地进行。

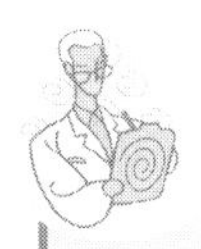

第四节　细胞生物学概述

一、细胞的起源和进化

（一）细胞的起源

地球上所有的生物都是由一个共同的祖先细胞进化而来的，这个原始细胞起源的过程，实际上就是生命发生的过程。原始生命是在原始地球上的非生命物质通过化学作用，经历漫长的自然演化过程逐步形成的，其过程大致可分为四个阶段：①从小分子无机物形成有机小分子物质；②从生物小分子有机物形成生物大分子物质；③从生物大分子形成多分子体系；④从生物多分子体系演变为原始生命。

1. 从无机小分子物质转变成有机小分子物质

科学家对地球化学考察、分析和研究化石，推测在没有生命现象的38亿年之前，地球表面山峦起伏却毫无生机，在狂风暴雨鞭挞裸露的山川大地时，无数的无机物被水流带到海洋中并沉积于海底，在原始海洋和地球表面，到处充斥着 CH_4、NH_3、H_2 和 H_2O 等还原性小分子物质，在自然界紫外线及闪电的作用下，转变成小分子有机化学物。科学家通过射电望远镜，从陨石及月球岩石等样品分析中发现，太空中存在几十种小分子有机物及其衍生物，包括甲醛、乙醛、乙醇、氨类和卟啉类化合物等。1929年，英国科学家霍尔丹（L. B. S. Haldane）首次提出，在远古海洋的海陆交界处，闪电及大量紫外线可能促使早期原始生命形式的诞生。1953年，美国学者米勒（S. Miller）和尤利（H. Urey）在密闭的系统装置内模拟原始大气放电，产生各种有机物，特别是通过这种实验能获得构成蛋白质的氨基酸及核酸的组合成分，对原始生命的形成机制提供了有力的证据。

2. 有机小分子物质到生物大分子物质

根据热力学定律，从杂乱无章的各种化合物合成高度有序的生物大分子，需要外界输入能量。在原始地球表面，这种有机小分子物质转变成生物大分子所需要的能量，来自自然界的闪电、宇宙射线、太阳能、紫外线、火山爆发及地热高温等产生的能量。美国科学家福克斯（F. Fox）曾进行了合成生物大分子模拟实验，将各种氨基酸置于130～180℃下作用1小时，再加入磷酸，长时间60℃温育后，产生了有肽键结构的类蛋白质物质。充分说明了生命大分子物质可以在能量的作用下由化学合成而来。

3. 从生物大分子到多分子体系的组合

在生命起源的漫长岁月里，原始海洋的“营养汤”中的各种小分子和有机大分子物质相互的碰撞，随机结合与离散，以及外界输入的能量作用，能够产生特定的多分子体系，多分子体系包含多肽－核酸成分，并结合脂质分子，形成多分子“类蛋白微球体”，这种多分子体系“微球体”在原始海洋上漂浮。

4. 由生物多分子体系演变为原始生命

一般认为，原始海洋中形成的“类蛋白微球体”就是原始细胞的雏形，“微球体”内的多肽－核酸组成的大分子物质，在能量和催化功能作用下，形成更高级的原始蛋白和核酸，经过漫长的进化过程，并在脂质的参与下形成具有细胞结构的原始细胞，最终出现了有原始新陈代谢功能并进行自我繁殖的最早生命。这一阶段是生命形成最关键、最复杂的一个环节。

1986年，塞奇（T. Cech）的实验揭示，小分子的RNA具有酶的催化功能，被称为核糖核酸酶，即以RNA为模板复制新的RNA时RNA可起催化作用。也说明生命起源时期，结构简单、分子质量小的RNA可作为遗传物质进行复制。

（二）细胞的演化

原始生命体诞生之日起，随时随地受到宇宙射线、狂风暴雨、火山爆发等自然因素的影响，许多原始型生命体被淘汰。随着环境的变化，有些产生诱变，发生变异，一些非细胞形态的原始生命演变为原始细胞形态，在漫长的岁月中又发展进化为原核细胞和真核细胞。在原始生命出现时期，原始地球表面大气中是缺乏氧气的，原始生命体也不能自己制造食物，故原始生命是无氧的异养生物，依靠外源食物。经历漫长演化过程后，原始生命内部结构逐渐复杂起来，出现了包裹原始生命的界膜，最终演化成细胞膜，形成原始细胞。

一般认为原始细胞首先演化的是原核细胞。原始细胞结构并不完善，只有裸露的核酸和蛋白质及简单的酶系，在无氧的环境中，代谢功能并不活跃，在原始海洋中经历数亿年的作用，大部分有机物被消耗，同时紫外线分解出水中的氧，当氧气积累达到一定程度，大部分原始细胞因氧中毒而死亡，有些原始细胞能够适应有氧的环境，逐渐从厌氧状态演化成好氧的细胞，在原始细胞内部产生有机分子之后，在热力学的作用下，通过自组织使分子结构趋向于稳定，使得分子结构产生链、环、螺旋和折叠，原始细胞的结构也发生改变，产生了色素（卟啉），色素利用太阳能合成有机物，即原始的光合作用，原始细胞的光合作用能自己制造食物，通过自组织过程，由非细胞形态形成原始细胞形态，最终演化成为具有完整细胞结构的原核细胞。

（三）原核细胞演化为真核细胞

原始细胞形态的生命演化为原核细胞，其形态结构出现了显著变化，磷脂双分子层细胞膜包围着细胞质成分，在细胞膜表面有肽聚糖组成的细胞壁，坚硬的细胞壁对细胞具有保护作用，细胞质内含有蛋白质、核酸等生物大分子，核由一条环状的双链DNA组成，称染色体DNA，遗传物质的外部没有被膜包裹。除了染色体DNA外，许多细菌的细胞质中还含有称为质粒的很小的环状DNA，称质粒DNA。

原核细胞的结构以及遗传物质的复制和信息传递相对简单，细胞分裂是一种直接的分裂，即无性繁殖方式，一个母细胞直接分裂成两个相同的子细胞。我们通常称为细菌等微生物的细胞是原核细胞，组成单细胞原核生物。生命的所有其他形式，包括动物、植物和真菌，都是由真核细胞组成的。真核细胞结构更为复杂，细胞质内因出现内膜结构将细胞内部分为许多功能不同的区室或细胞器，并有核膜包裹遗传物质DNA形成完整的细胞核。

一般认为，真核细胞是由原核细胞进化而来，很多学说解释这种进化过程，主要有分化起源学说和内共生起源学说。分化起源学说认为，在长期的进化过程中，原核生物通过内部结构的分化和自然选择，逐步形成内膜系统、核膜系统和各种细胞器，能够完成能量转换功能，形成功能更加完善的真核细胞，由真核细胞组成真核生物。内共生起源学说则认为真核细胞是由原始厌氧菌的后代吞入需氧菌逐步进化而来。在古代，原核细胞代谢功能的完成只能在无氧条件下进行，随着光合作用的出现，大气中氧的含量不断增加，一些厌氧菌在大气中氧的不断积累的过程中被逐渐淘汰，另一些厌氧菌则与需氧型细胞结合在一起营共生生活，适应了有氧环境，转变为需氧型细胞，最终进化为真核细胞。

（四）单细胞生物进化为多细胞生物

随着真核细胞的形成，早期真核单细胞生物经历若干亿年后，结合形成多细胞生物，再通过分化为多细胞的动物和植物等多细胞真核生物。早期多细胞生物的形成可能是真核细胞简单的“聚合”，这种聚合体的细胞一旦出现分化，各个细胞的结构和功能向不同的方向发展，形成结构和功能各异的各种组织，这些组织在一个有机整体内完成特定的功能，因而进化成不同的多细胞真核生物。

二、细胞的功能

单细胞生物其细胞能完成各种生命活动，包括吸收、分泌、代谢、运动、生殖、遗传等功能。多细胞生物的细胞由于分化的原因出现了形态结构和功能的变化，不同的细胞其形态与功能不同，除完成一般的新陈代谢功能外，产生了特异分化的功能，例如，腺体细胞能够分泌物质，肌肉细胞可发挥收缩功能，神经细胞传导神经冲动，脑神经细胞产生感觉和运动功能。组成细胞的亚单位也执行不同的功能，细胞膜除维持细胞基本形态、构成细胞界膜外，还可完成多种物质转换及信号传递的功能；线粒体进行氧化代谢产生能量；内膜系统的细胞器完成物质合成、加工修饰、包装运输和分泌等功能；细胞核贮存遗传物质，传递遗传信息，调控细胞的活动。

（一）细胞的发现

人类第一次发现细胞是于1665年，英国物理学家罗伯特·胡克（Robert Hooke，1635~1703年）用自制的光学显微镜观察栎树软木塞切片时发现其中许多蜂窝状的小室，称为“cella”，实际上，胡克看到的是死亡了的植物细胞的细胞壁所围成的细胞形态。而真正发现活细胞是在1674年，荷兰商人列文·虎克用自制的显微镜观察到血细胞、水中原生动物、人类和哺乳类动物的精子等完整的活细胞。此后，列文·虎克致力于微观世界的探索，把观察到的细胞形态结构描述下来，整理发表了402篇论文。随着显微镜制造技术的提高，人们对细胞的研究愈来愈广泛深入，许多学者都效仿胡克的办法，用显微镜研究各种动植物的结构，并与虎克一样分析描述细胞结构，发现植物的根、茎、叶和果实都由细胞组成，动物组织和人体结构也是由细胞构成，一些学者已经产生了生物是由细胞组成的思想。

1838年及1839年，德国植物学家施莱登（M. J. Schleiden，1804~1881年）和动物学家施旺（T. S. Schwann，1810~1882年）分别研究了植物和动物的生物体有机组成，提出了细胞学说，他们认为一切生物都是由细胞作为基本的结构单位，一切动植物都是由细胞发育而来，所有细胞在结构和组成上基本相似。1858年德国病理学家魏尔肖（R. L. K. Virchow，1821~1902年）对细胞学说进一步补充说明了：“一切细胞来自细胞”。细胞学说的提出被誉为19世纪的三大发现之一。

（二）细胞是生命活动的基本单位

地球上所有生物都是由细胞构成的（除病毒以外），细胞是生命活动的基本单位。细胞具有完整的代谢体系，能进行物质代谢和能量的转换，独立执行生命活动，在单细胞生物，可完成多种生命活动和功能。细胞也可相互结合组成多细胞生物，不同的细胞结合在一起形成组织完成共同的功能，不同的组织结合形成一定形态的器官并执行特定的功能，不同器官相互联系构成系统，生物体就是由各个系统组成。因此，生物体的基本结构单位是细胞，没有细胞就没有完整的生命。细胞可以通过分裂而增殖，使细胞数目增多，细胞也是有机体生长发育的基础，细胞含有全套的遗传物质，具有遗传的全能性，对于保持物种的特性具有重要的意义。

（三）细胞的基本结构

1. 细胞膜

细胞膜是细胞的界膜，细胞膜包围在细胞质的外周，又称质膜（plasma membrane）。细胞膜的分子结构是由磷脂分子双层排列的基本框架，球形蛋白质镶嵌其中，糖链连接在细胞膜外侧。细胞膜与细胞内膜统称为生物膜（biomembrane）。生物膜包含了细胞所有的膜性结构，细胞内膜是除了质膜以外的其他膜结构，它们构成了细胞器的界膜，因而，细胞质中的细胞器彼此独立分开，但又在功能上相互关联。细胞膜除维持细胞形态，更重要的功能是选择性的运输物质，进而维持细胞的新陈代谢和能量转换功能。此外，细胞膜还参与细胞的相互识别、细胞对信息的接收和传递等功能。

2. 细胞核

细胞核是细胞最大的细胞器，通常位于细胞的中央，有核膜包裹，大多呈球形或卵圆形，大小在 1 ~ 20μm，约占细胞体积的 10%。核内含有染色质（chromatin），染色质是由 DNA、组蛋白、RNA 和非组蛋白组成的染色质丝，细丝形成核小体念珠，核小体直径 11nm。当细胞进入分裂时，染色质转变成染色体，染色质细丝上每 6 个核小体盘绕成直径 30nm 的螺线管，螺线管再形成超螺线管，再经折叠盘绕形成染色单体（chromatid），两条染色单体结合成染色体，通过平均分配染色体的数目到两个子细胞，保持了遗传特征的稳定性。细胞核内的 DNA 分子是遗传信息的贮存、复制、表达的执行者。因此，细胞核是调控细胞生命活动的信息中心。

3. 细胞质与细胞器

细胞质是细胞膜与细胞核之间的空间范围，在溶胶状细胞质内有大量可溶性蛋白质和各种细胞器，这些细胞器相互关联，分工协作，共同完成细胞的物质、能量和信息的转换，执行细胞的功能。

（1）线粒体（mitochondrion） 线粒体存在动植物细胞内，由双层单位膜套叠而成的封闭性膜囊结构，在光镜下呈线状、粒状或短线状，直径介于 0.5 ~ 1.0μm，线粒体含有自身的 DNA 和遗传体系，能进行基因表达，但线粒体的基因数量有限，只能是一个半自主的细胞器。线粒体的主要功能是作为细胞内氧化磷酸化和形成 ATP 的主要场所，有细胞的“动力工厂”之称。

（2）内质网（endoplasmie reticulum，ER） 电镜下内质网是由单位膜形成的扁囊、泡状和管状结构，它们相互连通成网状结构，分布在细胞核周围的细胞质内，按照内质网表面情况可分粗面内质网和滑面内质网。粗面内质网的膜表面附着大量颗粒状的核糖体，其功能主要是参与蛋白质的合成、加工和分泌，产生分泌蛋白，包括酶类、抗体蛋白和肽类激素。滑面内质网表面光滑，多成网状分布的小管，其内含有胆固醇合成、激素转化及其他膜脂合成的酶系，因此，滑面内质网参与脂肪、磷脂胆固醇、糖原的合成和分解。此外，还与解毒功能有关，肝细胞的解毒功能就是在滑面内质网内完成的。

(3) 核糖体 (ribosome)　细胞质中的核糖体是由 rRNA 和相关蛋白质组成的细胞器。核糖体由大小两个亚单位组成。核糖体分为两类：一类是附着核糖体，附着在内质网上构成粗面内质网，主要合成和运输分泌性蛋白、驻留蛋白、溶酶体蛋白等。另一类是游离核糖体，游离在细胞质中，主要合成组成细胞本身所需要的结构性蛋白。

(4) 高尔基体 (Golgi body)　由单位膜组成大泡、小泡和扁平囊 3 种膜性结构组成，通常 3 ~ 8 个扁平囊相互重叠在一起，形成两个面：形成面和成熟面。形成面分布小泡，位于扁平囊的凸面，朝向细胞核，小泡又称运输泡，含有来自内质网的分泌蛋白，进入扁平囊进行加工、修饰、浓缩，再运输到扁平囊的凹面的大泡，凹面朝向细胞膜，大泡也称浓缩泡，一些大泡成为溶酶体，有的成为分泌颗粒，与细胞膜融合，分泌到细胞外。

(5) 溶酶体 (lysosome)　是一层单位膜形成的囊状小泡，直径约 0.25 ~ 0.8μm，含有多种水解酶，能分解各种生物大分子，如蛋白质、核酸、脂类和糖类，故溶酶体有消化营养作用，并与防御作用、抗原加工和受精等有关。

(6) 细胞骨架 (cytoskeleton)　由蛋白质组成的微管、微丝和中间丝构成的网络状结构，在维持细胞形态上起着支撑作用，细胞骨架与细胞运动、物质运输、能量转换、信息传递、细胞分裂、细胞分化、基因表达等多种生命活动有关。

三、细胞生物学与医学

(一) 细胞生物学与医学的关系

细胞生物学是医学的重要基础学科。细胞生物学的深入研究，可以更加精确地了解生物体的生长、发育、分化、繁殖、运动、遗传、变异、衰老和死亡等生命活动的基本规律。细胞生物学与医学的关系极为密切。医学要解决的问题是阐明人的生、老、病、死等生命现象的机制和规律，并对疾病进行预防、诊断和治疗。

癌细胞的生物学特性及其发生机制是细胞生物学的重要探索领域，癌细胞是由正常细胞转变而来，其转化的过程是多个阶段、多种因素所致，与正常细胞内癌基因的激活和抗癌基因的丢失有关；老年性痴呆等神经退行性疾病是神经元选择性变性死亡的结果；动脉粥样硬化的发病机制可能与动脉壁内皮细胞的特性改变有关。干细胞研究与人类疾病关系密切，对多能的干细胞的研究，可了解细胞产生和分化的特征，掌握人类肿瘤细胞和先天性缺陷性疾病的异常细胞的特性，进一步探讨这些疾病的发病机制和诊治方法；干细胞诱导分化研究，有可能应用于细胞功能障碍性疾病及人造组织和器官代替受损组织器官。

人体的各种组织结构都是由细胞组成的，从受精卵开始，到胎儿、新生儿、幼年、成年、老年直至死亡的过程都以细胞为单位完成各种生命活动，细胞是生物体的基本结构和功能单位。细胞生物学理论和技术的研究成果不断地渗透到医学领域并促进医学的进步，加深细胞生物学与医学结合的研究有助于阐明人体各种疾病的发病机制，提高对疾病的诊断和治疗的技术手段，也有利于细胞生物学学科本身的发展。

（二）细胞生物学若干研究热点及医学意义

细胞生物学是生命科学中发展迅速的前沿学科之一，它从细胞的显微、亚显微和分子三个水平对细胞的各种生命活动开展研究，从分子水平揭示生物的生理和病理状态下细胞层面表现出的特性和特征，与医学的发展相互关联。

1. 细胞增殖与细胞周期调控

细胞生长成熟后进入分裂期，细胞经分裂过程细胞数增加 1 倍。细胞分裂是经过一系列生化事件而复制其组分，然后一分为二分裂成 2 个细胞。细胞在复制组分的阶段是分裂间期，细胞的增殖是在分裂期，分裂间期是复制等一系列准备阶段，故真核细胞是周期性的增殖。在个体发育过程中，胚胎时期的细胞分裂极为活跃，进入成年时期，只有部分细胞保持分裂增殖状态，其他细胞暂不分裂或完全不分裂。细胞何时分裂增殖，增殖快慢受到细胞的精确调控，细胞周期的调控是通过调控因子的作用完成的，主要调控因子有细胞周期蛋白，细胞周期蛋白依赖性激酶和细胞周期蛋白依赖性激酶抑制因子，在细胞周期调控过程中存在细胞周期检查点（cell cycle checkpoint），检查点检测到的信息通过反馈作用调控细胞周期的进程。

肿瘤的发生机制和防治研究是医学研究领域的重要研究课题。肿瘤细胞的增殖特性是细胞增殖周期调控的失常，无休止的分裂增殖形成肿块。研究基因与肿瘤发生、癌基因与抗癌基因的作用，对细胞增殖和细胞周期调控规律的认识有促进作用。

2. 细胞分化与干细胞研究

细胞分化（cell differentiation）是指在个体发育中，从单个受精卵细胞产生的细胞在形态结构、生化组成和功能等方面形成明显的稳定性差异的过程。通过细胞分化，生物体内产生不同的细胞，构成不同的组织，执行不同的功能。目前认为，细胞分化的实质是基因选择性表达，是胚胎细胞发育过程中由“全能”变“多能”，再到“单能”，最后变为“终末细胞”。干细胞的研究有利于认识生命活动，了解细胞发育、分化的机制。来自胚胎时期的干细胞在体外成功建系，称胚胎干细胞，不同时期的胚胎干细胞特性不同，早期几个细胞时是全能性干细胞，囊胚期细胞是多能干细胞。而来源于成体组织的单能干细胞，称为成体干细胞。

细胞分化的诱导和干细胞的研究，可诱导分化出特定的细胞，这些特化的细胞可用于细胞治疗，即克隆人体组织器官，用于治疗由细胞功能障碍性疾病或替代受损的组织器官。

3. 细胞信号传递

多细胞生物的组织细胞大多数在体内不直接感受外界环境的变化，但体内各种组织细胞能协调统一，有序的完成各种组织器官的功能。协调和统一细胞活动的重要原因是细胞的信号传递。细胞通过信号分子和信号通路调节各处细胞，细胞信号转导的生物学效应几乎涵盖了细胞的所有的生命现象。因此，对细胞信号的研究，有利于了解细胞的运动、增殖、分化、死亡等活动的机制和规律。

细胞信号转导通路的研究有助于阐明疾病的发生机制。例如，高胆固醇血症和重症肌无力的发病原因是受体异常而导致信号转导中断所致；家族性高胆固醇血症病人的肝细胞膜上低密度脂蛋白（LDL）受体减少，致使肝细胞摄取血液中的LDL减少而导致高胆固醇血症；在重症肌无力患者体内产生了抗乙酰胆碱受体的抗体，该抗体阻断了乙酰胆碱与受体的结合，导致肌无力。霍乱毒素引起的剧烈腹泻也是因为破坏了细胞的信号转导所致，霍乱毒素使G蛋白的α亚基糖基化，使G蛋白持续失活，致使细胞水盐代谢紊乱，大量水分进入肠腔，产生腹泻。

4. 细胞的基因表达

生物的基因组成，结构与功能，各基因间相互关系及其表达调控是基因组学研究的主要内容，细胞通过生物学中心法则完成信息流的传递和调控，由基因表达最终合成的蛋白质是细胞的功能执行者。近年来，控制基因信息流向的小分子RNA的不断发现，开辟了阐明细胞生命活动规律的新方向。

基因表达的异常与肿瘤发生的相关性研究是肿瘤细胞生物学研究的重要课题；基因结构的了解有助于开展基因治疗，人为的改变基因的部分结构和功能，达到治疗某些基因表达异常的疾病。

随着基因组学的深入研究，蛋白质组学的研究广泛开展，细胞的蛋白质组学研究是了解细胞内全部蛋白质组成、蛋白质在细胞内的定位、蛋白质之间相互作用、蛋白质结构与活性的关系，蛋白质功能与生命活动的规律等，为阐明细胞生命活动的规律、探讨疾病发生机制、疾病诊治和药物开发提供依据。

5. 细胞衰老与死亡

细胞衰老（cellular aging）是指细胞生长成熟到一定阶段后出现形态结构和生理功能逐渐衰退的现象。机体内较多的细胞衰老将导致个体的老化。细胞衰老机制的研究对老年疾病的预防、诊治有重要的意义。随着细胞衰老机制的阐明，人类延缓个体衰老的愿望将得以实现。

细胞死亡（cell death）是指细胞的生命活动结束，可分为坏死和凋亡两种死亡形式。坏死是以酶溶性变化为特点的活体内局部组织细胞的死亡，属于病理性改变。凋亡（apoptosis）是由基因控制的程序性细胞死亡，属生理性的现象。然而，细胞凋亡异常，将引起发育畸形、神经退行性病变、肿瘤等细胞凋亡相关性疾病，对凋亡基因、凋亡因子、凋亡通路和凋亡形式等凋亡机制的研究，不仅对揭示生命活动的规律，也对了解细胞凋亡相关性疾病的发生、发展有重要意义。

此外，细胞的自噬（auto phay）现象也具有重要的生理学意义。

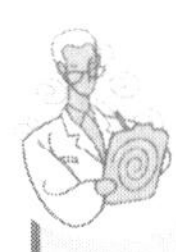

第五节　生物学导论与医学细胞生物学课程教学

一、授课对象、教学安排和考试方式

1. 授课对象

生物学导论与医学细胞生物学课程为临床医学、口腔、检验、影像、视光学、预防医学和法医学等五年制本科、七年制及八年制的学生开设。

2. 教学安排

该门课程分为理论教学和实验教学，理论与实验教学学时数比约 2∶1，总学时为 74 学时，一般在第一学年的第一学期完成。

3. 考试方式

理论学习分两部分成绩，即平时成绩（或期中考试成绩）和期末考试成绩，理论成绩约占总评分 2/3，实验成绩以平时实验课及实验报告为依据，实验成绩约占总评分的 1/3，总评分以 60 分为及格线。

二、教学方法及教学手段

本门课程以课堂教学面授为主，采用多媒体教学手段，以 PPT 课件为媒体，重点讲解掌握内容，运用启发式指导和培养学生的自学能力。实验教学以自主操作为主，培养学生动手能力、观察能力、分析问题和解决问题的能力，掌握细胞生物学绘图的基本要求。

三、学习方法

课前预习相关学习内容和参考文献；课中认真听课，积极思考和回答教师提出的问题，适当记录有关内容；课后及时复习，并做归纳总结，充分理解课堂教学中有关章节内容，结合人体生命活动功能和病理变化有关知识，前后联系，融会贯通，举一反三，深刻领会，掌握重点教学内容，熟悉生物学研究内容，了解生物学的发展。

参考教材和网络资源

1. 参考教材

（1）刘广发．现代生命科学概论．2 版．北京：科学出版社，2008.

（2）陈誉华．医学细胞生物学．4 版．北京：人民卫生出版社，2008.

(3) 陈守良，葛明德．人类生物学十五讲．北京：北京大学出版社，2007.
(4) Campbell，N. A. 等著，吴相钰等译．生物学导论．2 版．北京：高等教育出版社，2006.
(5) 季静，王罡．生命科学与生物技术．北京：科学出版社，2005.
(6) 裘娟萍，钱海丰．生命科学概论．北京：科学出版社，2004.
2. 网络资源
(1) 生物谷：http：//www. bioon. com
(2) 中华基因网：http：//www. chinagenenet. com/
(3) 中国生物信息：http：//www. biosino. org/
(4) 生物网址通：http：//www. bio－address. com/
(5) 细胞生物学在线（绍兴文理学院）：http：//www. cella. cn/
(6) 生物学教学论坛：http：//www. swxjx. cn/index. phpm＝area
(7) 在线生物学：http：//www. estrellamountain. edu/faculty/farabee/biobk/biobooktoc. html
(8) 加州大学伯克利分校细胞与分子教学网站：http：//mcb. berkeley. edu/courses/
(9) 生物科学网站：http：//vlib. org/Biosciences

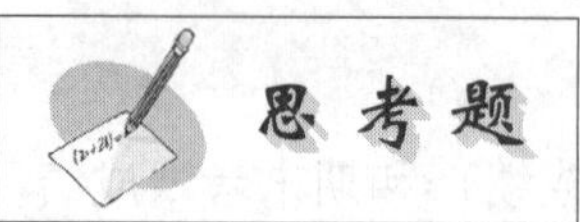

1. 生命是如何起源的？
2. 为什么说生物是进化的？
3. 生物命名二名法是如何规定的？
4. 生物分类系统 7 级的从属关系如何排列的？
5. 简述生物学的发展简史。
6. 为什么说细胞是生命的结构和功能的基本单位？
7. 原核细胞与真核细胞有什么联系和区别？
8. 细胞由哪些细胞器组成，各个细胞器的结构与功能如何？

（刘建中）

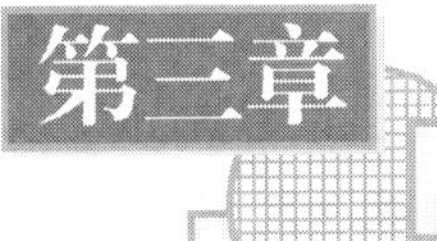

第三章 人体解剖学

人体解剖学（human anatomy）是一门研究正常人体形态和构造的科学，也是一门重要的基础医学课程，包括系统解剖学和局部解剖学。通过这门课程的学习，让医学生理解和掌握人体各系统器官的形态和结构特征，各器官、结构间的毗邻和联属关系，为进一步学习后续的医学基础课程和临床医学课程奠定基础。人体解剖学也是美术、音乐、体育等专业的必修科目。

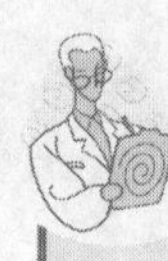

第一节 人体解剖学的发展史

一、西方医学人体解剖学发展史

西医对解剖学的记载，是从古希腊名医 Hippocrates（公元前 460 ~ 377 年）开始的，在他的医学著作中对头骨作了正确的描述。希腊的另一位学者 Aristotle（公元前 384 ~ 322 年）写的《论解剖操作》，贡献巨大、影响深远，但他误将动物解剖所得的结论移植到人体，错误也较多。西方有较大解剖学影响的当数古希腊医学家 Herophilus（公元前 335 ~ 280 年），他命名了十二指肠、前列腺、睫状体和视网膜等器官。而有较完整的解剖学记述的论著，当推 Galen（130 ~ 201 年）的《医经》，是 16 世纪以前西方医学的权威巨著，但因其资料主要来自动物解剖，错误难免较多。欧洲文艺复兴时期解剖学有了长足进步，Leonardo Da Vinci（1457 ~ 1519 年）制作的人体骨骼解剖学图谱，描绘精细正确，是一部时代巨著。

A. Vesalius（1514 ~ 1564 年）是现代解剖学的奠基人，他亲自从事人的尸体解剖，进行细致的观察，最终在 1543 年出版了《人体构造》这一划时代的解剖学巨著，全书共七册，系统的记述了人体器官和系统的形态与构造，对其他人的一些错误论点予以纠正，为医学的发展开拓了新的道路，从而奠定了人体解剖学的基础。

与 Vesalius 同时，一批解剖学者和医生，发现了一些人体的结构，如 Eustachius、Sylvius、Varolio、Aranti、Botallo 等，以他们名字命名的结构至今仍保留在解剖学的教科书中。英国学者 William Harvey（1578 ~ 1657 年）提出了心血管系统是封闭的管道系统的概念，创建了血流循环学说，从而使生理学从解剖学中分立出去。继显微镜发明之后，意大利人 Malcell Malpighi（1628 ~ 1694 年）用之观察了动、植物的微细构造，开拓了组织学分野。18 世纪末，研究个体发生的胚胎学开始起步。19 世纪意大利学者 Camello Golgi（1843 ~ 1926 年）首创镀银浸染神经元技术，西班牙人 Ramon Y. Cajal（1852 ~ 1934 年）建立了镀银浸染神经原纤维法，从而成为神经解剖学公认的两位创始人。

二、我国人体解剖学发展史

我国文化源远流长，传统医学中的解剖学起源很早。远在春秋战国时代（公元前 300 ~ 200 年），《黄帝内经》记载“若夫八尺之士，皮肉在此，外可度量切循而得之，其尸可解剖而视之……”。两宋时代，曾有尸体解剖的记载和《五脏六腑》、《存真图》的绘制。宋慈著《洗冤集录》（1247 年）广泛的描述了解剖学知识，对全身骨骼和胚胎的记载更为详细，并附有检骨图。清代道光年间，王清任（1768 ~ 1831 年）编著

《医林改错》一书，描述了人体各器官系统的解剖学知识，对古医书中的错误进行订正。

我国的解剖学研究，虽然在古代已有很大成就，但由于科学技术落后，未能得到较快的发展。中国近代第一代西医黄宽（1828～1878 年），归国后在南华医学校承担解剖学、生理学和外科学教学，他在 1867 年亲自解剖一具尸体，进行教学。1881 年（光绪 7 年）清朝在天津开办了医学馆，1893 年（光绪 19 年）更名为北洋医学堂，教授课程中设有《人体解剖学》。至此，在我国解剖学才成为一门独立的学科，成为了医学教育的核心课程之一。

三、现代解剖学的发展

20 世纪发明的电子显微镜，使形态科学研究跨入到细胞和亚细胞水平并进而达到分子水平。形态科学研究的发展是随着科学技术的不断进步和方法的不断创新而逐渐发展的，形成了大体解剖学、显微解剖学和超微结构解剖学这三个不同的阶段。随着科学技术的发展、研究方法的改进，现代科学技术促进了解剖学的不断发展。

计算机断层扫描（computed tomography，CT）和正电子断层扫描（PET）技术的产生和推广应用，促使人们必须研究人体断面或器官的内部结构，对解剖学提出了更新的要求，从而产生了断面解剖学这一新的学科。而应用力学原理分析骨骼的形态结构，应用流体力学原理研究心血管的形态结构等，都是随着医学的发展对解剖学提出的新的要求并从而推动了解剖学的发展。如随着心、肺、肝、脾、肾等外科的发展，促进了对心的内部结构、肺段、肝段、脾段、肾段等器官内结构特征的研究；随着免疫科学的发展与显微外科的进步，促进了显微外科解剖学、人体器官移植学和组织工程科学的日新月异的发展。

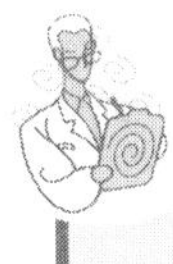

第二节　人体解剖学的研究内容、研究方法及其在医学中的地位

一、人体解剖学的研究内容

人体解剖学是一门研究正常人体形态和构造的科学，隶属于生物科学的形态学范畴。在医学领域，它是一门重要的基础课程，其任务是揭示人体各系统器官的形态和结构特征，各器官、结构间的毗邻和联属，为进一步学习后续的医学基础课程和临床医学课程奠定基础。人体解剖学是最古老和最经典的医学基础课之一，是基础医学科学中最重要的学科，是所有医学生的必修课。

（一）人体解剖学的分科

在我国，人体解剖学的分科方法很多，系统解剖学（systematic anatomy）是按人体的器官功能系统（如运动系统、消化系统、呼吸系统、泌尿系统、生殖系统、脉管系统、感觉器、神经系统和内分泌系统等）阐述正常人体器官形态结构、相关功能及其发生发展规律的科学。按人体的某一局部（如头部、颈部、胸部、腹部等）或每一器官，重点描述人体器官的配布位置关系及结构层次等，称局部解剖学（topographic anatomy)。系统解剖学和局部解剖学主要通过肉眼观察来描述人体的形态结构，故又称为巨视解剖学（macroanatomy)；而以显微镜观察为学习手段的组织学、细胞学、胚胎学，又称微视解剖学（microanatomy)。

密切联系外科手术的解剖学称外科解剖学（surgical anatomy)。联系临床应用，研究人体表面形态特征的解剖学称表面解剖学（surface anatomy)。运用 X 线摄影技术研究人体形态结构的解剖学称 X 线解剖学（X－ray anatomy)。研究人体各局部或器官的断面形态结构的解剖学称断面解剖学（sectional anatomy)。以研究人体器官的形态结构及其与运动的关系，为提高体能和竞技水平，增强体育运动效果为目的的解剖学称运动解剖学（locomotive anatomy)。适应绘画和雕塑等专业要求的艺术解剖学（art anatomy)，注重的是正常人体的比例、体积和外部结构。用信息技术和数字化技术研究人体结构，称数字解剖学（digital anatomy)。

当人类进入了“智能化”、“信息化”和“数字化”的知识经济时代，解剖学的研究也随之进入了分子和基因水平。随着人体奥秘的不断破译与揭示，又会有一些新学科不断从解剖学中脱颖而出，形成新兴的边缘学科，但在广义上它们仍属于解剖学范畴。

（二）人体的分部

人体从外形上可分成 8 个局部，头部（包括颅、面部)、颈部（包括颈、项部)、背部、胸部、腹部、盆会阴部（后四部合称躯干部)、上肢和下肢。上肢包括上肢带和自由上肢两部，自由上肢再分为上臂、前臂和手 3 个部分；下肢分为下肢带和自由下肢两部，自由下肢再分为大腿、小腿和足 3 个部分，上肢和下肢合称为四肢。每个大的局部又可细分为若干区或小区。

（三）人体的器官功能系统

构成人体的基本单位是细胞，细胞与细胞间质共同构成组织。人体的基本组织分为上皮组织、肌肉组织、结缔组织和神经组织。几种组织相互结合，组成器官。人体的诸多器官按功能的差异，分类组成 9 大系统：运动系统，执行躯体的运动功能，包括人体的骨骼、关节（骨连结）和骨骼肌；消化系统，主要有消化食物、吸收营养物质和排除代谢产物的功能；呼吸系统，执行气体交换功能，吸进氧气排出二氧化碳，并具有内分泌功能；泌尿系统，排出机体内溶于水的代谢产物如尿素、尿酸等；生殖系统，主要执行生殖繁衍后代的功能；脉管系统，输送血液和淋巴在体内周而复始流动，包括心血管系统和淋巴系统；感觉器，感受机体内、外环境刺激并产生兴奋的装置。

神经系统，调控人体全身各系统和器官活动的协调和统一。内分泌系统，协调全身各系统的器官活动。近年发现，免疫器官在维持人体内环境和体内微环境稳态中有举足轻重的作用，神经－免疫－内分泌网络（neuro－immuno－endocrine network）将人体各器官系统有机联合起来，在全面调节人体各种机能活动中起既互相制约又相互协调的关键性调控作用。

二、人体解剖学的研究方法

大体解剖学通常采用古老方法，如持刀、剖割、肉眼观察等方法研究人体结构。近二十年来，生物力学、免疫学、组织化学、分子生物学等向解剖学渗透，一些新兴技术如示踪技术、免疫组织化学技术、细胞培养技术和原位分子杂交技术等在形态学研究中被广泛采用，研究手段不断改进，逐渐多样化，使这个古老的学科焕发出青春的异彩，尤其是神经解剖学有了突飞猛进的发展。

三、人体解剖学在医学中的地位

学习解剖学的任务是让医学生理解和掌握人体各器官系统的正常形态结构特征、位置与毗邻、生长发育规律及其功能意义，为学习其他基础医学和临床医学课程奠定坚实牢固的形态学基础。只有在掌握人体正常形态结构的基础上，才能正确理解人体的正常生长发育和疾病的发生与发展过程，正确判断人体的正常与异常，鉴别生理与病理状态，从而对疾病进行正确诊断和治疗。医学中大量的名词、术语均来源于解剖学，解剖学是学习基础医学和临床医学各学科不可动摇的基石。解剖学与医学其他学科一样，也是与时俱进、不断发展的。由于科学研究和技术方法的不断创新、相关学科飞速发展的互相促进与彼此推动，使古老的解剖学的教学内容和研究水平也在不断拓宽与更新，有了令人难以想象的发展。

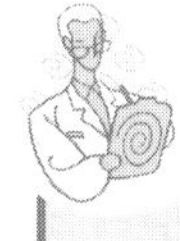

第三节　人体解剖学课程教学

一、授课对象、教学安排和考核方式

人体解剖学是最古老和最经典的医学基础课程之一，是基础医学课程的前沿，是临床医学课程的桥梁，是所有医学生最先接触的、必修的课程。医学生对解剖学知识掌握得如何，对其后续的其他基础医学和临床医学课程的学习有着举足轻重的影响。近几年来，随着医学教育模式的转变和教育改革的深化，以“面向 21 世纪，加强学生综合素质培养”为教学改革的指导思想，切实以培养学生高素质为目的推动教改，提出并实施人体解剖学模块课程教学新模式。经近几年的实践，学生的知识、技能、态度和创新意识等方面得到全面培养，学生的综合素质得到较大提高，取得良好的教学效果。因而，该课程于2005年获国家精品课程。

（一）授课对象和教学安排

根据学生身心发展的特点和教育规律，重视对学生进行全面的科学素养教育，体现国家对医科学生在人体解剖学课程知识和技能、能力以及情感态度与价值观等方面的基本要求。着眼于培养不同专业、层次医科学生（四年、五年和长学制）数字化学习、终身学习的愿望和能力，强调“必需和够用”，体现人体解剖学课程的普及性、基础性和发展性以及创新能力培养与系统知识传授相结合。考虑到不同专业、层次医科学生的培养目标要求和跨校区上课的需求，我们将人体解剖学课程划分为基础解剖学模块、局部解剖学模块、断层解剖学模块和运动机能学模块，其内容体现“更新、更深、更精”。

（二）考核方式

人体解剖学是一门实践性和应用性很强的学科，课程的考核由基本理论考试和标本考核两部分组成，基本理论占60%，标本考核占40%。

1. 基本理论

采用传统的笔试方法，试卷题量大、面广，体现核心内容要求，重点、难点比例适中，主要考查学生对人体解剖学基本知识的掌握程度。题型分选择题、解释名词、简答题和论述题。

2. 标本考核

人体解剖学的课程中很少有深奥的原理，核心内容主要是对人体器官、血管、神经等结构的详尽描述，形态结构之间的层次、毗邻关系是后续课程中具有应用价值的形态学基础。标本考核能引导学生重视实验课学习，促进解剖观察人体标本的自觉性和能力，使学生建立起对形态结构的立体形象。标本考核使用计算机考试。

二、教学方法及教学手段

任何具体内容都存在于一定的形式之中，形式依赖于内容，但又反作用于内容。任何教学内容都存在于一定的教学形式当中。有些知识仅仅靠学生自己看书学习是得不到的或虽能得到但效率不高，于是出现了课堂讲授形式；一些知识需要学生自己去学习才能真正掌握，自主学习形式应运而生；有些内容通过讲授和自学形式都达不到好的效果，只有靠实验形式。教学形式对教学内容也有反作用，应该自主学习的内容，采用讲授，效果不佳；应当听教师讲授的知识去自学，效率同样也不高。

人体解剖学教学形式主要有课堂讲授、实验课、自主学习、PBL课程、CBL课程、TBL课程和RBL课程等。不同的教学内容采用不同的教学形式，作为学生要善于利用各种教学形式以获取最好的学习效果。

（一）课堂讲授

讲课是解剖学教学中占课时较多的、传统的教学形式之一，在解剖学教学中占有十分重要的地位。解剖学理论课授课只讲授基本知识，少而精，富有启发性，在此基础上多数内容留给学生自学，有利于训练学生自主学习能力。内容多、进度快是课堂讲授的另一特点，一节课往往需要“消化”教材十几页。而且教师讲授的内容不一定在教材上都能找到，教材上有的也不一定都讲。严格讲，大学的课程中只有主要参考书和一般参考书之分，并无不可超越的教科书。学习者应充分认识到，知识是“学”懂的，而不是“教”懂的，“教”引导学，“学”而后懂。这就是平时常讲的“功夫在个人”。要求教师把所学的内容全部在课堂上讲出来，在现医学教育模式下，是不可能的，也是不正确的。

听课是解剖学教学中的重要环节。是否会听课？要搞清楚听什么？如何听？概括起来有四个方面，即听知识、结构、方法和背景。

1. 听知识

解剖学知识是解剖学的基本要素，包括名词或概念的位置、形态和组织结构，学生对这方面掌握得好，考试成绩可以勉强及格，否则就会不及格。

2. 听结构

知识是有层次的，解剖学各章节内容组成一个子结构，所有子结构按照某种关系有机地组成解剖学的内容系统。掌握了解解剖学结构的学生，理清楚了各子结构间的内容和层次关系，学过的知识就不是杂乱无章的了，达到这种境界的学生，就具备了良好的学习能力，也能获得良好的学习成绩。

3. 听方法

如果说结构是躯体，那么方法就是解剖学的灵魂和精髓，这里的方法不是指具体方法，而是指思维方法和解决问题的方法。掌握了学习解剖学方法的学生，才能提高学习效率。

4. 听背景

掌握了解剖学课程的知识、结构和方法的学生，在学校一般被认为是优秀学生，不过到了工作岗位上，其表现不见得就优秀，究其原因就是在理论与实际间缺少一座桥梁。所以，听教师讲课还要听背景，它是指理论知识从哪里来到哪里去，这些理论知识可以解决哪些实际问题。这样听课，目的性就较强，学习情绪就会高涨，则学生在学校的学习成绩与未来的工作成绩之间的差距就会缩短。

总之，只有掌握了解剖学课程的知识、结构和方法，并关注理论背景的学生，才可能成为真正意义上的优秀学生。

（二）实验课教学

解剖学的实验课教学约占整个学时的2/3，做好每一个单元实验至关重要。实验课一般分为两类：一是观察标本或模型；二是解剖尸体。解剖学实验课并非完全是验证性实验，而是验证与发现相结合，如可以通过解剖尸体验证血管神经的正常分支类型，也可发现新的类型或变异。有的学生感到上实验课收获不大，原因是对课堂讲授和实验课的根本特征缺乏了解，导致态度和方法出现问题。一些学生上实验课时把自己摆错了位置，就像演员把自己当成了观众，学生应该是实验课的主角而发挥主导作用。

实验课收获多少，还取决于学生的准备状态，即学生对单元实验的目的、解剖程序和要点的了解和清晰程度。

总之，学生对实验课的态度不应该是“要我做实验”，而应该是“我要做实验”。实验的要求能否达到，完全决定于学生自己，而准备状态和主动性具有决定性意义。

（三）自主学习

大学学习的一个显著特点就是课外学习时间较中学要多，而且对自学的要求也比中学高。解剖学的课外学习包括预习、复习、练习和自学。课外学习能力的提高，不能一蹴而就，随着年级的升高，教学内容和形式也有所不同，学习能力也将随之发展。对于低年级学生，必须科学地、独立地进行课外学习。

1. 预习

即在课堂讲授和实验课之前，先将教学内容加以自学。方式有两种：粗略预习和仔细预习。采用哪种方式预习应随解剖学课程的不同部分和教师的不同教学方法而异。对于学生来说，两种方法都应掌握并据实际情况灵活运用。

2. 复习

对教学内容的理解有一个巩固和逐渐深入的过程，是听课所代替不了的。复习时，思考方法要注意两点：一是钻进去，找问题；二是钻出来，找关系。

3. 练习

练习（作业）在复习之后进行，练习是教学过程中的一种实践活动，在教学的“认识—实践—再认识”的循环中，实践高于认识，它将加深认识，纠正错误。练习常带有技能的成分，而技能都必须通过足够数量的实际操作训练才能形成。

4. 自学

指学生自主来掌握教师未讲授的知识。分为半自学和全自学。前者指教师讲授部分教学内容，留下部分内容让学生自学，低年级学生应具备半自学能力；后者指毕业时，学生必须具备的全自学能力，能独立地查找和阅读有关材料。全自学能力为学生毕业后在工作中继续学习必须具备的一种能力，应该从大学阶段就要养成。大学里课外学习时间的增多，教学内容和形式的增多，对自主学习能力的要求也相应较高。学会安排课外学习活动、合理分配时间和制定每周课外学习计划，对于增强自学能力、提高学习效果和效率显得非常重要。

（五）创造性学习

大学生毕业后应该具有创造新知识、新技术、新方法的能力，创造性运用科学知识、科学理论的能力，因此，在大学阶段就应培养这方面的基础，进行一定的科研训练，从事一定的科研实践活动（第二课堂学习）。大学阶段是以学习为主的学习与创造相结合的阶段，应该从事创造性活动，但又不能忘记学习为主，因为现阶段学生掌握的知识和能力都有限，又是打基础的宝贵时期。下面介绍解剖学学习中常用的创造性学习方法，这些方法被证明是行之有效的。

1. 创造性听课与读书

在听课和读书过程中，要像专家学者探讨新知识那样去思考，去吸收，力求提出深入的问题，自己解决不了的就去问老师。对一些知识的疑问、评论可以批注在教材上，以便进一步研究。

2. 写读书报告和综述报告

对已学过或未学的内容，可以查阅相关书籍、期刊，自学整理，融入自己的观点，构建一个新的知识体系；综述报告是综合论述的意思，其要求比读书报告要高，需要阅读更多的资料，对前人的观点要有深入的评论，提出自己的见解。

3. 写体质调查报告

教材上记载的器官、神经、血管等的正常值和类型，是多数个体的结果。学生在解剖尸体时会发现许多情况与教材不完全一致，这就是变异或畸形，学生可以把观察到的事实记录下来，分析归纳写出报告。实践证明：写体质调查报告是一种很有效的训练学生科研能力的方法。

4. 写科学普及文章

这种文章既要有科学性，又要有普及性，一般人都可以读懂。科普文章在学术上不一定有创新，关键是要用大众的通俗语言来叙述科学知识。通过这种写作可以扩大和加深知识深度和广度，训练科技写作能力，对提高全民科学素质也起一定作用，学生会有成就感。

5. 参加科研活动

对于高年级学有余力、学习水平较高的学生，可以参加教师的课题组工作，可以训练学生的科学研究能力。由教师确定研究题目，张贴和网上公布，学生可根据自己的知识、能力、兴趣，自愿选择导师。导师择优录取后，学校资助一定研究经费，课题结束时，上交研究论文或研究报告。

总之，学习与创造两者应以学习为主，不是说培养创造能力不重要，学习的主要目标就是创造；第二课堂的作用不能低估，但第一课堂是基本的首要的，要在学好第一课堂的基础上积极参加第二课堂的学习；在第二课堂里要充分发挥自己的主动性、积极性和创造性，与导师紧密合作，展示自己的才华。

（六）终身学习

随着新的医学诊断技术和治疗技术层出不穷，给解剖学带来许多新问题，终身学习将具有压倒一切的重要性，人们在医学工作中用于学习的时间将超过实际工作时间，终身学习在解剖学中的学习地位和比重也越来越高。如 fMRI、PET 等先进影像技术的出现，使学习者要从人体断面层次来研究和认识器官结构。所以，学习者要具备高级学习能力，懂得学习策略，充分自主学习、科学学习。现在是 Internet 时代，充分利用各种教学资源，要特别注意网络学习，广泛利用网络提供的各种教学资源，如网络课程、课件和素材库等。

学习掌握解剖学知识是艰苦的劳动，要树立正确的科学精神和学习目的，与时俱进，激发学习和求知激情，营造创新性学习氛围，不断进取，学好人体解剖学。

三、如何学好人体解剖学

学习人体解剖学在必须遵循下列观点，并运用科学的逻辑思维，在分析的基础上进行归纳综合，以期达到全面正确地认识人体的形态结构特征的目标。

（一）学习人体解剖学的一般原则

1. 形态与功能统一的原则

人体每个器官都有其特定的功能，器官的形态结构是功能的物质基础，功能的变化影响器官形态结构的改变，形态结构的变化也将导致功能的改变，这就是形态和功能相互制约的观点。如四足动物的前肢和后肢，功能相似，形态结构也相仿。在古代，人类的手在劳动过程中从支持体重中解放出来，逐渐成为灵活地把握工具等适于劳动的器官；而人的下肢在维持直立行走中逐渐发育得比较粗壮。加强锻炼可使肌肉发达，长期卧床可使肌肉萎缩、骨质疏松。

2. 局部与整体统一的原则

人体是由许多器官系统或众多局部组成的一个有机的统一整体。任何一个器官或局部都是整体不可分割的一部分。器官或局部与整体之间、局部之间或器官之间，在结构和功能上是互相联系又互相影响的。例如，肌肉的附着可使骨面形成突起，肌肉经常活动可促进心、肺等器官的发育，局部的损伤不仅可影响邻近的局部，而且可影响到整体。

3. 进化发展的原则

人类是由动物经过长期进化发展而来的，是种系发生的结果，而人体的个体发生反映了种系发生的过程。现代人类仍在不断发展变化中。人体器官的位置、形态和结构常出现变异或畸形。变异是指出现率较低，但对外观或功能影响不大的个体差异；畸形则指出现率极低，对外观或功能影响严重的形态结构异常。变异和畸形有些是胚胎发育过程中的返祖（如多乳、有尾、毛人等）或进化（如手部出现额外肌）的表现，有些则是胚胎发育不全（如缺肾、无肢等）、发育停滞（如兔唇、隐睾、先天性心脏畸形等）、发育过度（如多指、多趾等）、异常分裂或融合（如双输尿管、马蹄肾等）或异位发育（如内脏反位）的结果。人出生以后仍在不断发展，不同年龄、不同社会生活、劳动条件等，均可影响人体形态结构的发展；不同性别、不同地区、不同种族的人，以至于每一个体均可有差异，这些是正常的普遍的现象。以进化发展的观点研究人体的形态结构，可以更好地认识人体。

4. 理论密切联系实际的原则

“读万卷书，行万里路”。学习的目的是为了应用，学习人体解剖学就是为了更好地认识人体，为学习医学理论与实践奠定基础，即理论与实践相结合的观点。因此，学习时必须重视人体形态结构的基本特征，必须注意与生命活动密切相关的形态结构特点，必须掌握与诊治疾病有关的器官形态结构特征，以便为学习其他基础医学和临床医学课打好必要的基础。

为了学好解剖学，必须采用适合这门学科的实际特点的学习方法。人体解剖学是一门形态学，形态描述多、名词多、偏重于记忆是其特点。因此，必须重视实验，把书本知识与解剖标本和模型等观察结合起来，注重活体的触摸和观察，学会运用图谱等形象教材，正确、全面地认识人体的形态结构。

重视实践，以及与临床的知识结合点。大家学习要做到观察标本—亲自解剖—活体摸认相结合。大家要认识到学习本门课程时，尸体标本材料的珍贵，同学们要珍惜这难得的机会，利用一切时间去解剖、观察标本，不能因有点药物的刺激性难闻气味等就畏缩不前。俗话说："百闻不如一见"，意思是希望学生在学习人体解剖学过程中，不能忽视实验室标本的辨认和尸体解剖的实际操作。要重视实验，学会运用图谱，联系活体实际；必须结合临床工作需要和实际应用，把课堂讲授知识与实验室标本、活体触摸以及必要的临床应用联系起来，如怎样计数肋骨和椎骨数？昏迷病人怎样穿插胃管？有的小儿为何熟睡时张口呼吸？法医学上怎样断定婴儿是产前抑或是出生后死亡？足球运动员容易损伤哪侧半月板等？这样同学们对本门课程的学习兴趣也就提高了，同时通过实践掌握和巩固理论知识，也避免他们成为脱离实际和死记硬背的知识。

5. 静止与动态统一的观点

随着生长和发育，人体各器官结构都在发生一系列的变化，我们学习用的标本都是经固定处理过的标本，器官结构只是某一阶段或瞬间的静态图像，必须把静态结构与活体动态结合起来才能准确掌握其结构和功能。如四肢血管和神经的体表投影，在关节处于不同位置时，其投影线有很大变化；再如胸、腹腔器官的生理位置随呼吸运动的不同时相，也存在较大差异。

（二）人体解剖学测试答题技巧

人体解剖学是重要的医学基础课程，是医学教育的基础，各种医学教育测量或考试都要测试人体解剖学知识。在长期的教学实践过程中，许多同学反映人体解剖学是一门形态学科，结构复杂、描述多、名词多、枯燥无味、好学难记忆、近期效果好而远期效果差等；尽管在应试前多次阅读教材，但仍考不出理想的成绩。究其原因，大致有三：①无论是教师讲授，还是阅读教材都是按系统进行的，试题则是从多个角度设计的，考生不能立即转换角度；因而适应能力差；②考题的设计具有一定的综合性，往往将一些有密切联系的解剖学知识、问题放在一起，考试前，考生不进行这方面的训练，就难以做到应付自如；③未掌握答题技巧，如对排除法、推理法、析疑法等不熟悉。针对上述情况，介绍一些常用题型测试知识点的性质及答题技巧。

1. 填空题

填空题是根据前、后文的意思，在空格内填上相应的内容。填充的内容一般是解剖学的专业名词、局部结构、临床要点和解剖学特点等。其测试的知识点量大、面广，主要考核解剖学的基本形态结构特征、基本事实和数据等，教材上基本都能直接找到。复习时要熟记，做到临考前能准确无误、清晰回忆。对那些起关键作用的，或最容易混淆记错的方位字词要特别注意，因为空缺部分往往就是它们。如果填空题中有许多空缺，一般应按空缺顺序逐个填入，但是当你不能熟练填写时，可以先将你清楚的填入，也可以先填一头一尾的空格。这样就可以慢慢引发对其他空格内容的联想回忆。注意，有时填空题的填充内容，要求解剖学结构的排列次序。此时，必须按题意要求按次序填充，否则为错误的答案。

2. 多选题

随着考试标准化程度的提高，以多选题为代表的客观型试题已成为各类考试（包括医学考试）的主要题型。

（1）选择题基本特点 选择题所考查的知识点大都是基本的识记型和理解型的内容。这类题要求考生对教材的最基本的知识点有一个比较清楚的掌握，出题的特点一是涉及的知识点比较多；二是在一个题目中所涉及的知识点之间往往存在某种联系，不认真读题就会发生误解或者混淆。

①多选题可适用于文字、数字和图形等不同形式的材料，同时又能考查考生对知识的记忆、分析、综合、鉴别、比较、理解、推理和应用等多项能力；②单位时间内可以测试很多题目（一般每题不超过一分钟），从而保证试题取样的广泛性，使考试更加有效；③可以通过改变错误答案的干扰性和迷惑性来调整试题的难度；④可以实现客观评分，减少主观因素和随机误差带来的影响，从而保证考试的可靠性；⑤可以施行机器阅卷，省时、省力，既经济又精确，便于试题参数的统计和分析。

（2）选择题应试的基本方法 首先，看清试题的指导语，确认题型和要求（包括答案标记方法与选答的方式、个数）；二是审查分析题干，确定选择的范围与对象，要注意分析题干的内涵与外延规定；三是辨析选项，排误选正；四是要正确标记和仔细核查。当对某一选择题没有把握时，可以采用以下方法：一要注意寻找线索。如果其他选项大体相当，惟有某一个选项特别长或特别短，那它为正确答案的可能性很大；二可以从选项与题干的语法构成上排除，一般那些与题干不能构成一个规范流畅句子的选项一定不是正确答案。

3. 解释名词概念

解释名词题要求考生对教材当中出现的一些关键解剖学名词术语的含义有一个准确的掌握。名词解释相当于小的简答题，局部名词的描述，必须说明其所在位置、由哪些结构形成、毗邻关系及临床意义。因此，解释名词概念主要要求说明该名词的解剖学要点和特点，而不是对该名词进行词语上的解释。考生在答题的时候，要掌握三个基本原则：一是解剖学形态结构描述要求必须确切，解释要准确，特别是要准确突出该名词的基本特征，如某些名词的位置、构成和临床意义等；二是解释要简洁，力求用较少的文字进行表达；三是句子要通顺，尽量避免语法错误。

4. 简答题

所谓简答题就是要求考生从简回答的论述题，介于名词解释与论述题之间。主要有描述题、列举题和说明题。要想在简答题上得高分，回答要突出两个字，即“简明”。光简不明不行，光明而不简也不行。因此回答一要直截了当，要简明扼要，不要罗嗦；二是尽量用简短的句子来概括，不需要做详尽和具体的解释，尽量把对解剖学事实的描述用一句话来说明，并使用序号来依次排列；三要全面，不要遗漏观点。简答题主要考查考生对一些器官的基本形态特征、区域层次特征和区域血管、神经干的分支分布特征的认识和掌握程度。

5. 论述题

回答论述题时要仔细审题并准确理解考题要求，注意题目中的关键词，对回答内容进行组织构思，列出提纲，要注意逻辑的条理性和连贯性。论述题主要考查考生对一些重要的理论问题（解剖学事实）的认识和应用它们解决临床问题，一般考核的知识点都是跨章节和跨学科的。因此，问答题回答要求针对题意，并且有一定的综合性。回答论述题要根据题目的要求进行回答，但应注意以下几点：①要条理清楚，段落分明，尽量不要把所有的内容放在一个段落里面叙述；②要对一个知识点进行展开，这一点与简答题的要求是不同的；③可参考该题分数的多少，来决定回答内容的深度和广度；④尽量用简单明了的箭头示意，或给予简捷的回答。因为解剖学试题的目的和要求，主要是看你对解剖学知识的概念是否清楚，对解剖学内容是否掌握，而不是看你的文字描述；⑤可以适当地联系一下临床，阐述一下自己的看法。在回答论述题时一般来说可以从以下几个方面来入手：首先简要解释题目所涉及的基本概念；接下来针对题目的着重点，分层次地进行阐述，可以先亮明观点，然后再具体论述；最后，可以联系一下解剖和临床的具体情况，谈一点自己的看法。

参考教材和网络资源

1. 参考教材

(1) 柏树令. 系统解剖学. 6版. 北京：人民卫生出版社，2005.

(2) 王怀经. 局部解剖学. 6版. 北京：人民卫生出版社，2005.

(3) 姚志彬. 医用解剖学. 北京：人民卫生出版社，2008.

(4) 汪华侨，初国良. 人体解剖学现代学习基础. 北京：人民军医出版社，2004.

(5) 蒋文华. 神经解剖学. 上海：复旦大学出版社，2004.

(6) KEITHL. MOORE，ANNE M. R. AGUR，Essential Clinical Anatomy. third edition. Lippincott Wilkins，2007.

(7) JOHN T. HANSEN，Essential Anatomy Dissection. second edition. Lippincott Wilkins，2002.

(8) A. R. Crossman，D. Neary，Neuroanatomy. third edition. Elsevier Churchill Livingston，2005.

2. 网络资源

(1) 人体讲义库：ftp：//202. 116. 99. 58/

(2) 中山大学人体解剖学精品课程网站：http：//jpkc. sysu. edu. cn/2005/renjie/index. htm

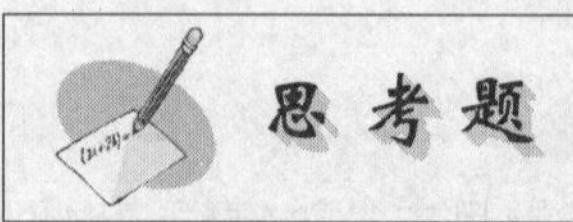

思考题

1. 人体解剖学的定义和主要研究内容是什么？
2. 系统解剖学分成几个系统，各系统的主要功能是什么？
3. 局部解剖学分成几个局部，各局部的主要器官是什么？
4. 举例说明人体解剖学与临床医学课程的联系。
5. 你如何理解“没有解剖学，就没有医学”？

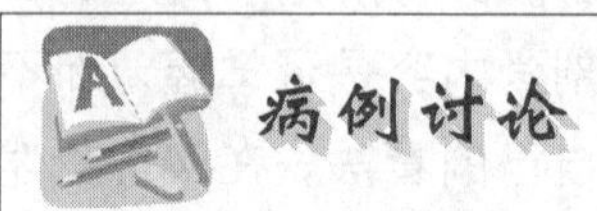

病例讨论

1. 某青工，头部砸伤，出血不止，急诊来院，经检查沿发际左侧有一较深的横裂口，长约3cm，问：①出血来源血管有哪些？②此伤口可伤及什么神经？③上述血管神经位于哪个层次？

2. 某患儿，6岁，持续高烧，右眼运动功能异常（复视），来院急诊。主诉：恶心，严重头痛并伴有吞咽困难。查体发现右侧扁桃体窝内严重积脓，初步诊断：扁桃体化脓性感染引起败血症，同时继发海绵窦感染。问：该患儿自右侧扁桃体继发海绵窦感染的血行扩散途径。②刺激右眼角膜不能引起眨眼动作，但刺激左眼角膜可引起双侧眨眼动作。该病人右侧角膜反射障碍的原因是什么？③患儿右眼瞳孔散大，用光直接照射双眼，右眼瞳孔不能缩小，为什么？④此患儿右眼视力障碍，眼底镜检查发现该眼视网膜静脉扩张、淤血，视神经乳头水肿，试解释之。⑤摘除右侧扁桃体时，扁桃体窝发生搏动性出血，伤及什么动脉？⑥手术后数月，随访检查发现右侧舌后1/3味觉消失，损伤了什么神经？

3. 一位50岁妇女，20年来在颈部中线右方长了一个小的不对称的包块，其在吞咽时可向上活动，随着包块的增大，在颈根部发现了若干结节状物，并出现吞咽困难、发音困难和喘鸣。问：①这包块可能与什么结构相连，为什么能随吞咽向上移动？②这包块在气管前筋膜的浅面还是深面？③什么原因引起吞咽困难？④为什么出现喘鸣？⑤如果切除此包块，在颈静脉上方两横指处，顺皮纹横向呈弧形切口，需经过哪些层次？⑥手术中需要注意勿伤及哪些结构？⑦若术后出现声音低调可饮水呛咳，是何原因？⑧若术后出现声音嘶哑损伤了什么神经？

4. 一位35岁男子，滑雪时跌跤，滑雪杖从颈部中线刺入，从左耳下方穿出。入院检查发现滑雪杖刺进了甲状软骨与环状软骨之间，进行急救，控制动脉出血。幸运的是流血只限于甲状腺上动脉，检查时，还发现有异常呼吸音（喘鸣），声音低调，不能向受伤对侧转动头部，伸舌检查时，发现舌尖偏向左侧。问：①说明结扎甲状腺上动脉后，甲状腺侧支循环的路径。②解释病人为何不能向受伤的对侧转动头部，并有左肩轻度下垂？③产生了喉的症状是由于损伤了什么神经？④如果舌内肌、舌外肌都受损，是什么结构损伤而产生伸舌时舌尖向患侧偏斜？⑤术后不久发现病人在喝水时，颈部左侧有一隆起，这是由于肌肉的损伤所致，是什么肌肉被损伤？其附着点在什么地方，为什么它的运动神经未受损伤？

5. 汽车肇事后，一男青年受伤，患者呼吸急促，紫绀，右侧胸壁前外侧下部有一小撕裂伤，伤口未见空气出入。胸片显示，右侧腋前线第4至第8肋骨骨折和右侧第4至第6肋骨和肋软骨连接处骨折，无骨折碎片刺穿肺形成气胸的证据。问：①吸气时，使胸腔扩大的肌有哪些？②数小时后，发现右胸腔扩大，呼吸音减弱，胸透可见胸腔积液，纵隔向左侧移动，急需行穿刺引流，胸穿的最佳位置在何处，为什么？穿刺针经过哪些层次？③穿刺自胸膜腔抽出1000ml血液，病人的紫绀立即消失，为什么？④造成血胸的血液来源可能有哪些？

6. 一位70岁老人发生了右肺的癌肿，癌转移到第6胸椎水平右侧，肺门后面的淋巴结。问：①肿大的淋巴结在奇静脉经过第6胸椎体向上行处阻断了静脉血回流，阻塞以下的静脉血如何回心？②肿块也压迫了右侧第6肋间动脉起始处，使动脉血流中断，血流如何供应第6肋间隙的后部？试从主动脉起追溯动脉血流此间隙的路径。③增大的淋巴结向后纵隔中线扩展，可能压迫哪些结构？④从后面向前压迫心包囊，哪一个心腔最易直接受压？⑤什么潜在的腔把癌肿与心脏隔开？⑥如果扩展的肿瘤逐渐地妨碍血流进入前方的心腔，哪一组血管的血压首先升高？

7. 某患者，女性，46岁，两天来腹痛，严重恶心、呕吐，故急诊入院，过去5年中有类似发作史，疼痛始自右上腹部，向两肋放散，围绕胸廓和肩胛下方，随后局限于右季肋部。触诊显示在右季肋部有明显的痛觉敏感区和轻度肌紧张。X线显示胆囊区有大量结石阴影。患者无黄疸指征。问：①说明触诊痛觉的敏感区是何脏器的体表投影？②放散痛归于上腹而围绕胸廓扩散是什么神经传导？③后来疼痛局限于右季肋部，说明炎症刺激什么神经产生的？④临床行胆囊切除术时，作右肋弓下切口，切口始自剑突附近，紧贴右肋弓下缘直达腋前线，切口所经过的层次结构是什么？

8. 某患者，女性，23岁，突然发生上腹部疼痛，10小时后局限于右下腹，伴有呕吐，发烧和白细胞增高，右下腹部压痛明显。诊断：急性阑尾炎。问：①触诊何部位有明显压痛和反跳痛，为什么？②需立即手术，行右下腹部麦氏切口进入腹腔，需经过哪些层次结构？③打开腹腔后，寻找阑尾最可靠的标志是什么？④在手术中，必须结扎阑尾动脉，其动脉来源如何？⑤阑尾炎腹痛部位需与哪些器官的病变疼痛及疾患的牵涉痛相鉴别？说明理由。

9. 某患者，男性，18岁，在一次搬家具时，感到右腹股沟区剧痛，数小时后又发展为脐区痛，并伴有恶心，为此来院就诊。体检发现在耻骨结节外上方有一突起的包块，咳嗽或紧张腹壁时，包块增大且腹股沟区疼痛加剧，该包块向内下行，进入阴囊上部，以手指压迫不可回纳。诊断：腹股沟斜疝嵌顿，立即安排手术。问：①从解剖角度如何鉴别腹股沟斜疝和直疝。②疝的内容物是什么，其随精索经过什么结构进入阴囊？此结构是怎样组成的？③手术主要修补什么结构？④术中可能涉及到哪些血管和神经？⑤手术中，在精索前面发现一神经，该神经穿经浅环，但不慎切断，手术误伤会导致什么结果？⑥精索内有哪些结构？

10. 某患者，女性，42岁，因阴道和肛门持续出血入院，检查发现阴道流血来自子宫。问：①子宫、直肠与肛管的血供。②有人采用结扎双侧髂内动脉的方法来治疗子宫流血，但事实上，这样的结扎通常并不能减轻子宫的血流。试以子宫、直肠和肛管的侧支循环路径解释之。③直肠镜检查发现齿状线上、下有一系列静脉曲张（痔），试述痔的静脉回流及引起疼痛的解剖学基础。④直肠镜检查时，发现直肠前壁有一大的肿块，活检证明是癌。为该患者做直肠肛管包括周围的筋膜的根治术，上腹下丛完整保留，但可能损伤盆丛，会出现什么障碍？⑤如果术中处理直肠后部结构时出血而不易止血，可能损伤了什么结构？

11. 某患者，女性，25岁，右下腹疼痛，并突然加剧，伴有恶心呕吐，疼痛逐渐扩散全腹，同时出现肩胛部疼痛，肛门坠张感，而入院检查，发现血压下降，脉搏变快变弱，下腹部有明显压痛和反跳痛，叩诊有移动性浊音，阴道后穹窿穿刺抽出不凝血液，患者主诉停经已有6周，诊断为宫外孕、失血性休克，立即行剖腹探查手术。问：①异位妊娠的解剖学基础。②疼痛由下腹部扩散到全腹后出现肩胛部疼痛，试解释之。③为什么会出现肛门坠张感？④如是输卵管妊娠破裂出血，其出血来源于哪些动脉？⑤如同时行另一侧输卵管结扎术，如何寻找输卵管？主要与什么结构相鉴别？

12. 某男42岁，因右侧肢体撕裂样疼痛而入院。查体发现右手小鱼际肌萎缩，第4～5指呈屈曲状，右上肢尺侧呈带状感觉障碍，右下肢运动障碍，肌张力增高，腱反射亢进及深感觉障碍。左侧第3肋以下温痛觉障碍。腰椎穿刺脑脊液蛋白质量增高，压力动力学测试表明蛛网膜下腔有部分阻塞现象。诊断为髓外肿瘤。问：①腰椎穿刺应在何部位？为什么？②腰椎穿刺取脑脊液，穿刺针经过哪些结构？③该患者髓外肿瘤位于哪一侧？为什么？④脊髓受压节段在何处？说明理由。

13. 一位40岁女性患者，12胸椎和上部腰椎患结核形成了脓肿，前面由于有前纵韧带限制，因此必然向外侧流注，脓肿经常在股三角处形成一个寒性脓肿。问：①脓液沿什么肌鞘到达股三角，脓液是沿腹股沟韧带前还是沿此韧带后流注？为什么？②哪些结构位于此肌鞘的前方？③可能会阻碍尿液入膀胱吗？试解释之。④由于治疗不及时，椎体可能塌陷成角，产生驼背。这类病人若有皮神经感觉的丧失，该患者何处的感觉会丧失，腹壁肌功能会有重大改变吗？

14. 一位50岁妇女，发现右侧乳房有一肿块，入院检查发现肿块直径5cm，表面光滑，与周围组织分界不清楚，无活动度，表面皮肤粗糙，呈“桔皮样”外观，活体组织检查证实为乳腺癌，需行乳癌根治切除手术。问：①表面出现“桔皮样”外观的解剖学基础是什么？②如果出现淋巴结转移，可能转移到哪些部位的淋巴结？③血液转移最常见的部位是肺，追踪其转移途径。④腋静脉结扎后，上肢静脉血可经过哪些侧支循环回流？⑤术中不慎损伤了胸长神经，什么肌瘫痪？出现什么运动障碍？⑥术后出现上肢后伸无力，是什么肌瘫痪？该肌是什么神经支配？

15. 一位男性青年，右臂被铁器击伤，局部剧痛，急诊入院，检查发现患肢有反常活动。经X线检查，诊断为右肱骨中1/3段骨折。问：①如果骨折线在三角肌止点以上，骨折段的移位情况如何？②如果骨折线在三角肌止点以下，骨折段的移位情况如何？③合并桡神经损伤时会出现什么运动和感觉障碍？

16. 一中年男子坐车时，由于突然刹车，其膝部撞到前排坐椅后背上，医生检查时，伤口剧痛，关节活动障碍，患肢缩短，髋关节屈曲、内收、内旋畸形，依X线检查和体征，诊断为髋关节后脱位，并损伤了坐骨神经。问：①为什么髋关节后脱位易损伤坐骨神经？②说明坐骨神经损伤时，运动和感觉的障碍情况？③说明手术时暴露坐骨神经和封闭坐骨神经的最适宜位置。

17. 一位男性青年，右大腿被重物击伤，髋膝不能活动并有剧烈疼痛，经X线检查证实为右股骨下1/3段骨折。问：①骨折远段向后倾斜，是何肌牵拉？②骨折远段向后倾斜，可压迫刺伤什么血管神经？③如果足背动脉和胫后动脉均扪不到搏动，是什么动脉损伤？④如果损伤了坐骨神经，什么肌会瘫痪？出现什么运动障碍？⑤如果是股骨上1/3段发生骨折，远、近骨折段可能会出现什么畸形？分别是什么肌牵拉而致？

（初国良　郭开华）

第四章 组织学与胚胎学

组织学与胚胎学是由人体组织学（histology）和人体胚胎学（embryology）两门独立的学科组成。由于两者研究内容相互交叉、相互推进，我国学者将它们列为一门医学基础课程，并习惯于将两者的内容分别先后讲授。它们都是以人体细胞学（cytology）为基础，以使用显微镜观察人体细胞、组织和器官为主要研究方法。其任务是通过教学使学生掌握人体细胞、组织和器官的正常结构及相关功能；掌握人体正常的发育发生规律以及先天性畸形的成因；掌握组织学与胚胎学的基本技术和方法，为学习其他基础医学课程和临床医学课程奠定基础。随着生物医学及现代医学的发展，组织学与胚胎学已经成为21世纪领头学科之一。

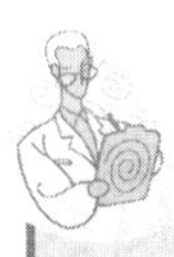

第一节 组织学与胚胎学发展史

一、光学显微镜的发明与组织学的创立和发展

从细胞的发现和细胞学说的建立开始，组织学发展迄今已有300余年历史。可以说，细胞学、组织学和胚胎学的研究发展就是显微镜的发明、改进及其相关的组织标本制备方法和技术发展的历程。17世纪荷兰人Leeuwenhock（1632～1732年）发明了第一台显微镜（magnifier，称放大镜）（图4－1A），随后，许多学者利用放大镜观察了组织的结构，获得了重大发现。例如：英国人Hooke（1635～1702年）在观察软木塞时发现了细胞壁围成的小室“cell”，第一次引入“细胞”概念。意大利人Malpighi（1628～1694年）观察了脾、肺、肾等的组织结构；荷兰人Leeuwenhoek利用自己发明的放大镜发现了精子、红细胞、肌细胞、神经细胞等；Graaf（1641～1673年）观察报道了卵泡。法国人Bichat（1771～1822年）用放大镜观察肉眼解剖的组织，并于1801年首次提出“组织”（tissue）一词。德国人Meyer（1819年）将组织分为8种，并创用“组织学”（Histology）一词；Brown（1831年）发现了细胞核；Schleiden（1804～1881年）和Schwann（1810～1882年）共同创立了细胞学说，于1838～1839年分别指出细胞是一切植物和动物的结构、功能和发生的重要单位。细胞学说的创立成为组织学、胚胎学、生理学、病理学等生命科学发展的重要里程碑，被誉为是19世纪自然科学的三大发现（细胞学说、物质和能量守恒定律、达尔文进化论）之一。德国人Virchow（1821～1902年）观察了疾病过程，于1858指出细胞只源于细胞，细胞损害是一切疾病的基础，从而建立了细胞病理学说，使细胞学说更趋完善。随着光学显微镜、切片技术及染色方法的不断改进与充实，组织学得以快速发展，产生了组织学和细胞学发展的第一个黄金时代。因此，到19世纪中期，人们已能较为正确的描述细胞的各种细胞器结构，使得组织学发展为一门独立而系统的学科。20世纪初至今，陆续制成偏光显微镜、相差显微镜、荧光显微镜、暗视野显微镜、紫外光显微镜以及激光共聚焦扫描显微镜等特殊显微镜，并用之于组织学研究；与此同时，组织化学、组织培养、放射自显影等技术也逐渐建立和完善并广泛应用，组织学研究更趋深入，获得了很丰富的关于组织学的资料。

二、电子显微镜的发明与组织学超微结构的发现

由于光学显微镜放大倍数（分辨率）受到光束波长的影响，细胞内细胞器的结构仍然观察不清。德国人Knoll和Ruska于1932年发明了电子显微镜（electron micro-

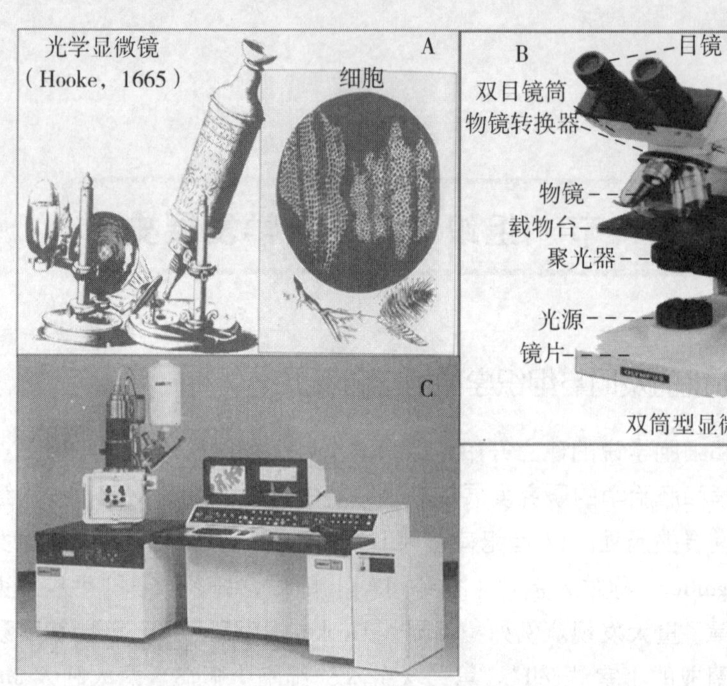

图4－1　光学显微镜和电子显微镜

A. 第一台光学显微镜（放大镜）；B. 现代生物学用光学显微镜；C. 电子显微镜

scope，简称电镜），见图4－1C。电镜使得观察工具的分辨率从光镜的0.2μm提高到0.2nm。约20年后，人们又发展出了与之相适应的超薄切片技术，此外，能够用于观察物体表面结构的扫描电镜也相继问世。所以，新的观察工具和技术方法的结合，为组织学研究开辟出了一个崭新、奇妙的视觉空间，使得组织学研究进入了第二个黄金时代。例如，人们利用电镜对组织和细胞的微细结构及其不同状态下的变化进行了大量的观察，观察到了细胞膜、各种不同的细胞器、染色体、细胞间的显微成分的超微结构（ultrastructure），发现了组织和器官中大量的新的细胞种类、各种细胞的连接和空间位置关系，为深入阐明细胞、组织和器官的功能提供了新的依据，使人类对生命现象结构基础的认识深入到更加微观的境界，其中许多重要资料已列为现代组织学的基本内容，使组织学研究从细胞水平进入了亚细胞水平，使结构和功能之间的相互关系的理解更加深入。

三、当代组织学的发展趋势

近30年科学技术发展更为迅猛，许多新技术、新设备不断涌现并用之于细胞学和组织学的研究，诸如免疫细胞化学术、细胞分离术、单克隆技术、细胞融合术、显微分光光度计、同位素示踪术、流式细胞术、图像分析仪与立体计量术、蛋白质和核酸的分离提取及原位检测、原位杂交等核酸分子杂交术、X线显微分析术、X线衍射技术等。这些新技术再与计算机技术相结合，对细胞进行微观和微量的定性和定量分析，使组织学的研究进入更深入而广阔的境地。尤其是基因工程、细胞工程、组织工程等研究进展，是当今生命科学中最引人关注的动向。诸如人们可以在体外对特定的细胞进行基因修饰，对胚胎干细胞、成体组织干细胞可以定向诱导分化、增殖，并模拟培养出了皮肤、软骨、骨、血管等器官和组织，通过组织工程或移植方法，实现对临床上损伤性疾病的组织再生和修复，使组织学第一次与临床治疗密切连接，展示了广阔的应用前景。因而，科学家们预言组织学发展的第三个黄金时代已经来临。

四、人体胚胎学的历史、现状

尽管人们对胚胎学的研究经历了漫长的时期，但至今对精卵受精后如何从单一细胞（受精卵）经分化、增殖发育为结构复杂、功能完善的人体的分子调控机制仍然有许多不解的迷，有待人们去继续探索和发现。

古希腊学者 Aristotle（公元前 384～322 年）最早对胚胎发育进行过观察，继而推测人胚胎来源于月经血与精液的混合。英国学者 Harvey（1578～1658 年）对多种鸟类与哺乳动物胚胎的生长发育进行了研究，于 1651 年发表《论动物的生殖》，提出“一切生命皆来自卵”的假设。显微镜问世后，荷兰学者 Leeuwenhoek（1632～1723 年）发现精子，Graaf（1641～1673 年）发现卵泡，意大利学者 Malpighi（1628～1694 年）观察到鸡胚的体节、神经管与卵黄血管等。基于这些观察结果，他们提出“预成论”学说，认为在精子或卵内存在初具成体形状的幼小胚胎，它逐渐发育长大为成体。这是最早的关于胚胎学研究的成果。

18 世纪中叶，德国学者 Wolff（1733～1794 年）指出，早期胚胎中没有预先存在的结构，胚胎的四肢和器官是经历了由简单到复杂的渐变过程而形成的，因而提出了“渐成论”。爱沙尼亚学者 Baer（1792～1876 年）观察到人和各种脊椎动物的早期胚胎极为相似，随着发育的进行才逐渐出现纲、目、科、属、种的特征（此规律被称为 Baer定律），于 1828 年发表《论动物的进化》一书，报告了多种哺乳动物及人卵的发现。他认为，不同动物胚胎的比较比成体的比较能更清晰地证明动物间的亲缘关系。Baer 的研究成果彻底否定了“预成论”，并创立了比较胚胎学（comparative embryology）。德国学者 Remark（1815～1865 年）根据 Wolff 与 Baer 的一些报道及自己的观察，在 1855 年提出胚胎发育的三胚层学说，这是描述胚胎学起始的重要标志。1859 年，英国学者达尔文（Darwin，1809～1882 年）在《物种起源》中对 Baer 定律给予强有力的支持，指出不同动物胚胎早期的相似表明物种起源的共同性，后期的相异则是由于各种动物所处外界环境的不同所引起。

自 19 世纪末，人们开始探讨胚胎发育的机制。德国学者 Spemann（1869～1941 年）应用显微操作技术对两栖动物胚进行了分离、切割、移植、重组等实验。如移植的视杯可导致体表外胚层形成晶状体；移植原口背唇至另一胚胎，使之产生了第二胚胎等。根据这些结果，Spemann 提出了诱导学说，认为胚胎的某些组织（诱导者）能对邻近的组织（反应者）的分化起诱导作用。这些实验与理论奠立了实验胚胎学。其他著名学说还有细胞分化决定、胚区定位、胚胎场与梯度等。为了探索诱导物的性质，一些学者应用化学与生物化学技术研究胚胎发育过程中细胞与组织内的化学物质变化、新陈代谢特点、能量消长变化等，以及它们与胚胎形态演变的关系。英国学者

Needham（又名李约瑟，1900～1995 年）总结了这方面的研究成果，于 1931 年发表《化学胚胎学》一书。

20 世纪 50 年代，随着 DNA 结构的阐明和中心法则的确立，诞生了分子生物学。人们开始用分子生物学的观点和方法研究胚胎发生过程中遗传基因表达的时空顺序和调控机制，遂形成分子胚胎学。分子胚胎学与实验胚胎学、细胞生物学、分子遗传学等学科互相渗透，主要研究胚胎发育的遗传物质基础、胚胎细胞和组织的分子构成和生理生化及形态表型如何以遗传为基础进行演变、来源于亲代的基因库如何在发育过程中按一定时空顺序予以表达、基因型和表型间的因果关系等，发展建立了发育生物学（Developmental Biology）。1985 年美国科学家率先提出并于 1990 年 10 月正式启动的人类基因组工程计划，由美、英、法、德和日本参与，我国也于 1999 年正式加入，于 2001 年 2 月宣布人类基因组草图已经全部完成。这一计划可以阐明人类基因组 30 亿个碱基序列及其在染色体上的位置，破译人类全部遗传密码，揭示全部基因功能，造福人类。人们利用这些研究成果，不断地改造细胞基因获得转基因或基因剔除动物模型，观察和研究相关基因对胚胎发育的影响，为人类胚胎发育和疾病防治的研究提供资料。此外，随着社会进步和科技发展，人们越来越多地利用胚胎学的理论和技术去改善人类的生殖过程，这就是各种形式的辅助生殖技术，即生殖工程学。诸如人工授精、精子和胚胎的低温冷冻保存、体外受精、胚胎移植等技术用于治疗妇女不孕症，于 1978 年在英国诞生了第一例试管婴儿。Wilmut 研究小组将成年羊高度分化的乳腺细胞核经去分化后移植去核的卵子内，该卵子经发育后诞生，名为"Dolly"克隆羊，该研究证明高等哺乳动物个体也可通过体细胞核移植术复制克隆而成。以上研究表明，胚胎学的发展不仅使人类逐渐破译了生殖过程的奥秘，而且逐渐实现了人类对生殖过程的改善和调控。

五、我国组织胚胎学的研究和发展

我国组织学研究起始于 20 世纪之初，组织学是从人体解剖学分化出来的一门较年轻的科学，胚胎学研究是于 20 世纪 20 年代开始的。我国老一辈组织学家如马文昭（1886～1965 年）、鲍鉴清（1893～1982 年）、王有琪（1899～1995 年）、张作干（1907～1969 年）、李肇特（1913～2006 年）、薛社普（1917～）等，他们在学科建设、科学研究和人才培养等方面做出了历史性贡献。朱洗（1899～1962 年）、童第周（1902～1979 年）、张汇泉（1899～1986 年）等学者在胚胎学的研究与教学中均卓有贡献。朱洗对受精的研究，童第周对卵质与核的关系、胚胎轴性、胚层间相互作用的研究，张汇泉对畸形学的研究，推动了我国胚胎学的发展。

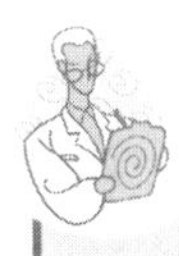

第二节　学习内容与意义

一、组织学的学习内容

人体组织学是研究正常机体的微细结构及其相关功能的科学，需要借助于显微镜才能观察到器官和组织的细胞、亚细胞和分子的结构，故又称之为显微解剖学（microscopic anatomy）。

细胞（cell）是构成机体的最主要的结构和功能单位，其数量众多，形态多样，具有各自的微细结构、代谢特点和功能活动。由细胞产生的细胞外基质（extracellular matrix）又称细胞间质（extracellular substance），构成了细胞生存的微环境，对细胞起支持、营养、保护和联系作用，对细胞增殖、分化、迁移和信号转导有重要影响。组织（tissue）由细胞和细胞间质构成，细胞的结构和功能是学习的重点（图4－2）。由形态和功能相同或相似的细胞及其细胞外基质组成同一类型的组织。

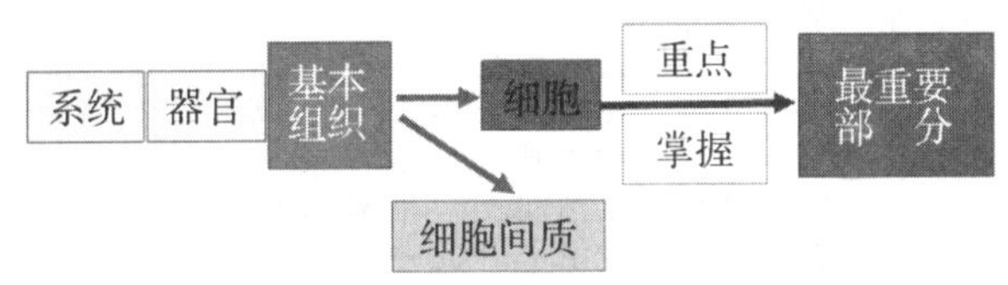

图4－2　四大基本组织的学习方法简图

人体组织根据结构和功能不同分为四种类型，即上皮组织（epithelial tissue）、结缔组织（connective tissue）、肌组织（muscular tissue）及神经组织（nervous tissue）。这些组织按一定的方式有机地组合成器官（organ），各种器官都具有一定的大小和形态结构，并执行特定的功能。根据器官中心有无空腔而分为中空性器官和实质性器官，前者如心、胃、膀胱和子宫等，后者包括肝、脾、肺、肾和卵巢等。图4－3表明：在学习过程中，习惯于将中空性器官分为不同层次，在各层中结构变化最大的一层称之为功能层，是学习的重点；而实质性器官分为被膜和实质，实质是器官的功能部分，也是学习的重点。图4－4显示心血管系统各器官的结构与功能特点，中膜是三层中结构变化最大的一层，是功能层，也是学习的重点。由一些结构上连续或功能上相关的器官组成系统（system），共同完成连续的生理活动，如神经系统、循环系统、消化系统、呼吸系统、泌尿系统、免疫系统、内分泌系统、生殖系统等。为学习方便起见，组织学常分为总论和各论，在组织学的总论中主要讲述人体的基本组织及其相关功能，在各论中讲述各个系统中主要器官的组织结构和功能意义。图4－5斜体字表示将要重点讲述的器官。

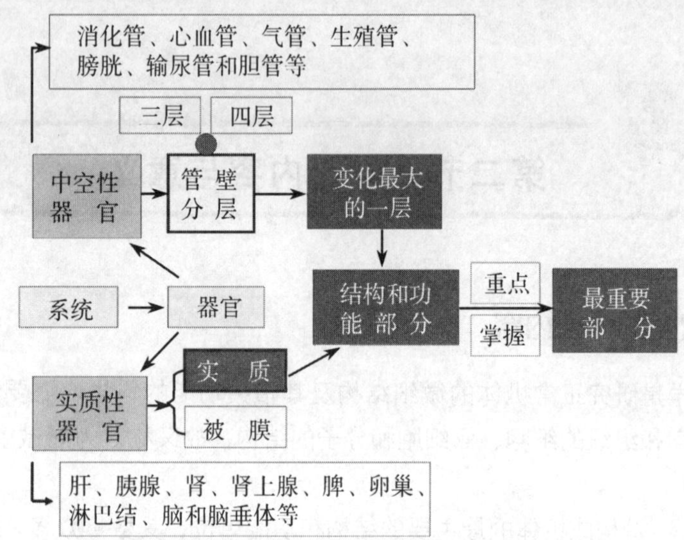

图4-3　系统器官的组织学学习方法简图

心血管结构与功能特点

· **中空性**

· 三层　内、中、外膜

内膜：内皮
外膜：结缔组织
中膜：变化最大、重点
—心　　脏　心肌　　—机械泵
—大 动 脉　弹性膜　—辅助泵
—中小动脉　平滑肌　—血流分配器
—静　　脉　少量平滑肌—血回流管道
—毛细血管　无中膜　—物质交换地

图4-4　心血管的一般组织结构及中膜的结构与功能

循 环 系 统：***心脏、动脉***、静脉、***毛细血管***、淋巴管
呼 吸 系 统：***气管及其分支、肺脏***
消 化 系 统：口腔、食管、***胃、小肠***、大肠
　　　　　　肝、胰腺、唾液腺
泌 尿 系 统：***肾***、膀胱、输尿管
男性生殖系统：***睾丸***、附睾、输精管
女性生殖系统：***卵巢***、输卵管、***子宫***
免 疫 系 统：***胸腺、淋巴结、脾脏***、扁桃体
内分泌系统：***甲状腺***、肾上腺、***脑垂体***、松果体
神 经 系 统：***大脑、小脑***、脊髓、神经节
视　听　学：***眼、耳***
皮　　　肤：***表皮***、真皮和皮下组织

图4-5　人体组织学重点讲授的内容（斜体标示）

二、胚胎学的学习内容

人体胚胎学是研究人体出生前发生、发育过程及其规律的一门学科，由胚胎发育异常引起的先天性畸形也是人体胚胎学的重要研究内容（图4-6）。

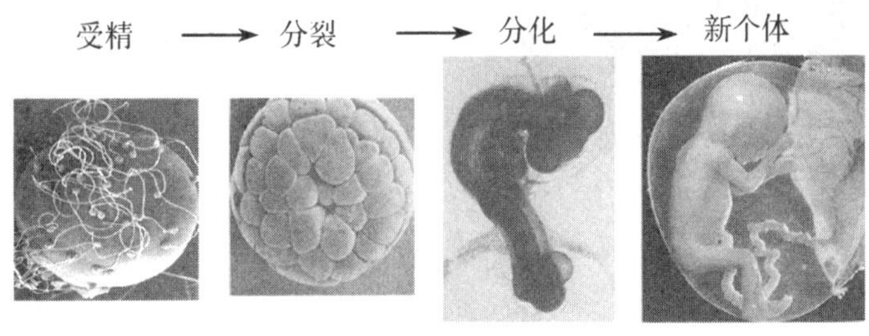

图4-6 胚胎发育过程

人体是自然界中进化程度最高、结构和功能最复杂的有机体，由400万亿个以上细胞构成。根据形态结构和功能不同，这些细胞可分为230多种。这些细胞有机结合构成了完整的人体。因而，人体既是一个细胞王国，又是一个细胞社会。有意思的是，这样一个复杂的人体竟然起源于一个细胞，即受精卵（zygote）。受精卵是由带有父体遗传信息的精子和母体遗传信息的卵子相互融合而成的产物，经过细胞的分裂、增殖、分化和若干复杂的生物学过程，历时266天，发育为一个成熟的胎儿（fetus）。人体正常发生过程中如果受到遗传或环境因素的干扰，就可出现发育异常，导致各种先天性畸形。学习过程中，首先要求记住正常发育的过程和形态变化规律，如果发育不正常，就是异常畸形。机体在出生前的发育远未完善，出生后还要历经相当长的生长发育过程，至成熟后经历一个相对长的时期，然后转入衰老退化时期。研究出生前和出生后生命全过程的生长发育、衰老演变过程、规律及机制的科学，称为发育生物学（developmental biology）。因此，人体胚胎学属于人体发育生物学的范畴。

1. 受精

精子和卵子均为单倍体细胞，仅有23条染色体，其中一条是性染色体。精子在附睾内获得运动能力，达到功能成熟。卵子处于第二次减数分裂中期，受精时才完成第二次减数分裂。在输卵管壶腹部，获能的精子头部与卵子结合，进入卵子内，促使卵子完成第二次减数分裂，精子核和卵子的核分别形成雄原核和雌原核，两核融合后完成了受精过程（图4-7）。受精的意义在于：一旦受精即可激活卵子内的信号，启动细胞不断地分裂，并且恢复46条染色体，使之具有双亲的遗传物质，同时随机决定性别（男性，46XY，女性，46XX）。

2. 胚泡植入

受精启动的受精卵细胞分裂称卵裂（cleavage），卵裂产生的细胞称卵裂球（blastomere）。由12~16个卵裂球组成的实心胚称桑椹胚（morula）。桑椹胚的细胞继续分裂增殖，直至中心出现中空的腔后改称为胚泡（blastocyst）。胚泡中心为胚泡腔，内含胚泡液；胚泡壁由单层细胞组成，与吸收营养有关，称滋养层；位于胚泡腔内一侧的一

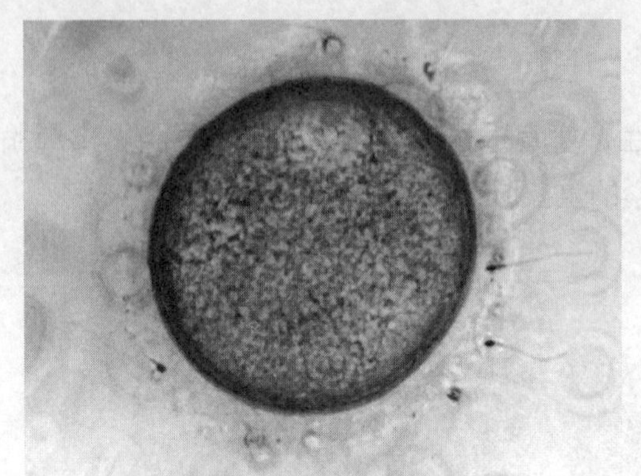

这张显微照片清晰地捕捉到人工试管受精（IVF）过程。图中的卵细胞要比精子细胞大许多，其周围围绕着保护积云细胞，卵细胞周围的薄膜是卵膜，精子头部携带着酶试图溶解卵膜，从而与卵细胞结合。

图4-7　人工试管受精
（由 Spike Walker 提供）

群细胞称内细胞群（inner cell mass）。这群细胞是多能干细胞，未来分化为胚胎的各种组织结构和器官的系统，故又称成胚细胞（embryoblast）或胚胎干细胞（embryonic stem cell）。受精卵在卵裂、形成胚泡的同时，从输卵管壶腹部逐渐迁移并植入到子宫内膜（图4-8）。植入约于受精后第5~6天开始，第11~12天完成。

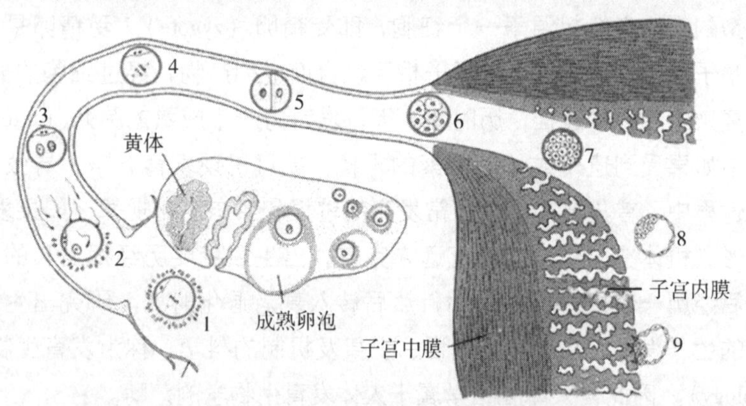

图4-8　卵子受精卵裂和胚泡形成过程
1. 未受精卵子；2. 受精；3. 细胞核靠拢；4. 胞核融合；
5. 卵裂开始；6，7. 桑椹胚；8. 胚泡；9. 胚泡植入

3. 胚盘形成

第二周胚泡植入过程中，胚泡壁滋养层进一步分化为内侧的细胞滋养层和外层的合体滋养层，与母体子宫的蜕膜共同组成胎盘，是胎儿从母体获取营养和交换代谢物的场所。而胚泡的内细胞群增殖分化，逐渐形成两层不同的细胞层，即上胚层（epiblast）和下胚层（hypoblast），上胚层细胞高柱状，背侧有羊膜腔，下胚层细胞立方形，底侧有卵黄囊，上下胚层黏合在一起形成圆盘状的二胚层胚盘（embryonic disc）。胚盘是人体发生的原基。上胚层的尾侧细胞增殖形成原条，原条细胞在上下胚层之间向头端和左右两侧扩展，迁移形成中胚层（mesoderm）。原条头端出现原结，原结细胞凹向深面，在内外胚层的正中轴线向头侧生长，形成脊索。中胚层细胞继续向下胚层迁移逐渐替代下胚层细胞。此时，下胚层改称内胚层（endoderm），上胚层称为外胚层

(ectoderm)，内外胚层之间为中胚层。同时具有内、中、外三个胚层的胚盘称为三胚层胚盘，三个胚层均起源于上胚层（图4-9）。

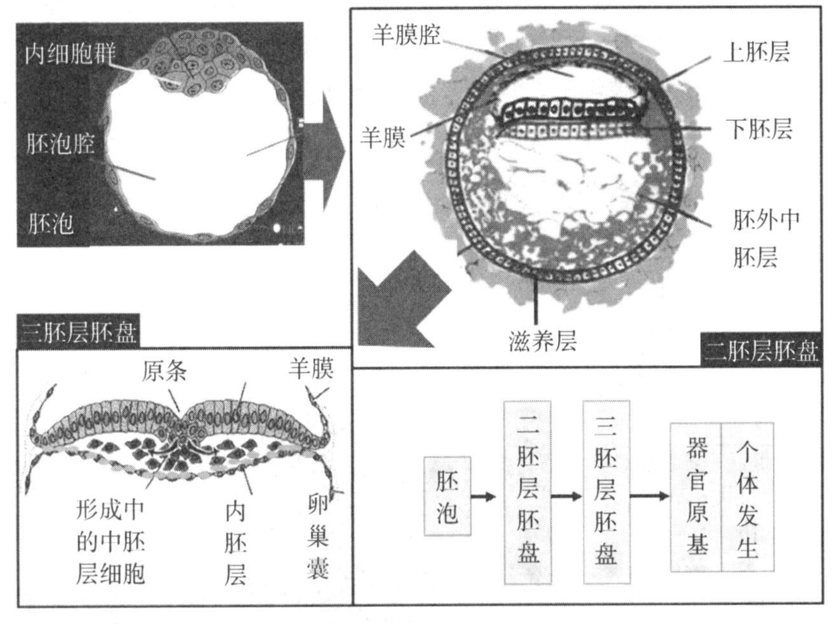

图4-9 胚盘的形成和胚层的分化

4. 三胚层分化

脊索出现后其背侧外胚层形成神经管，而后继续分化为中枢神经系统，胚体外胚层分化为表皮及其附属器等。脊索两侧的中胚层由内向外分为轴旁中胚层、间接中胚层和侧中胚层。轴旁中胚层成块状细胞团，称体节，分化为真皮、中轴骨骼及骨骼肌。间接中胚层分化为泌尿、生殖系统主要器官。侧中胚层分化为体壁的骨骼、肌肉和结缔组织以及消化、呼吸管道壁的肌肉和结缔组织；分散的间充质分化为身体各处的骨骼、肌肉、结缔组织和血管等。内胚层分化为消化管、消化腺、呼吸道和肺的上皮，以及胸腺、甲状腺和甲状旁腺的上皮等。实际上，三个胚层的细胞分化过程是非常复杂的，他们能够有机结合共同组成结构复杂、功能完善的组织、器官和系统，相关内容在各论的系统发生相应章节一一介绍。

5. 胚胎干细胞（embryonic stem cells，ESCs）

系指受精卵分裂发育成胚泡时的内细胞群（Inner Cell Mass）的细胞（图4-10）。体外分离后它拥有体外培养无限增殖、自我更新和多向分化的特性。无论在体外还是体内环境，ES细胞都能被诱导分化为机体几乎所有的细胞类型。自1981年Evans和Kaufman首次成功分离小鼠ES细胞，目前研究人员已在人类、美洲长尾猴、恒河猴、水貂、山羊、绵羊、牛、猪、兔、大鼠以及仓鼠都分离获得了ES细胞，并且已证明小鼠ES细胞可以分化为骨髓细胞、心肌细胞、卵黄囊细胞、造血细胞、平滑肌细胞、脂肪细胞、黑色素细胞、软骨细胞、成骨细胞、内皮细胞、神经细胞、神经胶质细胞、少突胶质细胞、淋巴细胞、胰岛细胞、滋养层细胞等。人类ES细胞也可以分化为滋养层细胞、造血细胞、心肌细胞、神经细胞、神经胶质细胞等。ES细胞不仅可以作为体外研究细胞分化和发育调控机制的模型，而且还可以作为一种载体，将通过同源重组产生的基因组的定点突变导入个体。更重要的是，ES细胞将会给人类移植医学带来一场革命。ES细胞是一种高度未分化细胞，它具有发育的全能性，能分化出成体动物的所有组织和器官，包括生殖细胞。研究和利用ES细胞是当前生物工程领域的核心问题之一。

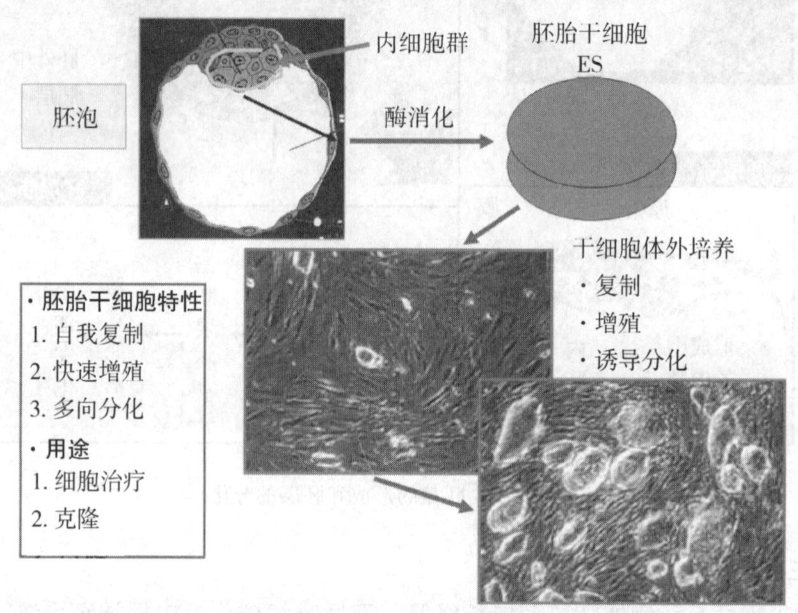

图4-10 胚胎干细胞的分离、培养和分化诱导

三、学习组织学与胚胎学的意义

组织学与胚胎学是生物学的一个重要分支，是基础医学中的一个必修骨干学科。现代生物科学技术的快速发展，使得组织学与胚胎学的内容不断充实、更新和发展。目前，组织学与胚胎学的研究已经深入到细胞和分子水平，与细胞生物学、生物化学、分子生物学、生理学、病理学、免疫学等相关学科相互交叉、渗透，相互促进。生物医学中一些重大课题，如细胞识别与细胞通信，细胞增殖、分化、凋亡与衰老的调控，细胞突变、癌变及其逆转，组织和器官的再生、组织工程与器官重建，神经-体液-免疫调节等，都与组织学关系密切。因此，只有学好组织学，认识人体的组织结构及其相关功能，才能在解剖学的基础上，从宏观到微观，全面掌握人体的形态结构，探索生命现象的物质基础。也只有认识了人体的正常结构，才能更好的分析和理解人体生理过程和病理过程，才能学好生理学、病理学及其他医学基础课程和临床课程。胚胎学知识也是非常重要的一门学科，只有对人体发生的过程和生殖过程有所认识，才能理解和掌握产科学、生殖医学和计划生育学的基本理论；只有认识了人体各组织器官的胚胎发生和演变过程，才能深刻理解人体解剖学中的器官形态、位置、毗邻关系、形态和位置的变异、各器官的相关关系；只有认识了胚胎发育异常而形成的各种先天

性畸形及其发生的原因和机制后，才能正确诊断和治疗小儿科中常见的先天性疾病。

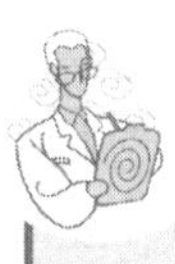

第三节　组织学与胚胎学课程简介

一、课程内容、目的、教学方法和手段

组织学与胚胎学是由组织学和胚胎学两门密切相关联学科共同组成的一门医学基础课程。它们都是以细胞学（cytology）为基础，使用显微镜观察细胞、组织和器官组织学是研究人体微细结构及其相关功能的学科，人体胚胎学是研究个体发生、发育规律及其机制的学科。理论教学以辩证唯物主义的观点为指导，在教师指导下自学为主的原则组织教学，使学生掌握正常的人体细胞、组织和器官的显微结构，及了解其相关的功能；理解胚胎发生的过程和主要畸形的成因，为进一步学习其他基础医学和临床医学课程提供必要的形态学基础。在组织学与胚胎学的教学过程中，要始终注意培养学生掌握基本理论，基本知识和基本技能，注意与临床实际相结合。要求学生正确使用组织学与胚胎学术语，要求5年制、7年制学生能够掌握常用的外文名词，而8年制的学生能够阅读组织学与胚胎学英文教材。为避免学生负担过重，以利自学，教学大纲以“掌握、熟悉、了解”表明对教学内容把握程度的三个等级要求。理论教学全部采用多媒体课件进行课堂教学，实验教学在多媒体教学基础上进行多媒体互动式教学。教学过程中始终注意采用启发式教学，提倡自学，发挥学生的主动性和创造性，注意培养学生分析问题和解决问题的能力。同时为开拓学生的科学思维能力和培养初步的科研能力，教学过程中适当介绍一些重要的学科发展前沿。

实验教学是理论教学的重要补充。在实验教师指导下，学生通过独立观察、分析判断组织切片的微细结构和标本、模型，以培养学生科学思维方法和准确地表达微细结构的能力，借以巩固和深化理论知识，加强基本技能训练，促进能力的提高。依医学科学发展规律，将组织学与胚胎学实验课程体系根据内容特点划分为基础实验、综合性实验和创新性实验三大模块。按照由浅入深的认识规律，将组织学与胚胎学实验课分为三个教学循环安排授课。

教学大纲（包括理论和实验教学大纲）是教师教学和学生学习这门课程以实施教学目标的指导性文件，其中5年制、7年制中文教学大纲是根据邹仲之主编的《组织学与胚胎学》；8年制英文教学大纲是以高英茂主编的《组织学与胚胎学》和改编的《Textbook of Histology and Embryology》的内容制定的。大纲中牢固掌握和一般掌握的内容是教学的重点，学生必须掌握、融会贯通。一般了解的内容并非不重要。由于教学时数的限制，教师并不一一讲授，主要由学生自学并通过观察组织切片理解。

二、课程授课对象、教学安排及考核方式

组织学与胚胎学课程的教学包括理论和实验两部分。共 90 学时，4 学分，理论与实验时数比例为 1∶1.5，学分为 2∶2，即理论 36 学时，2 学分；实验 54 学时，2 学分。授课对象为一年级的五年制本科生和七年制学生（双语教学），包括临床医学、口腔医学、检验医学、法医学和预防医学等专业，三年级的八年长学制学生（全英语教学）。

考试分期中和期末两个阶段，均包含理论和实验两部分，最终成绩是以 4 次成绩的综合评定。期中理论考试主要考查组织学总论内容，即绪论和四大基本组织的结构与功能，采用开卷的方式，目的让学生熟悉期末考试的题型，类似于一次大型综合性作业；期中实验通过显微镜观察切片来识别四大基本组织的结构，考查学生观察和分析的能力，由学生在规定时间完成观察和笔试作答，考试闭卷。期末理论考试内容为组织学与胚胎学整整一本书的内容，包括组织学总论、各论，胚胎学总论、各论，各章节的分值基本等同。期末实验考试只考组织学各论学习的内容，期中实验已经考过的内容及胚胎学实验内容不在期末考试的范围，考试方式与期中实验考试相同。考试目的是着重考查学生掌握基本理论、基本知识和基本技能的能力。

期中理论考试成绩占 15%，实验成绩占 10%；期末理论成绩占 55%，实验成绩占 20%。4 次成绩的总和为该同学的最终总成绩。8 年长学制学生的理论考题为全英文试题（单选、多选、名词解释、简答和论述题），答题可选用汉语或全英文，前者答对给满分 100，后者答对给满分 100 再乘系数 1.2，即 120 分。5 年制学生总分 60 分为及格，7 年制和 8 年制学生考试成绩总分 70 分为及格。

三、如何学好组织学与胚胎学

1. 细胞、组织和器官的平面与立体的关系

切片和照片所显示的是细胞、组织和器官的平面结构，同一结构由于切面不同而呈现一定形态差异；通过细胞、组织、器官的平面结构的观察，还应建立对它们立体的整体结构的认识。因此应注意从平面结构的观察，树立整体结构的概念。例如把一个煮熟的鸡蛋去壳后连续横切或纵切，观察记录每张切片中的结构，然后累积起来进行分析，以表达其整体结构。目前还可应用微机图像处理技术，对细胞和组织进行三维图像重建。

2. 细胞、组织和器官的结构与功能的联系

每一种细胞、组织和器官都有一定的形态结构特点，功能是以结构为基础的。因此，结构与功能两者密切相关。例如某些腺细胞光镜下 HE 染色嗜碱性，而电镜下富有粗面内质网和发达的高尔基复合体，那么这个细胞一定是分泌蛋白质的；巨噬细胞有吞噬能力，胞浆含有较多的溶酶体；肌组织的细胞施管收缩，因而，其形态细长，含有大量纵行肌丝；上皮组织则细胞排列紧密，具有吸收和保护等功能相关结构。又如消化管是连续的管道，而食管、胃、小肠和大肠的黏膜又各有特点，它们与各段的相

应功能相关。因此，结构与功能相结合既能达到深入理解，融会贯通，又可抓住要点，掌握规律。另外，组织学从基本组织至各器官系统是阐述有机体统一整体的不可分割的部分，许多内容前后关联，相互印证。如细胞的结构与功能是组织学的基础，贯穿于全书始末；由细胞和细胞间质构成的各种组织组成不同的器官，器官的功能不仅建立在相关细胞特性的基础上，也与细胞间质及血管和神经的分布密切相关。又如细胞间连接结构不仅存在于上皮组织内，而且也分布在其他组织的细胞之间，并参与组织和器官的重要功能活动；淋巴细胞、内分泌细胞、神经细胞等更是在机体生命活动的整体网络中起广泛而重要的作用。

3. 从静态结构了解动态变化

生活的细胞和组织是始终处于动态变化之中，在细胞分化，代谢和功能活动过程，其微细结构也有相应变化，细胞还不断增殖、运动、死亡和更新。学习胚胎学课程时，讲述的常常是胚胎生长发育的某一时间点，而实际上胚胎发育是随时都在变化的，在切片中所见的结构都是某一时刻的静态形象，所以要善于从组织的静态时相理解其动态变化。因此，既要有三维的概念，也要有时间的概念（时空观）。

参考教材和网络资源

1. 参考教材

[1] 邹仲之. 组织学与胚胎学. 7 版. 北京：人民卫生出版社，2008.

[2] 高英茂. 组织学与胚胎学. 北京：人民卫生出版社，2005.

[3] 高英茂. Histology and Embryology. 北京：科学出版社，2006.

[4] 成令忠，王一飞，钟翠平. 组织胚胎学——人体发育和功能组织学. 上海：上海科学技术出版社，2003.

[5] Young B. , Heath J. W. . Functional Histology. Fourth edition. London：Churchill Livingstone，2000.

[6] Ausubel FM. Current Protocols in Molecular Biology. New York：Greene Pub. Associate，2010.

2. 网络资源

(1)《组织学与胚胎学》网络课程：http：//jpkc. sysu. edu. cn/2006/zupei

(2) 组胚教研室：http：//zssom. sysu. edu. cn/department/histology – embryology/gb/

(3) 基础医学实验教学中心网站：http：//202. 116. 111. 224/

(4) 基础医学实验教学视频库：http：//202. 116. 111. 224：6666/view/list. exl/

(5) 网络资源库：http：//www. gzsums. edu. cn/2008/wlzy. php

(6) 中山大学数字化学习平台：http：//elearning. sysu. edu. cn

(7) 美国耶鲁大学医学院：http：//info. med. yale. edu/yaxis/html/

(8) 加拿大蒙特利尔大学医学院：http：//www. medvet. umontreal. ca/histologie/

思考题

1. 组织学与胚胎学的定义、内容是什么？

2. 人体有几大基本组织，它们的组成是什么？

3. 从组织胚胎学角度说明大龄成年女性为什么生育风险大于低龄成年女性，而在男性这种差别不明显？

4. 举例说明组织胚胎学与其他医学基础、临床课程之间的紧密关系。

（李朝红）

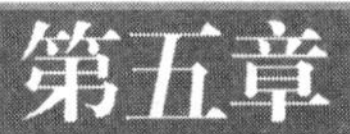

生物化学

生物化学（biochemistry）是生物学的一个分支学科，是研究生命物质的化学组成、结构及生命活动过程中各种化学变化的基础生命科学。

随着分子生物学技术的发展和人类基因组计划的完成，生物化学与基础医学及临床医学联系更加紧密，其理论及实验技术正在向医学各个学科渗透，已成为生命科学和医学的前沿学科之一。因此，生物化学是医学院各专业学生的一门重要必修课，是学习其他医学课程必备的基础，其学习内容包括生物化学部分（如生物大分子的结构与功能、新陈代谢）和分子生物学部分。

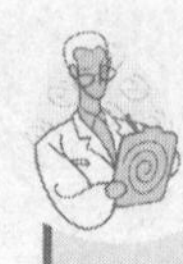

第一节 生物化学与医学的关系

在20世纪前，生物化学一直属于生理学科的范畴，直至20世纪初才从生理学科中分离出来，成为一门独立的生物化学。初期生物化学主要研究生物体的化学组成：对糖类、脂类及氨基酸的性质进行了较为系统的研究，证实了连接相邻氨基酸的肽键的形成，化学合成了简单的多肽；从血液中分离了血红蛋白；发现了核酸。有机化学的崛起奠定了生物化学诞生的基础，从20世纪初期开始，发现了人类必需脂肪酸、必需氨基酸、多种维生素和激素；认识到酶的化学本质是蛋白质，成功制备了晶体酶；相继阐明了三羧酸循环、鸟氨酸循环等体内物质代谢的重要途径；提出了生物体能量代谢的ATP循环学说。20世纪50年代初期发现了蛋白质二级结构的α螺旋，1953年F. H. Crick和J. D. Watson提出DNA的双螺旋结构模型，是生物化学进入分子生物学（molecular biology）时代的重要标志；60年代中期初步确立了分子生物学中心法则；70年代建立体外基因重组技术；80年代发现核酶（ribozyme），使人们对RNA的功能及生物催化剂的本质有了进一步的认识，聚合酶链反应（polymerase chain reaction，PCR）技术的发明使体外高效扩增DNA成为可能；本世纪初，测定人类基因组DNA全序列计划（human genome project，HGP）的初步完成是人类生命科学史上又一里程碑，它揭示了人类基因组DNA序列的基本特点，继之迅速崛起的蛋白质组学、RNA组学、代谢组学以及糖组学等将为人类健康和疾病的研究带来根本性的变革。

一、朊病毒与蛋白质构象病

病毒是一类没有细胞结构，构成也很简单的个体极微小的生物，一般只有蛋白质组成的外壳和由核酸组成的核心。人们对病毒的基本认识为在病毒的遗传上核酸（DNA或RNA）起着重要作用，而蛋白质外壳只对核酸起保护作用，本身并没有遗传性。然而，随着对一些疾病的深入研究，科学家们发现，还有一类生物只有蛋白质而无核酸，但却既有感染性，又有遗传性，并且具有和一切已知传统病原体不同的异常特性，即朊病毒，又称蛋白质侵染因子。朊病毒是一类能侵染动物并在宿主细胞内复制的小分子无免疫性疏水蛋白质。

早在300年前，人们已经注意到在绵羊和山羊身上患的“羊瘙痒症”。其症状表现为：奇痒难熬、烦躁不安、丧失协调性、站立不稳，直至瘫痪死亡。该病潜伏期为18～26个月，因患病动物的奇痒难熬，常在粗糙的树干和石头表面不停摩擦，以致身上的毛都被磨脱，而被称为“羊瘙痒症”。20世纪60年代，英国生物学家阿尔卑斯用放射线处理病羊的DNA和RNA后，其组织仍具感染性，因而认为“羊瘙痒症”的致病因子并非核酸，而可能是蛋白质。由于这种推断不符合遗传学中心法则，也缺乏有力的实验支持，因而没有得到认同。然而震惊的是1996年春天“疯牛病”在英国以至于全世界引起的一场空前的恐慌，甚至引发了政治与经济的动荡，一时间人们“谈牛色变”。1997年，诺贝尔生理医学奖授予了美国生物化学家斯坦利·普鲁辛纳（Stanley B. Prusiner），因为他发现了一种新型的生物——朊病毒（Piron）。

普鲁辛纳经过多年的研究，终于初步清楚了引起“羊瘙痒症”的病原体——朊病毒的一些特点。朊病毒大小只有30～50nm，电镜下见不到病毒粒子的结构；经负染后才见到聚集而成的棒状体，其大小约为10～250×100～200nm。朊病毒对多种因素的灭活作用表现出惊人的抗性。物理因素：如紫外线照射、电离辐射、超声波以及80～100℃高温，均有相当的耐受能力。化学试剂与生化试剂：如甲醛、羟胺、核酸酶类等表现出强抗性。而对蛋白酶K、尿素、苯酚、三氯甲烷等不具抗性。在生物学特性上，朊病毒能造成慢病毒性感染而不表现出免疫原性，巨噬细胞能降低甚至灭活朊病毒的感染性，但使用免疫学技术又不能检测出有特异性抗体存在，不诱发干扰素的产生，也不受干扰素作用。总之，凡能使蛋白质消化、变性、修饰而失活的方法，均可能使朊病毒失活；凡能作用于核酸并使之失活的方法，均不能导致朊病毒失活。由此可见，朊病毒本质上是具有感染性的蛋白质。普鲁辛纳将此种蛋白质单体称为朊病毒蛋白（PrP）。研究表明，蛋白质在特定条件下发生突变或构型上的变化，由良性变为恶性，即变为具有传染性的蛋白质颗粒，这一观点向传统观点提出了强有力的挑战。

由于朊病毒是一种只含有蛋白质而不含核酸的分子生物并且只能在寄生宿主细胞内生存。因此，合成朊病毒所需的信息，有可能是存在于寄主细胞之中的，而朊病毒的作用，仅在于激活在寄主细胞中为朊病毒的编码的基因，使得朊病毒得以复制繁殖。另一种学说认为朊病毒的蛋白质能为自己编码遗传信息。这种假说与传统的分子生物学中的“中心法则”是相违背的，因为朊病毒没有核酸。于是人们假设朊病毒的复制可能的方法：一是通过逆转译过程产生为朊病毒编码的RNA或DNA必须存在逆转译酶，甚至还要有逆转录酶；二为蛋白质指导下的蛋白质合成，即蛋白质本身可作为遗传信息。

1982年普鲁辛纳提出了朊病毒致病的“蛋白质构象致病假说”，以后魏斯曼等人对其逐步完善。其要点如下：①朊病毒蛋白有两种构象：细胞型（正常型PrP^{C}）和瘙痒型（致病型PrP^{Sc}），两者的主要区别在于其空间构象上的差异。PrP^{C}仅存在α螺旋，而PrP^{Sc}有多个β折叠存在，后者溶解度低，且抗蛋白酶解；②PrP^{Sc}可胁迫PrP^{C}转化为PrP^{Sc}，实现自我复制，并产生病理效应；③基因突变可导致细胞型PrP^{Sc}中的α螺旋结构不稳定，至一定量时产生自发性转化，β片层增加，最终变为PrP^{Sc}型，并通过多米诺效应倍增致病。从这一假说我们可以知道：①朊病毒是蛋白质，没有通常我们认为是遗传物质的DNA、RNA等成分；②与朊病毒相对应的是具有正常功能的蛋白质，即朊病毒是正常功能的蛋白质空间结构变异所形成。朊病毒没有引起免疫系统察觉的原因是，它们的“安全形式”从个体出生的一刻起就存在于体内。“危险”朊病毒的差别只是它们的折叠结构有细微的改变。美国Prusiner等已用转基因技术在地鼠身上证明，只要一个氨基酸位点突变，就可以使正常动物和人脑组织内的朊蛋白异构变成传染性朊蛋白。

此病的关键是正常 PrP 错误折叠形成富于 β 片层的 PrP。至少在体外，错误折叠的蛋白质有很高的聚集倾向，形成淀粉样朊蛋白棒，可能是一些 TSE 病例中大脑淀粉样斑块的前体物。还不知道引起神经变性的到底是可溶性 PrP^{Sc} 还是聚集的 PrP^{Sc}。最终引起与 TSE 有关的临床症状的原因是大脑广泛的海绵状变性。图 5－1 表现了 PrP^{C} 和 PrP 的计算模型，不是真正的结构。

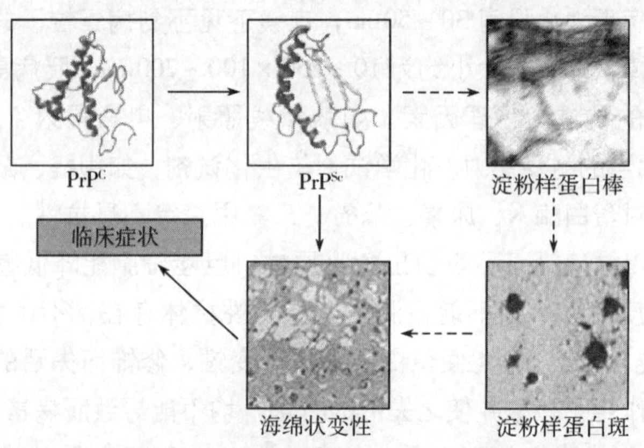

图 5－1　可传播性海绵状脑病（TSE）发病过程的模式

人的朊病毒病已发现有 4 种：库鲁病（Ku－rmm）、克－雅氏综合征（CJD）、格斯特曼综合征（GSS）及致死性家庭性失眠症（FFI）。临床变化都局限中枢神经系统。随着朊病毒的侵入、复制，在神经元树突和细胞本身，尤其是小脑星状细胞和树状细胞内发生进行性空泡化，星状细胞胶质增生，灰质中出现海绵状病变。朊病毒病属慢病毒性感染，以潜伏期长，病程缓慢，进行性脑功能紊乱，无缓解康复，终至死亡为特征。

对于人类而言，朊病毒病的传染有两种方式：其一为遗传性的，即人家族性朊病毒传染；其二为医源性的，如角膜移植、脑电图电极的植入、不慎使用污染的外科器械以及注射取自人垂体的生长激素等。至于人和动物间是否有传染，目前尚无定论。但有消息说，英国已有两位拥有“疯牛病”牛的农场主死于克－雅氏综合征，预示着人和动物间有相互传染的可能性，这有待于科学家的进一步研究证实。由于朊病毒病目前尚无有效的治疗方法，因此只能积极预防。其方法主要有：①消灭已知的感染牲口，对病人进行适当的隔离；②禁止食用污染的食物，对神经外科的操作及器械进行消毒要严格规范化，对角膜及硬脑膜的移植要排除供者患病的可能。

从理论上讲，遗传学中心法则认为 DNA 复制是“自我复制”，即 DNA→DNA，而朊病毒蛋白是 PrP→PrP，这对遗传学理论有一定的补充作用。但也有矛盾，即“DNA→蛋白质”与“蛋白质→蛋白质”之间的矛盾。对这一问题的研究会丰富生物学有关领域的内容；对病理学、分子生物学、分子病毒学、分子遗传学等学科的发展至关重要，对探索生命起源与生命现象的本质有重要意义。从实践上讲，为揭示与痴呆有关的疾病（如老年性痴呆症、帕金森病）的生物学机制、诊断与防治提供了信息，并为今后的药物开发和新的治疗方法的研究奠定了基础。

具有完整氨基酸序列的多肽链，只有折叠形成正确的三维空间结构才可能具有正常的生物学功能。一旦形成了错误的空间结构，该蛋白质不仅将丧失其生物学功能还会引起相关疾病，由此形成了蛋白质构象病（protein conformational diseases，PCD）这一概念。PCD是由于组织中特定的蛋白质发生了构象变化，进而聚集并产生沉淀，最终出现组织器官的病理性改变的一组疾病。1997年，罗宾·卡洛尔（Robin W Carrell）提出了“构象病”的概念，并以此解释了一些疾病的发病机制。2000年6月在美国弗吉尼亚召开了“α1抗胰蛋白酶缺陷症及蛋白质构象病”，讨论了蛋白质构象改变时机体的反应机制，为构象病奠定了理论基础。与以往按照病原体或病理特征进行分类的传统疾病不同，它可以在分子水平上解释疾病的发病机制，为人们对这些复杂疾病进行更基础的研究及开发治疗方法提供了广阔前景（表5－1）。

表5－1　构象病及其涉及的蛋白质

涉及的蛋白质	疾病
	纤维化和聚合物
血红蛋白	镰状细胞贫血
	不稳定血红蛋白包含体溶血
	药物诱导的包含体溶血
朊蛋白	克－雅氏综合征（CJD）
	新型变异性克雅氏病
	Gerstmann－Straussler－Scheinker综合征
	致死性家族失眠症
	库鲁病
抑丝酶	α_1抗胰蛋白酶缺乏致肺气肿、肝硬化
	抗凝血酶缺乏致血栓病
	C_1抑制物缺乏致血管性水肿
	神经抑丝酶包涵体家族性脑病（FENIB）
谷胺酰胺重复蛋白	遗传性神经变性病
	亨廷顿病
	脊髓小脑共济失调
	Dentat－rubro－pallido－Ljysian萎缩
	Machado－Joseph萎缩
β淀粉样蛋白	阿尔兹海默病
	唐氏综合征
	家族性阿尔兹海默β淀粉样蛋白前体
	早老蛋白1&2
	淀粉样变性病
免疫球蛋白轻链	系统性AL淀粉样变性
	结节性AL淀粉样变性
血清淀粉样A蛋白	反应系统性AA淀粉样变性
	慢性炎症疾病
甲状腺素运载蛋白	老年系统性淀粉样变性
	家族性淀粉样变性神经障碍
	家族性心脏淀粉样变性

续表

涉及的蛋白质	疾病
	慢性炎症疾病
β2 微球蛋白	血液透析淀粉样变性
	前列腺淀粉样变性
载脂蛋白 A－Ⅱ	家族性淀粉样变性多发性神经病
	家族性血管淀粉样变性
Cystatin C	遗传性（冰岛）脑血管病
溶菌酶	家族性血管淀粉样变性
胰岛淀粉样多肽	2 型糖尿病

摘自：Conformational Dieases

除上述表中所列，有一些癌症也有蛋白质稳定性改变的原因。细胞的分裂是由抑癌基因的表达产物（tumour repressor）严格控制的，如果由于突变使其在某细胞内丧失功能，细胞将进行不能控制的分裂，最后导致癌症。现在发现 50% 以上的癌症是基因 p53 突引起的，有些是因为降低了 p53 蛋白的稳定性。正常情况下，在细胞被损伤或是显示癌变的倾向时，p53 能使细胞内的自修复系统和谐地工作导致细胞凋亡。而当 p53 非常不稳定。不能行使正常功能时，这个安全保证系统不起作用了，细胞将无限增殖也就导致癌症。

蛋白质构象病概念的提出，使得人们可以在分子水平理解许多疾病的发病机制。虽然具体的机制仍然不清楚，但随着人们对蛋白质结构和功能的进一步了解，彻底解决构象病并不只是梦想。

二、什么是代谢综合征?

日常生活中，经常听到有人说自己“三高”，或者埋怨自己太胖了，要减肥。这些意味着什么呢? 饮食中的糖类、脂类、蛋白质称为“三大营养物质”，是人体正常代谢、生长发育所必需。每天通过消化道人类吸收营养物质，经过体内的各种代谢途径转变成机体所需的能量或是构成组织细胞的成分，维持各种生命活动。这些代谢过程受到体内包括细胞水平、激素水平以及整体水平准确而又精细的调控，以保证各种代谢有条不紊又相互协调地进行。一旦某一代谢途径及其调控出现“故障”而又不能及时察觉或不能解决，久而久之就会出现相关的疾病。

1988 年，美国学者 Peaven 注意到高血糖、高血压、高甘油三酯血症常汇集一起，提出了 X－综合征（X－Syndrome）的概念，并把胰岛素抗性作为 X－综合征的主要特点。糖代谢紊乱时就可能出现糖耐量降低，导致糖尿病；脂肪代谢障碍时出现高脂血症或脂肪肝、肥胖症、高血黏度等；氨基酸代谢障碍，可能出现高氨血症；嘌呤代谢障碍，可出现高尿酸血症（痛风）等。并可由以上三大代谢障碍而出现许多并发症，如高血压、动脉粥样硬化、心脑血管梗死等（图5－2）。鉴于本综合征与多种代谢相关疾病有密切的联系，1997 年 Zimmet 等主张将其命名为代谢综合征（metabolic syndrome，MS）。2002 年美国胆固醇教育计划成人治疗组第三次指南（NCEP—ATPIIJ）提出，具备下列3条或以上者，可诊断为MS：

（1）中心性肥胖：男性腰围>102cm，女性>88cm。

（2）甘油三酯（TG）：≥1.69mmol/L（≥150mg/dl）。

（3）高密度脂蛋白（HDL）：男性<1.04mmol/L（<40mmol/dL），女性<1.29mmol/L（<50mg/dL）。

（4）血压≥130/85mmHg。

（5）空腹血糖≥6.1mmol/L（≥110mg/dl）。

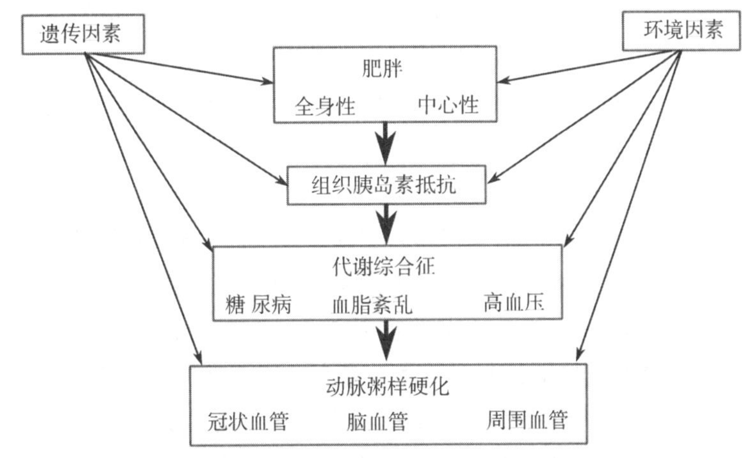

图5-2　成人代谢综合征发病示意图

根据已有定义，不同人种（国家）、不同性别、年龄组的MS患病率大约在10%～50%不等，中国大陆地区年龄标化的患病率为9.8%，女性17.8%。已有的研究揭示，MS人群心血管疾病（冠心病和中风）增高3倍，心血管死亡风险增高2倍，总死亡风险升高1.5倍，糖尿病风险增高5倍（在还未发生糖尿病者）。心血管疾病和糖尿病发病有着广泛的后备人群。MS的流行先于心血管疾病，因而对这些人群进行早期识别和重点预防将有效地改善公共卫生状况。

目前认为MS为心血管事件的危险因素，中心环节为胰岛素抵抗。胰岛素（insulin）是由胰岛β细胞分泌的一种非常重要的激素，主要作用于脂肪组织、肌肉组织和肝脏，具有多种生理作用，是人体内惟一的一种降低血糖的激素。所谓胰岛素抵抗（insulin resistance，IR）是指机体组织或靶细胞（如骨骼肌、脂肪及肝脏）对内源性或外源性胰岛素的敏感性和（或）反应性降低，因而导致正常量的胰岛素不能产生正常的生理效应，而需要超正常量的胰岛素才能达到正常的生理效应。影响IR发生和发展的重要的因素包括肥胖，体力活动少和遗传因素，此外还有饮食结构，衰老和激素（特别是糖皮质激素和雄激素）等。

产生IR的原因有遗传性（基因缺陷）和获得性（环境因素）两个方面。基因缺陷可发生在胰岛素受体和受体后信号转导的各个途径，获得性因素包括胰岛素受体抗体、某些升糖激素、胰岛淀粉样多肽、慢性高血糖、高血脂毒性、生活方式西化以及饮食结构不合理等。

胰岛素抵抗会引起一系列的后果，对重要器官产生损害，胰腺也是胰岛素抵抗受累的主要器官。为了代偿对胰岛素需求增加，胰岛素分泌也相应增加。在这种应激状态下，存在糖尿病遗传易感因素的个体胰腺β细胞的凋亡速度就会加快，非常容易出现高血糖，发展为临床糖尿病。胰岛素抵抗同时启动了胰岛细胞上的一系列炎症反应。

胰岛素抵抗还会造成全身性的影响。胰岛素抵抗会启动一系列炎症反应，胰岛素抵抗个体其炎症因子标记物，如C反应蛋白（CRP）和细胞因子白介素6（IL-6）水平会明显升高。胰岛素抵抗还通过对内皮功能的损害，加速动脉粥样硬化的进程。胰岛素抵抗个体的内皮功能障碍表现为黏附因子增多、平滑肌细胞增生以及血管扩张功能下降。这一系列改变是促进动脉粥样硬化形成的重要因素。

胰岛素抵抗还引起凝血和纤溶状态的失衡，出现高凝状态：由于纤维蛋白原、纤溶酶原激活剂抑制因子1（PAI-1）水平明显增加，一旦体内发生血液凝固，患者不能正常启动纤溶过程，极易造成血栓的形成。

从公共卫生学的角度来看，肥胖和体力活动少是当前MS发病迅速增多的主要影响因素。过量进食和静坐的生活方式导致的代谢性疾病已成为威胁人类健康，降低生活质量，增加心血管疾病发病率和死亡率的重要杀手。根据目前的医学水平及医疗保健体系现状，要想做到MS的早期诊断实际上还是有一定困难的。除非个体已经出现明显的糖尿病、高血压或其他相关疾病，或是显著肥胖。否则到确诊疾病时往往已发展到不可逆的阶段。因此高危个体（体重超重者或有家族病史者）应该从青春期或青壮年时就开始调节饮食，控制体重，坚持锻炼，必要的时候可以进行适当的药物治疗。针对当前儿童超重现象的普遍性，可以把调节饮食和锻炼的计划提前到儿童期。预防代谢综合征的主要方针是“从小做起，坚持锻炼，合理饮食，避免超重”。

内脏脂肪堆积是代谢综合征的重要特征，也是导致胰岛素抵抗的重要原因。内脏脂肪含量受遗传背景的影响，亚裔人群就具有脂肪容易堆积在内脏的特点。在内脏脂肪堆积的个体中，首先受累的脏器是肝脏。过多游离脂肪酸的沉积即可导致脂肪肝，并会引起肝酶水平升高，甚至肝脏结构的改变。同样，脂肪在胰腺堆积后可造成β细胞功能障碍。

2型糖尿病是心血管疾病的主要危险因素，与非糖尿病人群相比较，男性2型糖尿病患者心血管疾病危险性高2倍，女性高2~4倍，代谢综合征的防治措施是以针对改善胰岛素抵抗为基础的全面防治心血管危险因素的综合防治。首先以饮食控制及运动疗法作为长期干预的基础措施，降低血糖，纠正血脂紊乱。

代谢综合征发病高危人群如下：

（1）≥40岁以上者。

（2）有1项或2项代谢综合征组成成分但尚不符合诊断标准者。

（3）有心血管病、非酒精性脂肪肝、痛风者。

（4）有肥胖、2型糖尿病、高血压、血脂异常，尤其是多项组合或有代谢综合征家族史者。

（5）有心血管病家族史者。

MS 重在预防，以提高生活质量。应进行生活方式的干预（如减轻体重、增加体育锻炼和精神协调），降血糖、调节脂类含量和抗高血压治疗都同等重要。所有的防治都应围绕降低各种危险因素，包括有效减轻体重：任何肥胖伴有糖尿病的患者均需减肥。主要通过饮食和生活方式的改变及必要的药物。减肥的目标是至少使体重持久降低5%～15%。方法可采用饮食调节：控制总热卡量，减低脂肪摄入。对于 $25mg/m^2 \leq BMI \leq 30mg/m^2$ 者，给予每日 1200kcal（5021kJ）低热量饮食，使体重控制在合适范围。运动锻炼：提倡每日进行轻至中等强度体力活动 30 分钟，如骑自行车、擦地板、散步、跳舞等。应用减肥药物：减轻胰岛素抵抗，良好控制血糖，改善脂代谢紊乱。控制血压：对于收缩压≥140mmHg/舒张压≥90mmHg 的患者必须接受治疗；如果患者合并糖尿病，当收缩压≥130mmHg/舒张压≥80mmHg 时必须开始降压治疗；降血压药物宜选用不影响糖和脂肪代谢者。

MS 的预防可归纳为“一、二、三、四、五、六、七、八”。即一日生活规律化：勿过度劳累，劳逸结合，不开夜车。二个戒除：不抽烟、不酗酒。三个搭配：粗、细粮搭配，荤素食搭配，主、副食搭配。从而达到饮食、营养、热量三平衡。四是饮食要近“四黑”：常吃黑米，黑豆，黑芝麻，黑木耳。“远四白”：少吃白糖、白盐、肥肉、味精。五是防治要“五大疗法”结合进行：文娱疗法，体育疗法，药物疗法，精神（心理）疗法，新知识疗法。六是防“六淫”：生活中，预防急骤的气候变化，防过度的风、寒、暑、湿、燥、火气候对人体的侵袭而造成损害。七是避“七情”：生活中应尽量避免强烈的喜、怒、忧、思、悲、恐、惊的精神刺激（心理创伤）。八是坚持八项检查：每年在临床全面体检的基础上，重点注意血糖、血脂、血尿酸、肾功能、酶学检查（如谷丙转氨酶，谷草转氨酶，乳酸脱氢酶等）、血液流变学、心电图以及眼底检查。

鉴于 MS 对人类健康的重要影响，因此需要在以下领域进行更深入的研究：代谢综合征的病因学研究；对代谢综合征及其各组分的最佳、最具预测能力的定义；血压与代谢综合征其他组分的关系；不同危险因素集聚与心血管终点之间的关系；代谢综合征各组分的简便和（或）复杂检测指标与临床事件之间的关系；代谢综合征所有组分对心血管危险的确切影响；如何在不同人群中能够更好地确定代谢综合征高危人群。期待努力提高各界对心血管疾病和 2 型糖尿病的防治意识，在心血管疾病和 2 型糖尿病广泛流行并发展为社会、经济难题之前，高度重视预防工作，共同应对代谢综合征的挑战。

三、蚕豆病和吃蚕豆是否有关

1951 年 4～5 月间，四川医学院附院儿科收治了 8 例病儿，其共同特点是突然尿呈酱油色，贫血及脾大。当职医护人员不敢怠慢，立即做了紧急处理。并向当时任儿科主任的杜教授作了汇报。杜教授凭自己多年的经验，认为这是一种在春天每年不乏见到的溶血性贫血病。由于不明原因，由 Laderer 氏首先报道，故称为李氏贫血病。但是杜教授并不满足这个结论。因为这个病每年都在这个时间出现，而且这次突然来了这么多病例，这个诊断是否有问题？是否另有原因？于是他查阅了大量文献资料，终于在《不列颠百科全书》中，查到在地中海沿岸曾经发现过一种溶血病，据说是吃了一种称为 Fava bean 引起的溶血。所以这种病当地称为 Favism。但这 Fava 是一种什么豆呢？fava bean 在英国很常见，他们称它为 horse bean（马豆），因为比较低贱，人们用它喂马，故称为马豆。马豆就是中国的蚕豆，四川又称葫豆。重新询问每个病儿的病史，他意外地发现，原来每个病孩都在发病前吃过蚕豆。只有一个哺乳的婴儿例外。后来经过追问，发现这个婴儿的保姆在 2、3 天前，曾用自己嚼烂的蚕豆喂过婴儿。于是，杜教授将这 8 例病例加上过去收治的 3 例，共 11 例，详细写成论文发表在 1954 年的《中华医学杂志》英文版上。这一研究成果很快引起了国内医学界的重视，随后四川各地、贵州、广东、广西、福建、湖南及浙江等省，陆续有蚕豆病的报道。截至 1980 年，华西医院儿科共报道蚕豆病 500 例以上。杜顺德教授总结了蚕豆病的特点：发病多在 3～5 月蚕豆成熟之季节，男孩多，婴幼儿多见，大多在吃蚕豆后 2 天发生急性溶血性贫血。杜顺德教授当时认为蚕豆中有一种蚕豆素，能使个别人发生过敏而生病。

1955 年粤东地区发生蚕豆病大流行，患者达 1000 人以上。广东省很重视这一问题，特邀杜顺德教授及杜传书教授进行现场调查。杜传书教授对蚕豆成分进行了研究，并证实患者红细胞内缺乏 6－磷酸葡萄糖脱氢酶（glucose－6－phosphate dehydrogenase，G6PD），因而发生急性溶血。杜传书将研究成果写成《蚕豆病》一书，他们的研究成果在全国推广以后，蚕豆病的防治取得了显著效果，病死率普遍下降到 1% 以下。

6－磷酸葡萄糖脱氢酶在体内有什么作用呢？原来体内的葡萄糖经酶催化生成 6－磷酸葡萄糖，6－磷酸葡萄糖可进入多条代谢途径，其中有一条被称为磷酸戊糖途径，G6PD 的活性决定 6－磷酸葡萄糖进入此途径的流量，而磷酸戊糖途径的流量取决于 NADPH 的需求。NADPH 是体内许多合成反应如脂肪酸、胆固醇合成等的供氢体，参与体内的羟化反应，用于维持谷胱甘肽的还原状态。还原型谷胱甘肽是体内重要的抗氧化剂，可以保护红细胞膜蛋白的完整性。蚕豆病患者的红细胞内缺乏 G6PD，不能经磷酸戊糖途径获得充足的 NADPH，难以使谷胱甘肽保持还原状态，红细胞易于破坏，发生溶血性贫血。

蚕豆病在我国西南、华南、华东和华北各地均有发现，而以广东、四川、广西、湖南、江西为最多。3 岁以下患者占 70%，男性患者占 90%。成人患者比较少见，但也有少数病人至中年或老年才首次发病。由于 G6PD 缺乏属遗传性，所以 40% 以上的病例有家族史。本病常发生于初夏蚕豆成熟季节。绝大多数病人因进食新鲜蚕豆而发病。本病因南北各地气候不同而发病有迟有早。蚕豆病只发生于 G6PD 缺乏者，但并非所有的 G6PD 缺乏者吃蚕豆后都发生溶血；曾经发生蚕豆病者每年吃蚕豆，但不一定每年都发病；发病者溶血和贫血的程度与所食蚕豆量的多少并无平行关系；成年人的发病率显著低于小儿。由此可以推测，除了红细胞缺乏 G6PD 以外，必然还有其他因素与发病有关。

除了 G6PD 先天性缺乏，蚕豆中有什么物质会引起蚕豆病呢？蚕豆中究竟何种物质引起溶血至今尚未确定。在 20 世纪 60 年代中期后，从蚕豆中提取出来的多种生物活性物质有蚕豆嘧啶核苷、蚕豆嘧啶、异脲脒、多巴及多巴糖甙等。有人认为这些蚕豆中的生物活性物质可能与发病有关，但均未确定。

现在知道，红细胞 G6PD 缺乏是引起蚕豆病、伯氨喹啉类药物性溶血、新生儿高胆红素血症、某些感染性疾病所致的溶血和非球形红细胞溶血性贫血的遗传基础。

蚕豆病按 X 连锁不完全显性方式遗传，G6PD 基因定位于 Xq28。1991 年美籍华人 Ellson 发表了此基因全序列。G6PD 基因全长约 20kb，由 13 个外显子组成，编码 515 个氨基酸，起始密码子位于第 2 外显子。迄今报道的突变型已有 126 种。除 G6PD 缺乏外，还有 20 多种红细胞酶缺乏或过多可以诱发溶血。

有关 G6PD 的研究，应当注意的是：G6PD 缺乏症的突变几乎遍及所有的外显子。可能的解释是 G6PD 的分子呈立体构型，由于折叠使突变部位接近底物。外显子突变影响酶活性的机制还有待 G6PD 的三级和四级结构的阐明。G6PD 基因是一个管家基因（house - keeping gene），但它的缺乏何以只在红细胞系表现溶血症状？已发现 G6PD 缺乏与病毒性肝炎、白血病、上呼吸道感染、出血性疾病、骨关节炎、类肉瘤病、各种肿瘤甚至衰老的发生有关。但这种相关是一种关联或连锁关系抑或是因果关系均有待证明。

四、肝脏因何而重要

为什么各种体检都要检查肝功能？在生物化学学科，肝脏的作用也很重要吗？答案是肯定的。

肝脏是人体最大腺体，质软而脆，呈楔形，右端圆钝，左端扁薄，可分为上、下两面，前后两缘，左右两叶，成人肝重约 1400g。肝以肝内血管和肝内裂隙为基础，可分为五叶、四段：即左内叶、左外叶、右前叶、右后叶及尾叶；左外叶又分为左外叶上、下段，右后叶又分为右后叶上、下段。肝脏被许多韧带固定于腹腔内，肝脏表面被灰白色的肝包膜包裹着。肝脏的血液供应 3/4 来自门静脉，1/4 来自肝动脉。门静脉的终支在肝内扩大为静脉窦，它是肝小叶内血液流通的管道。肝动脉是来自心脏的动脉血，主要供给氧气，静脉收集消化道的静脉血，主要供给营养。肝脏是人体重要的免疫器官，虽不直接产生抗体，但有大量巨噬细胞，在免疫中发挥重要作用。人肝约有 25 亿个肝细胞，5000 个肝细胞组成一个肝小叶，因此人肝的肝小叶总数约有 50 万个。

肝细胞为多角形，直径约为 20 ~ 30μm。肝细胞核有复制遗传信息的功能。乙肝病毒侵入肝细胞核内，病毒基因可以与肝细胞核中 DNA 整合，一旦整合，HBsAg 即难以清除，致使 HBsAg 长期携带。每个肝细胞有 1000 ~ 2000 个线粒体，储有 70 种以上的酶和辅酶，如谷丙转氨酶（SGPT 或 ALT）、细胞呼吸相关的组分等。当饥饿、全身缺氧、肝炎或胆汁淤积时，线粒体是最早、最敏感的受害者，可极度膨胀引起转氨酶升高等生化功能紊乱。

内质网是肝细胞质中呈扁平囊状或泡管状的结构。分粗面内质网和滑面内质网两种。粗面内质网是肝细胞合成蛋白质的基地，肝细胞摄取氨基酸合成蛋白质的速度很快。一般认为，白蛋白是由粗面内质网膜上的多核蛋白体合成。滑面内质网的质膜上有许多酶系，如氧化还原酶系、水解酶系、合成酶系等。肝糖原的合成和分解、脂肪代谢、激素代谢、药物代谢、解毒过程和胆汁合成都是在滑面内质网进行的。患肝炎时，由于内质网受损，出现白蛋白生成减少，蛋白质代谢异常，致使患者的血清白蛋白与球蛋白比值（A/G）倒置。由于纤维蛋白原及凝血酶原制造减少，导致出血倾向。由于糖原减少，导致低血糖。由于解毒功能减弱，导致药物毒副反应增强。由于在胆红素代谢中，间接胆碱红素变成直接胆红素的过程也是在内质网中进行的，因此内质网受损害时发生肝细胞性黄疸，致使皮肤、巩膜黄染。肝细胞中含溶酶体丰富，主要分布于近毛细胆管的肝细胞质内，为单膜包裹的致密小体，内含多种消化水解酶，能分解蛋白质、糖、脂肪、核酸及磷酸等。还能消化退变衰老的内质网、线粒体等细胞器及其他异物，从而保持肝细胞内容的自我更新。

阻塞性黄疸时，溶酶体参与胆色素的转移，在肝炎、缺氧、胆固醇增多或肝部分切除时，溶酶体明显增多。肝炎病毒可直接损坏溶酶体而导致正常和邻近肝细胞的溶解坏死。每个肝细胞大约有50个高尔基体，分布在肝细胞核附近，胆汁分泌与其密切相关，并参与合成胞质膜的糖蛋白和形成初级溶酶体。肝细胞合成的蛋白质和脂蛋白，一部分转移到高尔基体内储存加工，再排到窦周间隙。微粒体内的酶主要是过氧化氢酶和过氧化物酶，为防止过氧化氢在细胞内蓄积。微粒体能将还原型辅酶氧化，有与酒精的代谢和糖异生的有关酶类。因此，肝脏在人的代谢、胆汁生成、解毒、凝血、免疫、能量生成及水与电解质的调节中均起着非常重要的作用，是人体内的一个巨大的“化工厂”。

肝脏做了哪些重要的工作？由消化道吸收的氨基酸在肝脏内进行蛋白质的合成，脱氨、转氨一系列加工后，合成的蛋白质进入血循环，满足全身及组织器官的需要。肝脏是合成血浆蛋白的主要场所。肝脏合成的蛋白质种类很多，除血浆蛋白、纤维蛋白原、凝血酶原外，球蛋白和白蛋白也是在肝脏内合成的。血浆蛋白可作为体内各种组织蛋白的更新之用，所以对维持机体蛋白质代谢起重要作用。氨基酸代谢的脱氨基反应及蛋白质代谢中不断产生的废物氨的处理均在肝内进行。氨是机体内有严重毒性的物质，肝脏可以把它造成无毒的尿素，从肾脏经小便排出，达到解毒目的。肝病病人肝功能出现障碍时，血浆蛋白就会减少，同时血氨会升高。当肝病到了晚期，肝功能发生了衰竭，丧失了处理氨的能力，即可产生“氨中毒”，病人发生肝性昏迷。

肝脏功能受损时，合成白蛋白明显减少，血浆渗透压降低，经常会出现双下肢可凹陷性浮肿并形成腹水。

肝脏在血液中的血糖浓度发生变化时，会自动调节，以保持血糖浓度正常。食物中的糖类转变成葡萄糖后，部分在肝内转变成糖原。葡萄糖经小肠黏膜吸收后，由门静脉到达肝脏，在肝内转变为肝糖原而贮存。一般成人肝内约合100克肝糖原，当身体需要时，肝糖原又可分解为葡萄糖而释放入血，其分解与合成保持平衡。但这100克肝糖原仅够禁食24小时之用。肝糖原是调节血糖浓度以维持其稳定性的决定因素。肝脏能将葡萄糖合成肝糖原并储存于肝脏内，当劳动、饥饿、发热时，血糖大量消耗，肝细胞就把肝糖原分解为葡萄糖进入血液循环，维持人体的体温，供给人体活动所需要的能量。肝脏还是一个储存器官，可以把合成为糖原的葡萄糖、维生素和蛋白质加以储藏。人体若摄取过量的营养，消耗不掉的脂肪就会在肝脏内堆积起来，引起“脂肪肝”。

消化吸收后的一部分脂肪进入肝脏，以后再转变为体脂而贮存。饥饿时，贮存的体脂可先被运送到肝脏，然后进行分解。在肝内，中性脂肪可水解为甘油和脂肪酸，肝脂肪酶又将加速这一反应过程，甘油可通过糖代谢途径被利用，而脂肪酸则可完全氧化为二氧化碳和水。肝脏还是体内脂肪酸、胆固醇、磷酯合成的主要器官之一。脂肪肝就是在脂肪代谢紊乱时，脂肪堆积于肝脏内而形成的疾病。

肝脏可贮存脂溶性维生素，人体95%的维生素A都贮存在肝内，肝脏是维生素C、D、E、K、B_1、B_6、B_{12}、烟酸、叶酸等多种营养成分贮存和代谢的场所。所以，患肝病时应补充多种大量维生素。正常情况下，血液中各种激素都保持一定含量，多余的经肝脏处理失去活性。患有肝病时，可能出现雌激素、醛固酮和抗利尿激素等灭活障碍。人体共有12种凝血因子，其中4种在肝内合成。肝病时可引起凝血时间延长及发生出血倾向。肝静脉窦内皮层含有大量的枯否氏细胞，有很强的吞噬能力，门静脉血约99%的细菌经过肝静脉窦时被吞噬。因此，患肝病时，人体防御能力下降，易造成感染。肝脏参与人体血容量的调节、热量的产生和水、电解质的调节。如肝功能受损时对钠、钾、铁、磷等电解质调节失衡，常见的是水钠在体内潴留，引起水肿、腹水等。

肝脏生成的胆汁如何排入肠道？有一种错觉认为胆汁是由胆囊制造的，其实不然。胆囊不过是储存胆汁的“仓库”，“制造商”是肝脏。胆管系统是肝脏向十二指肠排泄胆汁及其他代谢产物的特殊管道结构系统，分为肝内胆管系统和肝外胆管系统两部分。肝内胆管系统是起源于肝细胞的毛细胆管、至肝门出肝的左右肝胆管之间的胆管系统，由毛细胆管、细胆管、小叶间胆管和左右肝胆管组成。肝外胆管是指左右肝胆管开口以下的肝外部分的胆管，包括肝总管、胆囊管、胆总管。胆汁就是从毛细胆管、细胆管、小叶间胆管流向左右肝胆管，然后流入肝总管、胆总管，再排到十二指肠。所以，正常情况下，粪便是黄色的。肝炎时，破坏了肝小叶正常结构，新生的肝细胞排列不整齐，阻塞小胆管，使胆红素不能通过正常渠道运行，而大量返流入血。血液中增高的胆红素把眼巩膜和全身皮肤染成黄色，称为“黄疸”。

肝脏最近的“邻居”是胆囊，它附在肝叶之下，其间有胆管相通。它们相互作用，又相互配合，可谓“亲密无间，肝胆相照”。但是若肝脏受损，胆囊也易被其影响，如病毒性肝炎患者容易合并胆囊炎、胆管炎。相反胆囊有病变时，也可波及肝脏。其次肝脏还与胃、胰腺、脾脏及十二指肠相邻，这些器官多属消化器官，共同调节人的消化功能。一旦肝脏受损，也可影响“左邻右舍”。如肝硬化可引起脾肿大及食管下端、胃底静脉曲张等。

胆汁是肝细胞所生成的一种黄色液体，肝脏每日约合成和排出500～1000毫升胆汁，其中的主要成分是胆盐，胆盐由胆酸、去氧胆酸等钠盐组成。胆汁是一种重要的消化液，其功能有：①帮助脂肪乳化。②促进脂肪酸吸收。③促进维生素A、D、E、K的吸收。④抑制肠道腐败菌的生长、繁殖。⑤排泄灭活激素及有害物质，如性激素、甲状腺激素和重金属汞、砷等。

肝脏是人体主要的解毒器官。外来的或体内代谢产生的有毒物质，都要经过肝脏处理，使毒物成为无毒或溶解度较大的物质，再从胆汁或尿液排出体外。一些重金属如汞及来自肠道的细菌，可经胆汁分泌排出。某些生物碱如吗啡可蓄积于肝脏，然后逐渐小批量释出，减轻中毒程度。细菌、染料及其他颗粒性物质，可被肝脏的星状细胞吞噬消化。因此肝脏具有防御作用。

肝脏在胚胎时期能制造红细胞，至后期肝内的铁、铜可催化血红蛋白的合成。此外，肝脏本身储备大量血液，在急性出血时及时输出，以维持循环血量的平衡。肝脏在凝血过程中起重大作用。

综上所述，肝脏在体内确实非常重要。那么体检中经常检查的肝功能的指标各代表什么?

通常，体检中主要检查的转氨酶是丙氨酸－α－酮戊二酸氨基转移酶（ALT)。1%的肝脏细胞损害，可以使血中 ALT 的浓度增加 1 倍。因此，ALT 水平可以比较敏感地监测到肝脏是否受到损害。转氨酶水平如果超出正常范围，医生会建议再查一次，排除由于实验室设备故障和操作错误等因素造成误差的可能。如果转氨酶水平还高，多半是由病毒性肝炎或其他肝病所致。但要确定是不是病毒性肝炎，还需要做其他检查，结合病史、症状、体征等全面分析。即使确认是病毒性肝炎，也不能简单地以 ALT 升高的程度来判断病情，因为对于重型肝炎，可能由于存活的肝细胞比较少，释放到血液中的转氨酶很少，ALT 反而可能随病情的恶化而降低。ALT 的升高只表示肝脏可能受到了损害。除了肝炎，其他很多疾病都能引起转氨酶增高。首先，体内许多组织都含有转氨酶，比如心肌炎和心肌梗死都可使天冬氨酸－α－酮戊二酸氨基转移酶（AST）升高。其次，如果有胆结石等胆道梗阻性疾病，可使血中转氨酶水平升高。此外，对于一些看起来没什么大病的人来说，还有可能因为长期酗酒导致酒精肝，或饮食结构不合理导致脂肪肝，造成转氨酶升高。另外，健康人的转氨酶水平也有可能暂时超出正常范围。剧烈运动、过于劳累或者近期吃过油腻食物，都可能使转氨酶暂时偏高。如果在检查转氨酶前一晚加班工作，没睡好觉，或是体检前早餐时吃了油炸的东西，检查结果可能就会超出正常范围。一个人刚刚在操场上跑了几圈，就立刻检查他的转氨酶水平，结果也可能会高出正常范围。如果是由于这些情况导致转氨酶升高，只要好好休息，过一段时间后再做检查，就会发现转氨酶水平恢复正常了。还有一种会造成转氨酶升高的情况是生病时吃了会损伤肝脏的药物，比如红霉素、四环素、安眠药、解热镇痛药、避孕药，还有半夏、槟榔、青黛等中药。在停用这些药物后，转氨酶水平会很快恢复正常。如果发现自己转氨酶高了，不要过于紧张，不要担心自己患了严重的肝脏疾病，但是也一定要给予足够的重视，好好休息，及时接受正规复查和治疗。

四、从血液检测中能了解的内容

血液是流动在心脏和血管内的不透明红色液体，主要成分为血浆、血细胞。属于结缔组织，即生命系统中的结构层次。血液中含有各种营养成分，如无机盐、氧以及细胞代谢产物、激素、酶和抗体等，有营养组织、调节器官活动和防御有害物质的作用。人体各器官的生理和病理变化，往往会引起血液成分的改变，故患病后常常要通过血液检验来诊断疾病。

人体内的血液量大约是体重的7% ~8%。各种原因引起的血管破裂都可导致出血，如果失血量较少，不超过总血量的10%，则通过身体的自我调节，可以很快恢复；如果失血量较大，达总血量的20%时，则出现脉搏加快，血压下降等症状；如果在短时间内丧失的血液达全身血液的30%或更多，就可能危及生命。

血液由四种成分组成：血浆，红细胞，白细胞，血小板。血浆约占血液的55%，是水，糖，脂肪，蛋白质，钾盐和钙盐的混合物。血细胞组成血液的另外45%。血液分静脉血和动脉血。动脉血是指在体循环（大循环）的动脉中流动的血液以及在肺循环（小循环）中从肺回到左心房的肺静脉中的血液。动脉血含氧较多，含二氧化碳较少，呈鲜红色。静脉血血液中含较多二氧化碳的血液，呈暗红色。

血浆相当于结缔组织的细胞间质，为浅黄色半透明液体，其中除含有大量水分以外，还有无机盐、纤维蛋白原、白蛋白、球蛋白、酶、激素、各种营养物质、代谢产物等。这些物质无一定的形态，但具有重要的生理功能。1L 血浆中含有 900 ~910g 水（90% ~91%）。65 ~85g 蛋白质（6.5% ~8.5%）和20g 低分子物质（2%）. 低分子物质中有多种电解质和小分子有机化合物，如代谢产物和其他某些激素等。血浆中电解质含量与组织液基本相同。

血细胞及血小板的产生来自造血器官，红细胞、有粒白细胞及血小板由红骨髓产生，无粒白细胞则由淋巴结和脾脏产生。血细胞分为三类：红细胞、白细胞、血小板。

红细胞（erythrocyte，red blood cell）直径 7 ~8.5μm，呈双凹圆盘状，中央较薄（1.0μm），周缘较厚（2.0μm），故在血涂片标本中呈中央染色较浅、周缘较深。红细胞的这种形态使它具有较大的表面积（约 $140\mu m^2$），从而能最大限度地适应其功能——携 O_2 和 CO_2。新鲜单个红细胞为黄绿色，多个红细胞常叠连一起呈串钱状，称红细胞缗线。红细胞有一定的弹性和可塑性，细胞通过毛细血管时可改变形状。红细胞正常形态的保持需 ATP 供给能量，由于红细胞缺乏线粒体，ATP 只由糖酵解产生，一旦缺乏 ATP 供能，则导致细胞膜结构改变，细胞的形态也随之由圆盘状变为棘球状。这种形态改变一般是可逆的。可随着 ATP 的供能状态的改善而恢复。成熟红细胞无细胞核，也无细胞器，胞质内充满血红蛋白（hemoglobin，Hb）。血红蛋白是含铁的蛋白质，约占红细胞重量的33%。它具有结合与运输 O_2 和 CO_2 的功能，当血液流经肺时，肺内的 O_2 分压高（102mmHg），CO_2 分压低（40mmHg），血红蛋白（氧分压 40mmHg，二氧化碳分压 46mmHg）即放出 CO_2 而与 O_2 结合；当血液流经其他器官的组织时，由于该处的 CO_2 分压高（46mmHg）而 O_2 分压低（40mmHg），于是红细胞即放出 O_2 并结合 CO_2。红细胞能供给全身组织和细胞所需的 O_2，带走所产生的部分 CO_2。红细胞的数目及血红蛋白的含量可有生理性改变，如婴儿高于成人，运动时多于安静状态，高原地区居民大都高于平原地区居民，红细胞的形态和数目的改变以及血红蛋白的质和量的改变超出正常范围，则表现为病理现象。红细胞的渗透压与血浆相等，使出入红细胞的水分维持平衡。当血浆渗透压降低时，过量水分进入细胞，细胞膨胀成球形，甚至破裂，血红蛋白逸出，称为溶血（hemolysis）；溶血后残留的红细胞膜囊称为血影（ghost）。反之，若血浆的渗透压升高，可使红细胞内的水分析出过多，致使红细胞皱缩。凡能损害红细胞的因素，如脂溶剂、蛇毒、溶血性细菌等均能引起溶血。红细胞的细胞膜，除具有一般细胞膜的共性外，还有其特殊性，例如红细胞膜上有 ABO 血型抗原。外周血中除大量成熟红细胞以外，还有少量未完全成熟的红细胞，称为网织红细胞，在成人约为红细胞总数的0.5%～1.5%，新生儿较多，可达3%～6%。网织红细胞的直径略大于成熟红细胞，在常规染色的血涂片中不能与成熟红细胞区分。用煌焦蓝作体外活体染色，可见网织红细胞的胞质内有染成蓝色的细网或颗粒，它是细胞内残留的核糖体。核糖体的存在，表明网织红细胞仍有一些合成血红蛋白的功能。红细胞完全成熟时，核糖体消失，血红蛋白的含量即不再增加。贫血病人如果造血功能良好，其血液中网织红细胞的百分比值增高。因此，网织红细胞的计数有一定临床意义，它是贫血等某些血液病的诊断、疗效判断和预估指标之一。红细胞的平均寿命约120 天。衰老的红细胞虽无形态上的特殊变化，但其功能活动和理化性质都有变化，如酶活性降低，血红蛋白变性，细胞膜脆性增大，以及表面电荷改变等，因而细胞与氧结合的能力降低且容易破碎。衰老的红细胞多在脾、骨髓和肝等处被巨噬细胞吞噬，同时由红骨髓生成和释放同等数量红细胞进入外周血液，维持红细胞数的相对恒定。

白细胞（leukocyte，white blood cell）为无色有核的球形细胞，体积比红细胞大，能作变形运动，具有防御和免疫功能。血液中白细胞的数值可受各种生理因素的影响，如劳动、运动、饮食及妇女月经期，均略有增多。在疾病状态下，白细胞总数及各种白细胞的百分比值皆可发生改变。光镜下，根据白细胞胞质有无特殊颗粒，可将其分为有粒白细胞和无粒白细胞两类。有粒白细胞又根据颗粒的嗜色性，分为中性粒细胞、嗜酸性粒细胞和嗜碱性粒细胞。无粒白细胞有单核细胞和淋巴细胞两种。白细胞的功能包括：中性粒细胞的防御作用；嗜酸性粒细胞的抗过敏和抗寄生虫作用；嗜碱性粒细胞的肝素具有抗凝血作用，组胺和白三烯参与过敏反应；单核细胞和巨噬细胞都能消灭侵入机体的细菌，吞噬异物颗粒，消除体内衰老损伤的细胞，并参与免疫，但单核细胞功能不及巨噬细胞强；T 淋巴细胞参与细胞免疫，如排斥异体移植物、抗肿瘤等，并具有免疫调节功能；B 淋巴细胞受抗原刺激后增殖分化为浆细胞，产生抗体，参与体液免疫。

血小板（platelet）是哺乳动物血液中的有形成分之一。它有质膜，没有细胞核结构，一般呈圆形，体积小于红细胞和白细胞。血小板具有特定的形态结构和生化组成，在正常血液中有较恒定的数量，在止血、伤口愈合、炎症反应、血栓形成及器官移植排斥等生理和病理过程中有重要作用。血小板只存在于哺乳动物血液中。血小板因能运动和变形，故用一般方法观察时表现为多形态。

血细胞形态、数量、比例和血红蛋白含量的测定称为血常规。患病时，血常规常有显著变化，故检查血像对了解机体状况和诊断疾病十分重要。

血型（blood groups；blood types）是以血液抗原形式表现出来的一种遗传性状。狭义地讲，血型专指红细胞抗原在个体间的差异；但现已知道除红细胞外，在白细胞、血小板乃至某些血浆蛋白，个体之间也存在着抗原差异。因此，广义的血型应包括血液各成分的抗原在个体间出现的差异。通常人们对血型的了解往往仅局限于 ABO 血型以及输血问题等方面，实际上，血型在人类学、遗传学、法医学、临床医学等学科都有广泛的实用价值，因此具有重要的理论和实践意义，同时，动物血型的发现也为血型研究提供了新的问题和研究方向。

ABO 血型可分为 A、B、AB 和 O 型等 4 种血型。红细胞含 A 抗原和 H 抗原的叫做 A 型，A 型的人血清中含有抗 B 抗体；红细胞含 B 抗原和 H 抗原的叫做 B 型，B 型的人血清中含有抗 A 抗体；红细胞含 A 抗原、B 抗原和 H 抗原，叫做 AB 型，这种血型的人血清中没有抗 A 抗体和抗 B 抗体；红细胞只有 H 抗原，叫做 O 型，O 型的人血清中含有抗 A 抗体和抗 B 抗体。ABO 血型物质除存在于红细胞膜上外，还出现于唾液、胃液、精液等分泌液中。中国 60% 汉族人唾液中有 ABO 血型物质。血型物质的化学本质是指构成血型抗原的糖蛋白或糖脂，而血型的特异性主要取决于血型抗原糖链的组成（即血型抗原的决定簇在糖链上）。A、B、H 3 种血型抗原化学结构的差异，仅在于糖链末端的 1 个单糖。A 抗原糖链末端为 N－乙酰半乳糖，而 B 抗原糖链末端为半乳糖，H 抗原和 A、B 抗原相比则糖链末端少 1 个半乳糖或 N－乙酰半乳糖。1981 年已有人用绿咖啡豆酶（半乳糖苷酶）作用于 B 型红细胞，切去 B 抗原上的半乳糖，从而使 B 型转变成 O 型获得成功。

红细胞膜上另一类血型抗原叫 MN 抗原，即红细胞膜上的血型糖蛋白 A。它在 SOS 凝胶电泳谱上显示两条区带，即 PAS－1 和 PAS－2，血型糖蛋白 A 是两者的二聚物。已知血型糖蛋白 A 由 131 个氨基酸组成，其一级结构已测定。血型糖蛋白 A 的肽链呈三节式结构，中间第 73～92 号氨基酸为疏水性肽链，可横穿膜脂层；N 端肽链位于膜外侧，与血型活性有关，在这段肽链上分布有 15 条 O－糖苷键型糖链和 1 条 N－糖苷键型糖链，糖链中唾液酸占红细胞膜上全部唾液酸的一半以上；C 端肽链位于膜内侧，含较多酸性氨基酸。MN 抗原由 M 抗原和 N 抗原两部分组成，如果用神经氨酸酶将 M 抗原切去 1 个唾液酸（N－乙酰神经氨酸），则为 N 抗原，如再切去一个唾液酸则抗原性完全失去。MN 抗原的抗原性还和肽链上的氨基有关，若将氨基用乙酰基保护后即失去抗原性。

HLA 是人类白细胞抗原中最重要的一类。人体第一个白细胞抗原 Mac 是 1958 年法国科学家 J. 多塞发现的。HLA 是人体白细胞抗原的英文缩写，已发现 HLA 抗原有 144 种以上，这些抗原分为 A、B、C、D、DR、DQ 和 DP 7 个系列，而且 HLA 在其他细胞表面上也存在。HLA 抗原是一种糖蛋白（含糖为 9%），其分子结构与免疫球蛋白极相似。HLA 分子由 4 条肽链组成（含 2 条轻链和 2 条重链），重链上连接 2 条糖链。HLA 分子部分镶嵌在细胞膜的双脂层中，其插入膜的部分相当于免疫球蛋白 IgG 的 Fc 区段，轻链为 β－微球蛋白。由于分子结构上的相似，故 HLA 与有保卫功能的免疫防御系统密切相关。此外，HLA 和红细胞血型一样都受遗传规律的控制。决定 HLA 型的基因在第 6 对染色体上。每个人分别可从父母获得一套染色体，所以一个人可以同时查出 A、B、C、D 和 DR 5 个系列中的 5～10 种白细胞型，因此表现出来的各种白细胞型有上亿种之多。在无血缘关系的人间找出 HLA 相同的两个是很困难的。但同胞兄弟姊妹之间总是有 1/4 机会 HLA 完全相同或完全不同。因此法医鉴定亲缘关系时，HLA 测定是最有力的工具。

输血。应以输同型血为原则，只有在没有同型血且十分紧急的情况中，才能输入异型血。在这种情况下，O 型血可以少量（不大于 200ml）输给各类血型，AB 型血的病人也可以接受少于 200ml 的任何血型的血液。

五、临床生化检查指标与意义

病人在来医院就诊或查体的过程中，常被要求检查“生化”，那么“生化”到底是哪些项目，又有何临床意义呢？在血液中除了含有血液细胞外，还有许多不同的物质。检测存在于血液中的各种离子、糖类、脂类、蛋白质以及各种酶、激素和机体的多种代谢产物的含量，可以为临床医生提供诊断与治疗依据，并能帮助临床确定病情、监测治疗效果。

常规的血液生化检测包括的检测项目很多，大致可分为：全项肾功能检查、全项肝功能检查、全套脂类检查、钙、磷、尿酸、酸性磷酸酶、心肌酶谱及同工酶、肌红蛋白、肌钙蛋白、蛋白电泳、乳酸测定、血氨测定等（表 5－2）。

表 5－2　常用生化检测项目一览表

	项目名称	参考范围	检验意义
肝功能	血清总蛋白 TP	62.0～85.0g/L	增高：常见于高度脱水症（如腹泄、呕吐，休克，高热）及多发性骨髓瘤。降低：常见于恶性肿瘤，重症结核，营养及吸收障碍，肝硬化，肾病综合征，烧伤，失血
	血清白蛋白 ALB	35.00～55.00g/L	增高：常见于严重失水而导致血浆浓缩，使白蛋白浓度上升。降低：基本与总蛋白相同，特别是肝脏，肾脏疾病更为明显，见于慢性肝炎、肝硬化、肝癌、肾炎等。如白蛋白 30g/L，则预后差
	血清球蛋白 GLO	15～35g/L	增高：常见于肝脏疾病（如慢性肝炎、肝硬化、肝癌、肾炎等），网状内皮系统疾病，如多发性骨髓瘤，单核细胞性白血病，慢性感染，如化脓性感染、梅毒、麻风、结缔组织病
	白蛋白/球蛋白 A/G	1.00～2.50	增高：常见于肝脏疾病（如慢性肝炎、肝硬化、肝癌、肾炎等）。如治疗后白蛋白提高至正常或接近正常，A/G 比值接近正常，表示肝功能有改善。故检测血清白蛋白、球蛋白及其比值，可估计肝脏疾病的病情核预后
	总胆红素 T－BIL	5.11～17.1μmol/L	增高：原发生胆汁性肝硬化急性黄疸型肝炎，慢性活动期肝炎，病毒性肝炎，肝硬化，溶血性黄疸，新生儿黄疸，胆石症等
	谷丙转氨酶 ALT	0.0～40.0U/L	增高：常见于急慢性肝炎，药物性肝损伤，脂肪肝，肝硬化，心梗，胆道疾病等
	谷草转氨酶 AST	0.0～37.0U/L	增高：常见于心梗，急慢性肝炎，中毒性肝炎，心功能不全，皮肌炎等

续表

	项目名称	参考范围	检验意义
肾功能	尿酸 UA	143.0～416.0μmol/L	增高：见于痛风，子痫，白血病，红细胞增多症，多发性骨髓瘤，急慢性肾小球肾炎。降低：见于恶性贫血及肾上腺皮质激素等药物治疗后
	尿素氮 BUN	1.7～8.3mmol/L	增高：常见于高蛋白饮食，糖尿病，重症肝病，高热，轻度肾功能低下，高血压性骨髓瘤尿路闭塞，术后无尿，尿毒症前期，肝硬化，严重肾功能衰竭，尿毒症
	肌酐 CRE	36.00～132μmol/L	增高：见于严重肾功能不全，各种肾障碍，肢端肥大症等。降低：见于肌肉量减少（如营养不良，高龄者），多尿
血糖 GLU		3.9～6.1mmol/L	内分泌功能障碍引起高血糖，临床上称为糖尿病。颅内压增高，脱水也可引起血糖增高。胰岛素分泌过多，垂体前叶功能减退，甲状腺功能减退，严重肝病患者，可引起病理性低血糖
血脂	血清甘油三酯 TG	0.38～1.71mmol/L	增高：可由遗传，饮食因素或继发于某些疾病，如糖尿病，肾病等。降低：见于甲亢，肾上腺皮质功能低下，肝实质性病变，原发性β脂蛋白缺乏及吸收不良
	胆固醇 TC	2.4～5.7mmol/L	意义：高脂蛋白血症与异常脂蛋白血症的诊断及分类；心，脑血管病的危险因素的判断；TC增高或过低可以是原发的营养因素或继发于某些疾病，如甲状腺病，肾病等
	高密度脂蛋白 HDL－C	0.98～1.71mmol/L	降低：见于脑血管病，冠心病，高TG血症，严重疾病或手术后，吸烟，缺少运动等
	低密度脂蛋白 LDL－C	0～3.10mmol/L	同血清总胆固醇测定。当LDL－C值在3.36～4.14mmol/L时，为危险边缘；>4.14mmol/L为危险水平
心肌酶	肌酸激酶 CK	30～170U/L	增高：心梗4～6小时开始升高，18～36小时可达正常值的20～30倍，为最高峰，2～4天恢复正常，另外，病毒性心肌炎，皮肌炎，肌肉损伤，肌营养不良，心包炎，脑血管意外及心脏手术等都可以使CK增高
	肌酸激酶同工酶 CK－MB	0～25U/L	常用于心肌梗死的诊断和监视
	乳酸脱氢酶 LDH	90～245U/L	增高：见于心肌梗死、肝炎、肺梗塞、某些恶性肿瘤、白血病等。溶血可致LDH假性升高
	α－羟丁酸脱羧酶 α－HBDH	90～250U/L	增高：作为急性心梗诊断的一个指标，与LDH大致相同，在急性心梗时此酶在血液中维持高值
钠 Na		135～155mmol/L	增高：严重脱水，大量出汗，高烧，烧伤，糖尿病性多尿。肾上腺皮质功能亢进，原发及继发性醛固酮增多病。降低：肾皮质功能不全，重症肾盂肾炎，糖尿病。胃肠道引流，呕吐及腹泻。抗利尿激素过多

续表

项目名称	参考范围	检验意义
钾 K	3.5～5.5mmol/L	增高：经口及静脉摄入增加。钾流入细胞外液；如严重溶血，感染烧伤，组织破坏，胰岛素缺乏。组织缺氧；心功能不全，呼吸障碍，休克。尿排泄障碍；肾功能衰竭及肾上腺皮质功能减退。毛地黄素大量服用。降低：经口摄入减少。钾移入细胞内液；碱中毒及使用胰岛素后，IRI 分泌增加。消化道钾丢失；频繁呕吐腹泻。尿钾丢失；肾小管性酸中毒。
氯 Cl	95～115mmol/L	增高：见于高钠血症，呼吸碱中毒，高渗性脱水，肾炎少尿及尿道梗塞。降低：见于低钠血症，严重呕吐，腹泻，胃液胰液胆汁液大量丢失，肾功能减退及阿狄森氏病等
钙 Ca	2.25～2.7mmol/L	增高：见于骨肿瘤，甲状旁腺功能亢进，急性骨萎缩，肾上腺皮质功能减退及维生素 D 摄入过量等。降低：常见于维生素 D 缺乏，佝偻病，软骨病，小儿手足抽搐症，老年骨质疏松，甲状旁腺功能减退，慢性肾炎，尿毒症，低钙饮食及吸收不良

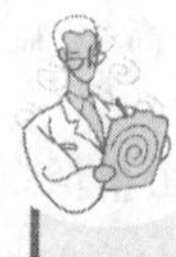

第二节　课程教学安排

一、课程性质

生物化学与分子生物学的课程性质为专业基础必修课，授课对象为医学各专业全日制本科学生。理论课学时数：4 年制：72 学时；5、7 年制：108 学时；8 年制：126 学时。为考试科目。

二、开课时间及学习

开课时间：4 年制一年级第二学期；5 年制二年级第三学期；8 年制四年级第七学期。

生物化学部分：以正常人体组成及新陈代谢为主体，主要讲授生物大分子（蛋白质、核酸和酶）的结构与功能。新陈代谢是生物化学的核心内容，医学生必须掌握人体各种化学物质代谢的规律、动态变化和调控原理。为与临床课程有更紧密的联系，将设立专题，讲授生化知识与医学的关系。

分子生物学部分：学科发展迅速，分支学科多。作为本科生要求掌握扎实和相对有系统的基础，才有可能在后继学科中扩充、深化。本课程以分子生物学中心法则为线索，对基因信息传递规律、基因表达调控、基因重组与基因工程作较深入介绍。有关癌基因、抑癌基因与生长因子、基因诊断和基因治疗、常用分子生物学技术的原理及其应用等作简要的介绍，学生主要掌握其基本概念、原理及技术要点。

在学习时，要从宏观上全面了解、明确概念、分析归纳。在微观上掌握各物质（特别是生物大分子）的结构特点、性能、代谢途径及代谢特点、生物学意义等，对重点内容要钻研、弄懂、记熟。

加强生物化学与分子生物学基本技能训练。在理论课结束后，独立开设“分子医学实验”课程，进行基因工程技术的操作，并有部分综合性、应用性的实验以及科研设计的初步培养。

专业外语：要求学生掌握主要专业英文词汇。

考试：设期中、期末各一次考试。

实验教学：训练学生的动手能力。要求学生正确、科学地观察实验现象，如实记录、分析实验结果和数据，培养科学思维。每次实验需交实验报告，教师要认真批改并评分。

三、学习的目的及与其他课程的联系

生物化学与分子生物学（biochemistry & molecular biology）是研究生物体的化学组成和生命过程中的化学变化规律的学科。本课程力图突出医学生化的特点，有别于其他专业开设的“普通生物化学”：以正常人体组成及新陈代谢为主体，主要讲授生物大分子的结构、功能；各种营养物质的代谢及其调控；遗传信息传递的分子基础与调控规律以及各种生理活动必须依赖的细胞信号传递。使医学生掌握人体各种化学物质代谢的规律、动态变化和调控原理。为与医学课程有更紧密的联系，还设立专题，讲授生物化学知识与医学的关系。

生物化学与分子生物学是医学专业的重要基础学科之一，希望通过课堂讲授、自学和网络课程等教学过程，使大家掌握和了解本学科的基本理论、基本知识、基本技能以及与医学相关的生物化学进展，为学习后继的其他医学基础课程及临床医学、预防医学等专业课程奠定基础。

参考教材和网络资源

1. 参考教材

（1）查锡良．生物化学．7 版．北京：人民卫生出版社，2008.

（2）高国全．生物化学．2 版，北京：人民卫生出版社，2006.

（3）David L. Nelson，Michael M. Cox. Lehninger Princip of Biochemistry. Fifth Edition. W. H. Freeman. 2008.

（4）H. R. Horton，L. A. Moran，et al. Principles of Biochemistry. Third Edition. Prentice – Hall Inc.，2002.

（5）赵宝昌．Textbook of Biochemistry. 北京：科学出版社，2009.

（6）查锡良．生物化学学习指导与习题集．北京：人民卫生出版社，2008.

（7）高国全，陶莎，宋志宏．生物化学考点．北京：科学技术文献出版社，2007.

2. 网络资源

（1）分子医学实验教学资源库：http：//202. 116. 111. 224/fzyx/dj. asp

（2）Principles of Biochemistry：http：//smkxxy. hutc. zj. cn/biochemistry% 2Dweb/sutra/3 - web/BioChem. htm

1. 请简述生物化学与医学的关系。
2. 为什么缺乏 G6PD 的红细胞易受多种化合物的影响而发生溶血？
3. 代谢综合征对健康和社会可能有哪些影响？如何预防其发生？

（陶　莎）

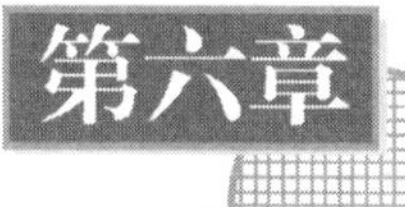

第六章 人体生理学

人体生理学（human physiology）是一门研究正常人体功能活动及其规律的科学，主要研究人体各种生理功能及其调节机制、各种环境变化对机体功能活动的影响及其机制。因此，人体生理学是医学的主干课程。在学习过程中，同学们需要重点关注的是：各个系统的正常生理功能以及机体如何调节这些功能以适应内外环境的变化。

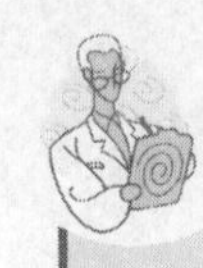

第一节 概 述

作为一个医学生，学习了人体解剖学和组织胚胎学等基础医学课程以后，都很想了解构成人体各个系统（如呼吸系统）、各个器官（如心脏）、各种组织、各种细胞（如胃腺细胞）具有什么功能？这些功能活动有哪些特点？人体处于亚健康状态或患病时，这些功能活动又会产生哪些改变？上述的问题基本上都涉及人体生理学的内容。

一、生理学

生理学（physiology）是一门研究活的生物体的各种功能活动及其活动规律的科学。它是生物科学的一个重要分支。由于各种生物体，例如从结构简单的病毒到复杂的人体均具有各自的功能特性，因此从广义的角度说，生理学可分为动物生理学、植物生理学、人体生理学等。如果研究对象是某一系统、某一器官的功能活动及其规律，又可分为亚级（subdivision）的生理学，如循环生理学、呼吸生理学等。

人体生理学是一门研究正常人体功能活动及其规律的科学，主要研究以下内容：①人体各组成部分（细胞、器官、系统）的功能及其产生机制；②人体各种功能活动，如心跳快慢、胃酸分泌多少的调节机制；③机体与环境的关系，即各种环境（内环境和外环境）变化对机体功能活动的影响及其机制。

二、生理学与医学密切相关

举世瞩目的诺贝尔奖项中专门设立了“诺贝尔生理学或医学奖”（Nobel prize in physiology or medicine），足以表明生理学与医学的密切关系。在临床实践中，医生可应用人体生理学的理论知识来阐明病人的症状与体征，例如糖尿病患者会出现尿糖，为什么？原来由于患者的胰岛素分泌缺乏或减少，葡萄糖不能被组织细胞利用，导致血糖浓度过高，超过了肾脏的近球小管对葡萄糖的重吸收能力（即肾糖阈，renal threshold for glucose），所以未被重吸收的葡萄糖就出现在尿液中。又如，心脏电生理学的研究有助于提高防治心律失常的水平。如今，医务人员可应用导管射频消融技术（RFCA）治疗心动过速等心律失常。另一方面，随着人们对某些疾病的病理生理变化的认识，也为生理学研究提供了新的研究课题，促进生理学者对某些器官、细胞的功能活动及其机制的研究，推进生理学的发展。生理学除了与临床医学密切相关外，还与药理学、病理生理学等医学基础学科紧密联系。有人将生理学与医学各科描绘成一幅医学树的图像（图6－1），反映了生理学与医学各科的关系。

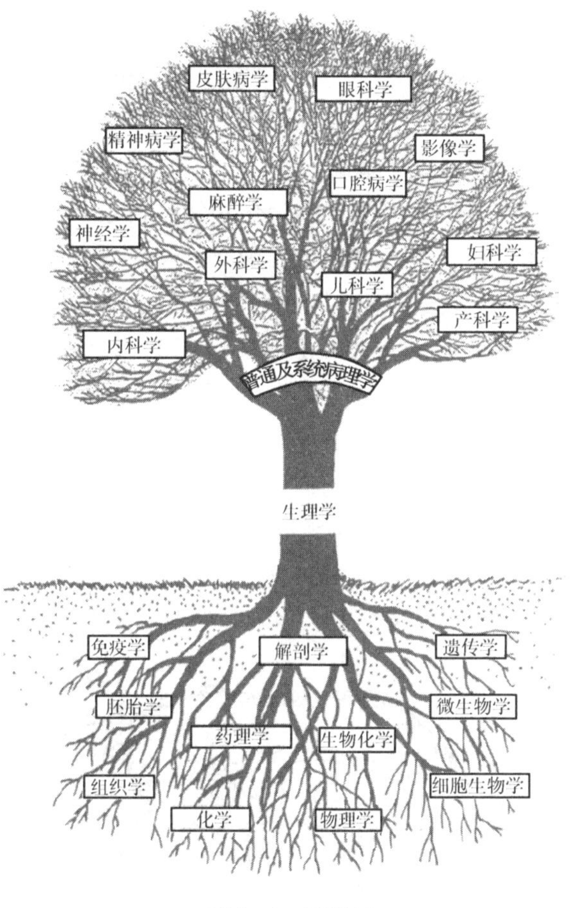

图6－1　医学树

三、实验研究促进生理学的发展

从研究方法和知识的获得来说，生理学是一门实验生物学（experimental biology）。即生理学的知识主要是通过反复的实验验证而总结出来的。生理学真正成为一门实验性科学是从17世纪开始的。17世纪初，由于量度的应用，使生命科学的研究步入科学轨道。其标志之一是英国医学家威廉·哈维（William Harvey，1578～1657年）发现血液循环。哈维首先应用活体解剖的实验方法，并应用度量的概念，精确地计算出心脏每分钟搏出血量和每小时搏出血量：即如果心脏每分钟收缩65次，则心脏每分钟搏出血液量为3.73kg（10磅），每小时搏出量223.8kg（600磅），这个重量是一个非常魁梧的人体体重的3倍。如此大量的血液来自何处？怎样循环？经过反复实验和计算分析，哈维认为血液绝不可能来自饮食，也不可能滞留在体内组织而不返回心脏。所以他明确指出："生物体内的血液是循环地推动而且不息地运动的。心脏以其搏动造成动作和功用，推动血液循环是心脏的运动及收缩的惟一目的。"哈维于1628年发表了著作《心血运动论》（The Movement of the Heart and the Blood）。他在书中论述到："无论从理论及实验方面都已证明血液因心室的动力流经肺脏，心脏将血液输送到身体各部，继之从肌肉中的小孔渗入静脉，先自小静脉汇到大静脉，最后流到心房。"此书的面世标志着血液循环理论的建立。恩格斯对哈维的发现作出这样的评价："由于哈维发现血液循环，而把生理学确立为一门科学。"生理学家巴甫洛夫（Ivan Pavlov，1849～1936年）也评价说："哈维观察了机体的一种最重要的功能——血液循环，并由此给人类的精确知识的新部门动物生理学奠定了基础。"

巴甫洛夫等人在狗进行了许多有关胃的消化功能及胃液分泌调节的实验研究。其中一个实验是把狗的食管切断，并在腹部人工做了一个胃瘘，以便收集胃液。当狗进食时，食物经过口腔进入食管，但随即从食管切口处流出，食物虽然未能进入胃内(此过程称为假饲)，却引起大量的胃液分泌（图6－2）。为什么食物不进胃也能引起胃液分泌呢？进一步的研究表明，此过程涉及条件反射和非条件反射引起的胃液分泌。与食物有关的形状、气味、声音等刺激信号可刺激狗的视觉、嗅觉、听觉等感受器而引起条件反射性胃液分泌。而当食物在狗的口腔被咀嚼和吞咽时，兴奋了口腔和咽部等部位的机械和化学感受器。所产生的神经冲动经传递到达神经中枢，经分析整合后，再把传出信号传递给胃腺细胞，引起胃液分泌，这就是先天而形成的非条件反射性的胃液分泌。巴甫洛夫等人的上述实验研究，为消化生理学提供了重要的理论依据。

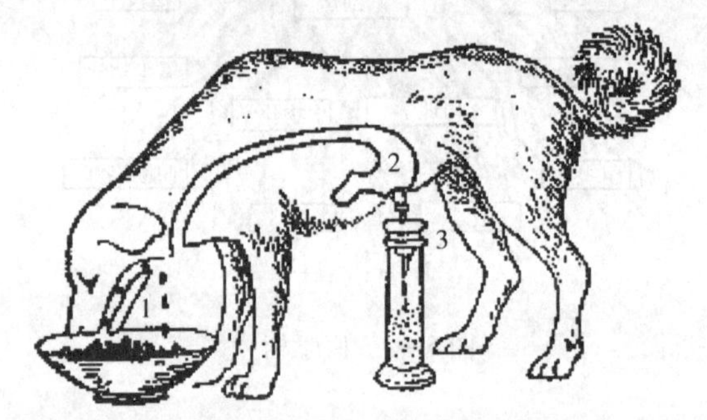

假饲实验(狗)

图6－2　巴甫洛夫的假饲实验

1. 食团从食管开口流出；2. 空胃分泌胃液；3. 胃液从瘘管流出

四、生理学的研究方法

前已述及，生理学是一门实验科学。我们目前所知的生理学理论知识均来自实验研究。根据实验对象的不同可把实验分为人体实验和动物实验。

（一）人体实验和动物实验

1. 人体实验

人体生理学知识是病理生理学的基础，而后者则是临床医生诊断疾病及判断疾病预后的重要依据。如果能从人体开展实验研究，探讨其功能活动的规律及影响因素等，是最理想的、最真实的。事实上，某些研究内容或研究技术与方法可能会损伤人体，因此，限制了在人体开展生理学研究的范围。但是随着科学技术的进步，新型检测技术的发明，研究人员在征得被研究对象的同意及不伤害人体健康的前提下，是可以开展某些人体实验的。例如研究者可应用多导的生理记录仪，观察不同条件下（如运动、安静、睡眠、进食、每日的不同时段等），人体的血压、呼吸、心率、心电等生理指标的变化。现在，某些条件好的医院可以给病人记录24小时的心电变化；可以在晚上九时至第二天早上七时记录睡眠图（能反映呼吸窒息的次数与持续的时间等）；可以应用功能性核磁共振技术（f-MRI）记录不同情况下，脑内不同核团、部位的功能活动改变。近年，遥感测量技术发展迅速，我国科学家应用这种技术开发了航天服生命保障系统，通过这个系统，地面的航天工作者可以监测神州七号飞船上的宇航员的血压、体温、心电等生理状态，并且可不经过抽血，就能检测到航天员血液中的红细胞、白细胞和血小板的数量及乳酸浓度。过去也有人用微弱的电刺激刺激颅脑手术病人脑内某一区域，观察病人肢体的感觉和运动改变，从中获得有关大脑皮层中感觉和运动定位的知识。

2. 动物实验

鉴于有些实验会对人体健康有损伤作用，因此，可根据目的、研究内容与方法，开展不同种属（例如猴子、猪、狗、兔、大鼠、小鼠）的动物实验。因为越是高级的动物如猴子、猪其器官的结构与功能都与人类的十分相似，所以我们可以把在这些动物完成实验所获得的结果用来阐述人体内的相应变化。

根据实验的进程，可将实验分为急性实验（acute experiment）和慢性实验（chronic experiment）两类。

（1）急性实验　是指试验时间较短，从几分钟至十多小时的实验。实验完成后即把动物及时处理。医学生在学习人体生理学这门课程时所完成的动物实验都属于急性实验。

（2）慢性实验　指在无菌麻醉的条件下，通过手术暴露体内某一器官，或破坏、摘除某一部分，然后缝合手术切口等并使动物从麻醉和手术中恢复过来。随后，在动物清醒的状态下，在一段时间内，根据实验目的对某器官的功能活动或某些生理指标进行多次的实验观察，从中获取客观的实验数据。许多条件反射实验，例如唾液分泌条件反射实验等都是慢性实验。

慢性实验与急性实验比较，其优点是可以在清醒状态下较长时间地观察某一功能活动的改变，所获得的结果较接近正常生理状态，其缺点是实验时间长，实验条件要求较高，影响实验的因素较多。

3. 在体实验和离体实验

（1）在体（in vivo）实验　一般是指在清醒状态或麻醉条件下的完整动物上进行的实验。由于所观察的器官没有离开身体，其功能活动比较接近生理状态，而且可以观察不同器官之间的相互作用。例如，可以在麻醉状态下的家兔进行气管插管以记录呼吸运动曲线。实验时可通过改变吸入CO_2的浓度，观察对呼吸频率、深度等的影响，从中分析呼吸中枢与化学感受器（能感觉血液中O_2和CO_2水平的变化，从而改变自身的功能状态，再把信息通过传入神经传送给呼吸中枢），在呼吸调节中的作用及机制。

（2）离体（in vitro）实验　将动物的某一器官，组织或细胞游离出来，维持其活性，并根据实验目的予以不同的处理，同时记录和分析不同的观察指标，这样的实验被称为离体实验。由于器官、组织或细胞已经从机体中分离出来，在人为的条件进行有目的实验，因此，实验条件容易控制，所得结果的因果关系易于分析。人们可以根据离体实验所获得的实验资料，推断在体时的相应改变。例如可把大鼠的心脏分离出来，并进行人工灌注以保持心脏处于接近正常的生理状态，然后在灌注液中加入某些药物或离子（如钙离子，钾离子），以观察它们对心脏收缩力及心率的影响。

（二）从不同水平开展生理学研究

1. 细胞和分子水平的研究

细胞是构成机体的最基本的结构和功能单位。体内每个器官的功能及其特性均与构成该器官的多种细胞的功能密切相关。例如，心脏在没有外来刺激的条件下能自动地收缩和舒张，而且保持一定的频率（如正常人心率为每分钟60～80次）。研究表明，心肌的收缩性是以心肌细胞中的收缩蛋白的功能活动为基础的；心脏的自动节律性（autorhythmicity，简称自律性）又与心脏含有自律细胞（即能自动兴奋的细胞，例如窦房结P细胞）有关。因此，研究一个器官的功能活动及其影响机制往往从细胞水平的研究开始。开展细胞水平研究时，被选用的细胞主要有两个来源：①来自活体器官分离出来的细胞。例如可以采用原代培养的方法，在培养箱中培养从脐带的脐静脉分离出来的内皮细胞。②来自细胞株（cell line），即可较长时间传代的细胞。例如H9c2细胞来源于大鼠胚胎心脏，具有心肌的电生理特征及受体特征，所以常被用做心肌细胞模型，探讨心肌受损时的有关机制。

正如上述，细胞水平研究属于离体研究，该水平的实验研究结果是在离体的条件下获得的，因此，不能简单地把此类结果直接用来推论或解释该实验细胞在复杂的完整机体中的功能。因为在完整的机体内，细胞所处的环境比在离体实验条件下复杂得多，例如，细胞所处的体液环境中含有多种激素，代谢产物或细胞因子，它们能影响细胞的功能活动。另一方面，细胞功能活动的改变也会影响这些体液因素的水平，即彼此之间存在相互作用。

值得注意的是，细胞的生理特性又是由构成细胞的多个分子，特别是生物大分子的物理学和化学特性所决定的。例如红细胞运输 O_2 的功能是靠细胞内的血红蛋白（hemoglobin，Hb）来实现的；而红细胞运输 CO_2 的功能主要是与其胞内含有丰富的碳酸酐酶有关，后者能使 CO_2 和 H_2O 之间的可逆反应速度加快数千倍。此外，细胞的生理功能又取决于其特殊基因的表达。例如，细胞之所以能够对抗一些损伤因素引起的损伤作用，其防御机制之一是细胞能表达抗凋亡蛋白（antiapoptotic protein）Bcl－2。

2. 器官和系统水平的研究

在进行器官水平研究时，可以把某一器官从机体中分离出来，即进行离体实验；也可以把器官保留在体内，进行在体实验；但是在体实验必须严格控制实验条件，即在保持体内多种因素不变的情况下，观察改变某一因素时对该器官功能活动的影响。例如如果观察血糖浓度对肾脏排尿量的影响，可给麻醉状态下的狗或兔静脉注射20ml 50%葡萄糖（glucose），然后测定动物血糖水平和单位时间内的尿量。

生理学教材的内容基本上是按多个系统有序地进行介绍，例如循环系统、呼吸系统、消化系统等，所谓系统是由具有相同功能或类似功能的不同器官、组织构成。例如循环系统由心脏、动脉、静脉、毛细血管与淋巴管等组成。因此，开展系统水平的研究同样重要，而且实验设计更加复杂。

3. 整体水平的研究

机体的生理功能是体内多个器官和系统功能活动的综合。在综合过程中既有协同作用，又有拮抗作用，以使机体能以一个完整的整体应对体内外环境的变化，并维持正常的生命活动。尽管上述的细胞与分子水平、器官及系统水平的研究能够从一定深度上阐明细胞、分子、器官和系统的功能，但是不能反映体内多个器官、系统之间的相互联系和相互影响，更不能阐明人的情绪活动（emotional activity）和生理活动（physiological activity）对躯体活动（somatic activity）和内脏活动（visceral activity）的影响。因次，进行以完整的机体为研究对象，观察和分析在多种生理条件下，体内多个器官、系统的功能活动以及它们之间的相互联系，相互制约，相互协调的规律——整体水平的研究十分重要。

在现代生物—心理—社会—环境的新型医学模式中，生理学的整体水平的研究还应从社会、环境、心理等方面探讨其对机体生理功能活动的影响。

（三）医学生应重视生理学实验

鉴于生理学是一门实验性很强的科学，生理学的理论知识都是前人通过反复的科学实验而总结出来的。为了帮助医学生更好地理解、熟悉和掌握老师在课堂上所讲授的生理学理论知识，在生理学的教学中，还开设了生理学实验课。随着教学改革的深入，中山医学院把生理学、病理生理学和药理学这三门相互联系的课程的实验课综合为一门新型的实验课程——机能学实验课。在这门实验课程中，除了要求学生学习、掌握一些常用的生理学实验技术与方法（包括制作坐骨神经腓肠肌标本，记录神经动作电位等）外，还结合课堂讲授内容，开设了几个经典的、实验项目比较多的实验，如心血管活动的调节、呼吸运动的调节、尿生成的调节等。主要的教学目的是培养学生运用知识的能力，提高综合分析能力和动手能力，以便为今后开展进一步的研究打下初步的基础。

历年的教学效果表明，绝大多数的医学生重视和热爱学习这门实验课，觉得受益良多。但也有个别同学害怕接触实验动物，怕脏怕臭，亲自动手完成实验的主动性不够，未能较好地运用课堂上已学过的相关的理论知识去解释实验结果，这不利于学好生理学这门课程。其中的一个常见问题是，有些同学在撰写实验报告时，不是用自己的实验结果来推导结论，而是直接照搬书本上的理论知识来解释实验结果，这样就不利于锻炼自己的科学研究思维。希望同学们以此为鉴，重视理论学习与实验研究相结合，认真地学习好机能学实验课。

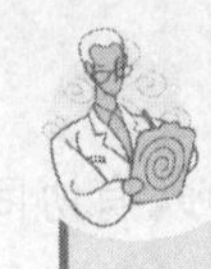

第二节 生物体对环境变化的反应和兴奋性

生物体在生存的过程中，时时刻刻都要面对体内环境（例如温度，pH 值，含氧量，离子浓度，激素水平，营养成分）和外界环境（简称为外环境，external environment）的变化，并能主动地对环境的变化做出适宜的反应。例如天气变冷了，人们就会穿保暖的衣服；生活在高原地带的人，由于氧气浓度较低，骨髓生成红细胞的数量就会增多。

一、刺激

能为机体或细胞所感受到的体内外环境的变化被称为刺激（stimulus）。根据刺激的性质，可将刺激分为：机械刺激，化学刺激，温度刺激（冷，热），声音刺激，电刺激，光刺激等。在生理学实验中，最常用的刺激为电刺激。电刺激信号由电子刺激器（electro－stimulator）产生。根据实验要求可通过改变电子刺激器的不同参数，获得不同频率、波宽、强度、刺激率个数等的刺激信号，这有利于完成多种的电生理学实验。

值得注意的是，刺激要引起机体或细胞产生反应，必须具备 3 个要素：①足够的刺激强度；②足够的作用时间；③强度的时间变化率。

在一定的刺激作用时间的前提下，刚能引起反应的最小刺激称为阈刺激，其刺激强度称为阈强度或称阈值（threshold）。小于阈值的刺激称为阈下刺激（subthreshold）。单个阈下刺激不能引起兴奋（excitation），只能引起受刺激的细胞膜电位轻微变小，称为局部兴奋（local excitation）。大于阈强度的刺激称为阈上刺激（suprathreshold stimulus）。阈刺激和阈上刺激均可引起组织细胞产生兴奋。能引起组织（神经干或肌肉）产生最大反应的刺激称为最大刺激。为什么会产生最大反应呢？因为神经干或肌肉是由许多条纤维所构成，不同的纤维具有不同的阈值，如果刺激强度弱，只能引起少量的阈值比较低的纤维兴奋，产生的反应就比较小；随着刺激强度的增强，被兴奋的纤维数量增加，反应便逐渐增大；当刺激强度能引起所有的纤维都兴奋，就产生最大的反应。能引起最大反应的最小刺激强度称为最适刺激。但对单根神经纤维或单条肌纤维而言，阈下刺激不能产生动作电位，当刺激强度一旦达到阈值，即引起细胞的最大反应；进一步增加刺激强度（阈上刺激）也不会增加兴奋的程度，这就是生理学上所谓的全或无现象（all or none）。

二、反应

由刺激所引起的机体或细胞的功能活动或生化过程的变化称为反应（response）。

如肌肉的收缩或腺体的分泌等。根据变化的不同，反应分为兴奋或抑制（inhibition）两种类型。兴奋具有两种状态：一是从相对静止的状态转变为活动状态；或者是从活动弱的状态转变为活动强的状态。抑制也具有两种状态：一是从活动状态转变为相对静止的状态；或是由活动较强转变为活动减弱的状态。抑制并不是对刺激没有反应，而是与兴奋过程相对应的另一种过程。

三、兴奋性

机体中的组织，如神经、肌肉和腺体等在受到较小强度的刺激时就能迅速地产生明显的生物电变化（动作电位）及其他反应。这些组织被称为可兴奋组织。可兴奋组织的兴奋是指受到阈刺激后产生生物电反应的过程及其表现——动作电位（action potential）。因此，现代生物学把能对阈刺激产生动作电位的组织称为可兴奋组织。

不同的组织细胞对同样强度的刺激的反应能力不同，即兴奋性（excitability）不同。阈值是衡量组织细胞兴奋性高低的客观指标。阈值的大小与兴奋性的高低呈反变关系；兴奋性$\propto$1/阈值。即对较弱的刺激强度就能产生兴奋的组织细胞具有较高的兴奋性，反之相反。

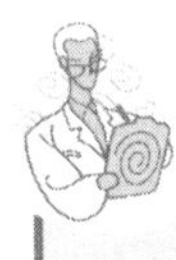

第三节　内环境、稳态和生物节律

一、体液分布和内环境

人体内的液体总称为体液（body fluid），其总量约占成人体重的60%。其中2/3（约占体重的40%）分布在细胞内，称为细胞内液（intracellular fluid）；1/3（约占体重的20%）分布在细胞外，称为细胞外液（extracellular fluid）。细胞外液中，约1/4（约占体重的5%）分布在心血管系统内，即血浆（plasma）；其余3/4（约占体重的15%）为分布在组织间隙中的组织液（interstitial fluid）及少量分布在一些体腔内的液体，如关节腔内的滑液，胸膜腔、腹膜腔、心包膜内的液体，以及脑脊液等。

由于体内细胞直接与细胞外液接触，可以从细胞外液中摄取氧气、氨基酸、葡萄糖和脂肪酸等，又可以把代谢产物交换到细胞外液，所以细胞外液被称为内环境（internal environment）。

二、稳态

稳态（homeostasis）是指内环境中的多种化学成分和理化性质（温度、pH值、渗透压、各种离子浓度等）保持相对稳定的状态。在生理学中稳态是一个十分重要的概念。因为内环境的稳态是机体维持正常生理功能的必要条件，如果稳态不能维持，新陈代谢不能正常地进行，会导致疾病发生，甚至威胁生命。目前，稳态的概念不只限于内环境，而且已扩展到某一细胞的功能、某一生化反应、某一器官系统的功能活动以致整个机体的相对稳定状态的维持和调节，即凡能保持稳定的多种生理过程均属稳态。

需要指出的是，内环境的稳态不是一成不变的，而是处于动态的平衡状态。例如，细胞的新陈代谢需要消耗 O_2，产生 CO_2，细胞需不断地从内环境中摄取 O_2，向内环境排出 CO_2，这便使内环境的稳态不断受到干扰。另一方面，机体通过呼吸系统不断把内环境中多余的 CO_2 排出体外，又从外环境中吸入 O_2，从而维持内环境中 O_2 和 CO_2 的稳态。事实上，机体的所有器官和组织的功能活动都与维持内环境的稳态有关，而且有赖于神经和体液的精密调控。当患病时，体内细胞和器官的正常功能活动受到损害，从而削弱维持稳态的能力，导致内环境理化性质的改变。例如，肾功能衰竭时，肾脏排泄代谢废物的能力明显下降，引起肌酐、肌酸、非蛋白氮等在血中积聚，严重者出现尿毒症。因此，临床上可通过检测血液中的多种成分，诊断疾病的发生发展进程。

三、生物节律

在探讨与内环境稳态相关的问题时，人们观察到机体内的功能活动是按一定的时间顺序发生变化的。例如人体血浆中糖皮质激素氢化可的松（hydrocortisone）的水平在早上醒前1小时最高，在午夜时最低，这种变化每天有规律地出现。当一个人改变每天的睡眠习惯时，糖皮质激素的分泌周期会发生相应的改变。在生理学上，把这种变化的节律称为生物节律（biorhythm）。根据发生频率的高低，生物节律可分为日周期（如血压、心率、体温、血细胞数变化等）、月周期（如月经）和年周期（如春困等）。其中日周期更为重要。生物节律可能是生物体在长期的进化过程中形成的。

目前，尽管生物节律的产生机制尚未明了，但是有实验证据表明，下丘脑的视交叉上核（suprachiasmatic nucleus，SCN）可能是日周期节律的控制中心。一些特殊的基因可能能决定各种节律的特征。例如，一种称为 per 基因（首先在果蝇被鉴定出来）的功能与节律周期的长短有关。另一个与生物节律产生有关的结构是松果体（pineal gland）。它能合成多种激素，其中褪黑素（melatonin，MLT）是松果体分泌的主要激素。MLT 的合成和分泌具有明显的“昼低夜高”的日节律波动，与日照周期同步。SCN 被认为是 MLT 昼夜节律性分泌的调节中枢，因为损毁实验动物的 SCN，MLT 分泌的昼夜节律便消失。

临床上，某些疾病具有特征性的节律。例如，在清醒后的第1小时，心脏病发病率是其他时间的2倍。哮喘病（asthma）常常在半夜发病。掌握这些疾病发作的节律有利于指导临床治疗，例如可在午夜与早上6点之间应用抗哮喘药以提高治疗效果。

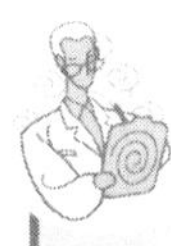

第四节　体内主要功能系统在稳态中的作用

一、血液循环系统

循环系统（circulation system）由心脏和血管等组成，这是一个连续的闭锁的管状回路系统。血液在其中按一定方向周而复始地流动，称为血液循环（blood circulation）。图 6－3 显示血液循环的概况。

血液循环的最基本功能是运输，其中运输体内各器官、组织和细胞的代谢活动所必需的氧气和营养物质，并运送代谢产物到排泄器官，以保证机体的代谢活动不断地进行。通过血液循环能维持内环境理化特性的相对稳定。图 6－4 显示，当血液通过毛细血管时，在血液的血浆部分与组织间液之间发生连续的物质交换。由于毛细血管壁除了对大分子的血浆蛋白不具通透性外，对血浆中大部分的物质均具有通透性，所以在血液和组织间隙之间，小分子物质可自由进出（图 6－4 中的箭头所显）。这样有利于维持体内多部位的细胞外液，即血浆和组织间液几乎具有同一性（homogeneity）。

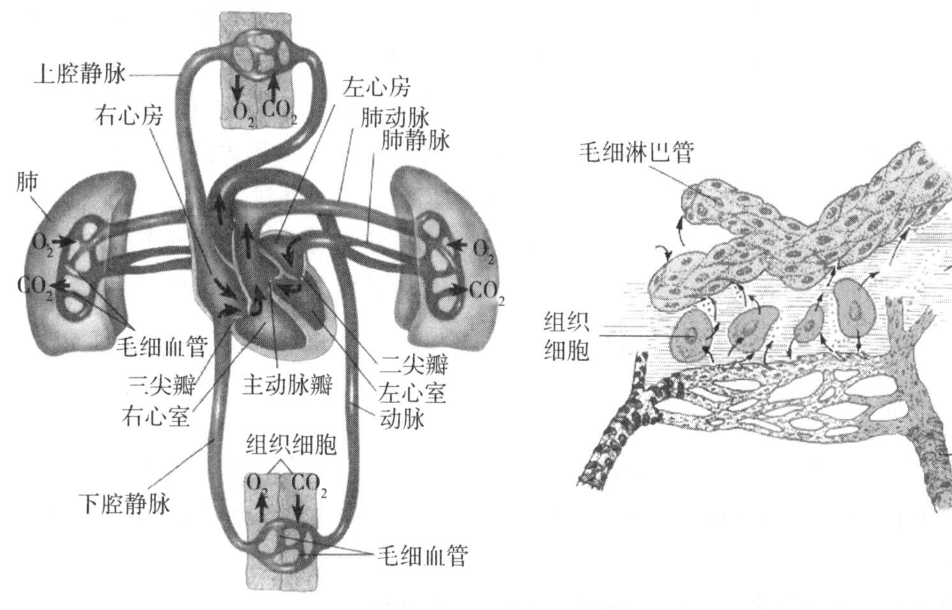

图 6－3　循环系统示意图　　图 6－4　循环系统的运输功能

二、呼吸系统

呼吸（respiration）是指机体与外界环境之间的气体交换（gas exchange）过程。此过程由三个环节组成：①外呼吸（external respiration），是指外界环境与血液在肺部进行的气体交换，其包括肺通气（pulmonary ventilation，即外界空气与肺之间的气体交换）；②气体在血液中的运输（transport of gas in the blood）；③内呼吸（internal respiration，即血液与组织之间的气体交换过程），有时也把细胞内的氧化过程包括在内。

图6-3显示，血液在体内循环时，也抵达双侧肺部，并进行肺换气，把组织细胞在新陈代谢时产生的CO_2从肺毛细血管中的血液扩散到肺泡（alveoli）；另一方面，吸入到肺泡中的O_2则扩散入肺毛细血管内的血液。通过肺换气以维持血液中的O_2和CO_2浓度于稳定的状态，以保证机体新陈代谢的需要。由此可见，肺泡是肺部气体交换的场所。

三、消化系统

机体进行新陈代谢时，不仅需要通过呼吸吸入足够的O_2，排出CO_2，还必须通过胃肠道（gastrointestinal tract）摄取营养物质。营养物质来自食物。食物中的营养物质包括蛋白质、脂肪、糖类、维生素、水和无机盐。除了水、无机盐和大部分的维生素可直接被人体胃肠道吸收外，蛋白质、脂肪和糖类等结构复杂的大分子有机物，必须先在消化道内分解为结构简单的小分子物质，如蛋白质分解为氨基酸（amino acid），脂肪分解为脂肪酸（fatty acids）等。这些小分子的营养物质通过消化道黏膜进入血液循环，补充内环境中被消耗了的营养物质，确保组织细胞的正常功能活动。

生理学上，把食物在消化道内分解为可吸收的小分子物质的过程称为消化（digestion）。它包括：（1）机械性消化，即通过消化道肌肉的收缩活动将食物磨碎并与消化液充分混合，还可将食物不断地推向消化道的远端；（2）化学性消化，即通过消化腺分泌的消化液中的各种消化酶，如胃蛋白酶（pepsin）、胰蛋白酶（trypsin）、胰淀粉酶（amylase）、脂肪酶（lipase）等，将食物中的蛋白质、脂肪和淀粉等大分子物质分解为小分子的物质。消化后的小分子物质及水、无机盐及维生素等通过消化道的黏膜进入血液和淋巴液循环的过程称为吸收（absorption）。但是，并不是所有被胃肠道吸收的物质都能以其被吸收的形式被体内细胞所利用。此时，肝脏能改变这些物质的化学成分使其成为比较容易被利用的物质。

四、肾脏

肾脏是体内一个重要的排泄（excretion）器官。肾脏的基本结构和功能单位称肾单位（nephron），由肾小体（renal corpuscle）及与之相连的肾小管（renal tubule）构成。肾脏在维持体内稳态方面主要具有如下功能：

1. 排泄代谢的终产物（end-product of metabolism）

人体在代谢过程中可产生许多终产物，包括尿素（urea，氨基酸代谢产物）、肌酐（肌肉的肌酸代谢产物）、尿酸（核酸的代谢产物）及其他含氮物质等。肾脏通过生成尿液的方式排泄这些代谢废物。如果肾的排泄功能不好，这些代谢废物在血液中的浓度超过正常范围，将会影响组织细胞的功能活动。例如慢性肾小球肾炎患者，当其肾脏排泄尿酸、肌酸、尿素等的功能严重受损时，则会出现尿毒症，影响消化系统、造血功能等，甚至危害生命。

2. 调节体内水和电解质的平衡及渗透压

为了维持内环境的稳态，排除水分和电解质的量必须和这些物质的摄入量精确地保持平衡。肾脏调节水和渗透压平衡的能力很强。在大量饮水时，尿量增多，尿液的渗透压降低；而在机体缺水时，尿量明显减少，尿液的渗透压也明显升高。正常情况下，通过肾脏的调节，无论饮水过多或过少，体内的水分和渗透压仍能够维持在稳定的水平。

肾脏具有重吸收 Na^+、K^+、Ca^{2+} 等电解质的功能，也能分泌 K^+，通过这些作用方式维持内环境中电解质水平的相对稳定。

3. 调节酸－碱平衡

HCO_3^- 是机体的重要碱储备，是 H^+ 的结合者，具有抗酸作用。肾脏可通过重吸收滤过的 HCO_3^-，分泌 H^+ 及排泄非挥发性酸等途径参与体液的酸碱平衡调节。

综上所述，血液循环等 4 个体内主要的功能系统均在维持内环境的稳态中起着重要的作用。值得注意的是，这些功能系统的正常功能活动主要是在神经调节和体液调节的控制下进行的，可见神经系统和内分泌系统在保证内环境的稳态中也起着极其重要的作用。

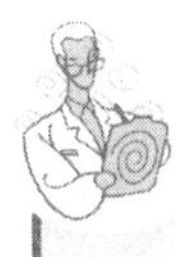

第五节　人体功能活动的调节方式

人体的结构极其复杂，各种结构在功能上又高度分化，但它们的活动互相协调一致，使机体成为一个统一的整体，同时又能根据体内外环境的复杂变化作出适应性的反应，使机体与环境保持协调统一。所有这些均是通过机体的神经调节（nervous regulation）、体液调节（humoral regulation）及器官、组织的自身调节（auto regulation）等三种调节方式实现的。

一、神经调节

神经调节是上述三种调节方式中最重要的一种。所谓神经调节是指中枢神经系统通过传入和传出神经对体内的功能活动进行调节。其基本的调节方式是反射（reflex）。完成反射的结构基础称为反射弧（reflex arc）。如图 6－5 所示，反射弧由感受器（receptor）、传入神经（afferent nerve）、反射中枢（reflex center）、传出神经（efferent nerve）和效应器（effector）五个部分组成。不同种类的感受器能分别感受体内外的不同刺激（如机械的、物理的、化学的等），并把刺激能量转换为神经冲动（电信号）；

神经冲动沿着传入神经从外周传送到反射中枢（即中枢神经系统内与某一功能有关的神经元相对集中的部位），它的功能是对传入信息进行分析综合后，然后发出“指令”（传出冲动）；传出神经的作用是把传出冲动传送到效应器；效应器接收到反射中枢的“指令”后作出适应性反应。

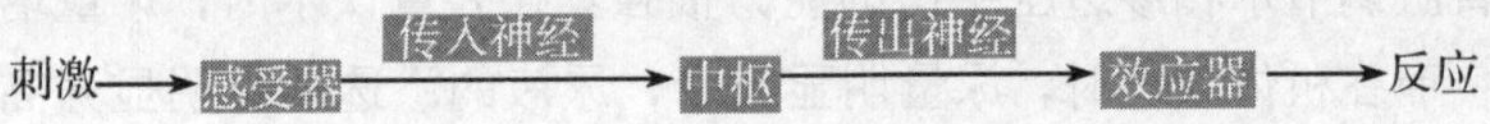

刺激→感受器—传入神经→中枢—传出神经→效应器→反应

图6-5　反射弧的组成

一般来说，神经反射的特点是反应比较迅速，作用范围比较局限，但调节精确。

根据反射建立的条件不同，高等动物和人类的反射活动分为非条件反射（unconditioned reflex）和条件反射（conditioned reflex）两种类型。

非条件反射是指与生俱来就有的、由遗传因素决定的、无需后天训练即可发生的反射。例如口腔咀嚼食物时，即可引起胃液分泌反射性增多。非条件反射的生理意义在于维持机体生存和生殖功能等。

条件反射是个体出生后，根据自身所处的生活环境而建立起来的。例如“望梅止渴”、“画饼充饥”等就属于此类反射。条件反射是建立在非条件反射的基础上，且具有预见性，一般都有大脑皮层的参与，属于脑的高级神经活动。

二、体液调节

体液调节（humoral regulation）是指体内某些组织细胞所产生的一些化学物质通过血液循环或组织液影响靶器官、靶组织、靶细胞的功能活动的一种调节方式。这些化学物质包括由经典的内分泌腺（如甲状腺、肾上腺等）或某些内分泌细胞分泌的激素（hormone），某些组织细胞分泌的细胞因子（如白细胞介素）和某些新陈代谢的产物，如乳酸等。体液调节有多种作用方式。

1. 全身性体液调节

主要是指内分泌细胞或内分泌腺分泌的激素进入血液循环输送到全身各部位，调节远隔部位的器官、组织或细胞的功能活动。被激素作用的器官、组织、细胞分别被称为激素的靶器官、靶组织或靶细胞。

2. 局部性体液调节

是指某些组织细胞产生的一些化学物质进入组织液，并扩散到邻进的组织细胞而调节它们的活动。这种调节方式也称为旁分泌（paracrine）调节。

3. 自分泌调节

有些细胞的化学物质被分泌后又反过来作用于细胞本身，影响细胞分泌化学物质的数量与速度，这称为自分泌（autocrine）调节。

4. 神经-体液调节

体内某些内分泌细胞的功能活动直接或间接地接受神经系统的调节，因此，体液调节就成为神经调节的一个环节，这种相互联系的调节方式称为神经-体液调节

(neuro－humoral regulation)。例如肾上腺髓质激素的分泌活动是直接受交感神经节前纤维调节的，当交感神经节前纤维兴奋时，肾上腺髓质激素（如去甲肾上腺素、肾上腺素）的分泌量就增加。

三、自身调节

体内的某些组织、细胞在内、外环境变化时，凭借着本身的内在特性，而不依赖于神经调节和体液调节，就能产生适应性的反应，这种调节方式称为自身调节（autoregulation)。例如血管平滑肌受到牵拉刺激时，自身就会发生收缩反应。

自身调节的特点是常局限于一个器官或一小部分组织或细胞，调节准确而稳定，但调节幅度小，不够灵敏。

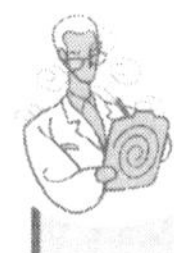

第六节　人体内的反馈控制系统

机体功能活动的调节过程和工程技术中的控制过程有着许多相似之处。以工程技术的控制论（cybernetics）来分析体内的调节过程，可以发现存在数以千计的多种控制系统，甚至在一个细胞内就存在不少极其复杂的控制系统。控制系统由控制部分和受控部分组成，并可分为非自动控制系统（non－automatic control system)、反馈控制系统(feedback control system）和前馈控制系统（feedforward control system）三类。本节主要介绍反馈控制系统。

如图6－6所示，反馈控制系统是由比较器、控制部分和受控部分组成的一个闭环系统（closed－loop system)。控制部分对受控部分发出指令，而受控部分则将其活动的状况输送到监测装置检测，然后转变为反馈信息，输送到比较器进行比较，经比较后，产生偏差信息反馈到控制部分，以调整控制部分对受控部分的影响。上述的神经调节或体液调节中的调节机构（如反射中枢、内分泌腺等）是控制部分；效应器、靶器官、靶组织、靶细胞等被调节部分是受控部分。根据反馈信息对控制部分的不同影响，反馈控制系统又分为负反馈（negative feedback）和正反馈（positive feedback）控制系统。

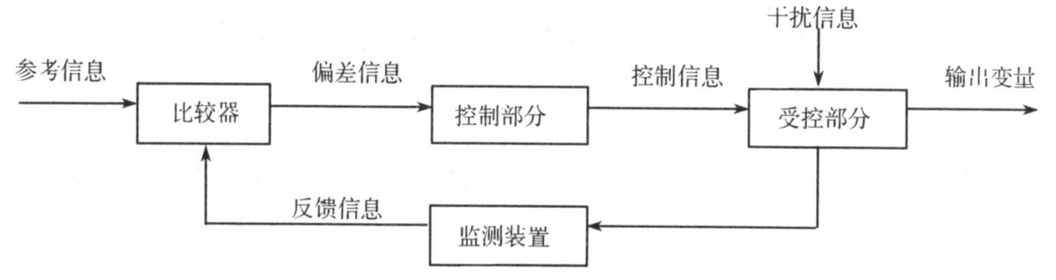

图6－6　反馈控制系统示意图

一、负反馈控制系统

负反馈是指受控部分发出的反馈信息能减弱控制部分活动的反馈。例如，在正常生理状态下，动脉血压保持在稳定的水平，当某些原因引起小动脉血管平滑肌（受控部分）收缩，导致血压升高（超过正常水平）时，就会刺激位于颈动脉窦和主动脉弓的压力感受器（监测装置），它们就会把检测到血压升高的信息反馈给心血管中枢（控制部分），经过比较后，便使与控制心脏和血管活动有关的神经元的活动减弱，导致心脏（受控部分）搏动减慢，收缩减弱，小动脉平滑肌（受控部分）舒张，于是血压恢复到原先的水平。此外，甲状腺激素和肾上腺糖皮质激素的分泌调节等均为负反馈调节。

负反馈普遍存在于体内的各种调节机制中，其生理意义在于维持机体功能活动和内环境的稳态。

二、正反馈控制系统

正反馈是指反馈信息能加强控制部分活动的反馈。在正反馈的过程中，来自受控部分的反馈信息能使控制部分的活动加强，又通过控制部分输出增强的信号，使受控部分的活动再增强，如此循环往复，使正反馈控制系统处于一个再生状态（regeneration）。例如排尿、分娩、血液凝固过程等均存在正反馈。

与负反馈的作用相反，正反馈的结果不是维持机体功能活动或内环境的稳态，而是破坏原先的平衡状态。其生理意义在于使某些生理活动过程能够迅速发动，不断加强并及时完成。

在正常生理情况下，属于正反馈机制的调节很少。但是在病理情况下，会呈现许多正反馈，通常称为恶性循环（vicious circle）。例如各种原因引起的大出血使心脏和脑等器官的血液供应明显减少，导致心脏的收缩功能减弱，心输出量更少，心脏和脑等器官的功能进一步衰竭。如果没有采取有效的治疗措施中断此恶性循环，最终会导致机体死亡。

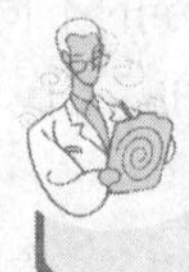

第六节　人体生理学课程教学介绍

本门课程一般安排在大学二年级上学期。理论课 85 学时，每周 5 节，在该学期第十八周结束。其中讲授的重点章节为循环系统和神经系统，均为 16 学时。

实验课一般与理论课同时开展，在第一周熟悉实验生理科学的基本内容和要求之后，第二周即开展生理学实验课，共 6 次，具体内容包括坐骨神经－腓肠肌标本制备，神经干动作电位传导速度测定、期前收缩与代偿间歇、呼吸运动的调节、动脉血压的调节、影响尿液生成的因素。

考核方式以笔试为主，总分 100 分。其中，理论课笔试成绩占 90%，实验课成绩占 10%。笔试试卷题型一般为：选择题（单项占 3/4，多项占 1/4），简答题和问答题。

一、如何学习人体生理学

本课程安排在人体解剖学和组织胚胎学等课程后开设，前者属形态学的内容，而人体生理学属于功能学的范畴，需要同学们运用逻辑推理能力来掌握相关内容。在学习过程中，同学们需要注意的有以下几个方面：

（1）认识到人体生理学的重要性。人体生理学作为医学主干课程，是联系基础医学和临床医学的桥梁，是同学们今后学习临床知识的基础。因此要意识到这门学科的重要性，端正学习态度，在学习过程中遇到困难时知难而进，刻苦钻研。

（2）做好课前预习。通过预习，发现自己不懂或难以理解的知识点，带着问题来听课，效果会更好。

（3）注意总结。在学习过程中，对一些知识做好总结。如在学习心血管活动的调节时，总结机体的调节方式有哪几种，各有什么特点，这些方式之间有什么联系等，这样会便于同学们对这些知识有更系统的掌握。

（4）理论联系实际。生理学是对人体正常功能的阐述，这些正常的功能，和我们的日常生活息息相关。因此，同学们在日常生活中，可结合生活实际来理解人体生理学的内容。比如，同学们在跑步的时候，会感觉到心跳加快、呼吸急促。这个时候，同学们可以提出问题，为什么机体会产生这些变化？这些变化是怎么发生的？进而用人体生理学的知识来解释这些现象，加深对知识的理解。此外，学院开展的“三早”（早期接触临床、早期接触科研、早期接触社会）活动，对大家的学习也非常有帮助。在早期接触临床的过程中（预见习），同学们可以观察到一些直观的临床现象，如混浊的蛋白尿、浮肿、黄疸等，这些现象将会激发同学们思索其背后的机制，并会感觉到自己学习到的知识可以应用于临床，从而更好的激发大家的学习兴趣。

（5）抓大放小，纵横联系。在学习人体生理学的过程中，对各个系统的主要功能和主要调节方式要做到心中有数，这就是抓大的含义。放小的意思是，对某些细微的知识点，如果一时难以理解，在不影响对主要内容的理解掌握的前提下，可以暂时先放一放。纵横联系是指在学习生理学的过程中，主动学习，主动联系形态学、临床医学等知识，加深理解，增强应用知识的能力。例如，在学习心脏的泵血功能时，可自行查阅心脏的形态、结构、瓣膜的构成和功能等形态学知识，在形态学的基础上，加深对泵血功能的理解，并联系临床，查阅心力衰竭的临床表现、病理生理机制等，纵横贯穿，构建立体的知识层次结构。

（6）合理使用参考资料。目前有很多人体生理学的学习参考资料。可以说，每本书都有一定的参考价值，同学们可以根据自身的学习情况，挑选合适的参考书籍。此外，目前的学习趋势是网络教育学习。同学们可以登陆学校主页，进入国家级教学名师王庭槐教授主持的生理学论坛，提出自己的问题，发表自己的学习见解。同学们也可登陆中山大学4a教学平台，利用丰富的多媒体资源和各种在线教学活动，进行自主学习和研究性学习。

参考教材和网络资源

1. 主要教材及参考教材

(1) GUYTON A C，HALL J E. 医学生理学. 10版. 北京：北京大学医学出版社，2002.

(2) FOX S I. Human Physiology. 9th. New York：McGraw – Hill Co. 2006.

(3) 姚泰. 生理学. 北京：人民卫生出版社，2001.

(4) 王庭槐. 生理学. 2版. 北京：高等教育出版社，2008.

(5) 刘先国. 生理学. 北京：科学出版社，2004.

(6) 范少光，汤浩，潘伟丰. 人体生理学. 3版. 北京：北京医科大学出版社，2006.

2. 网络资源

(1) 中山大学生理学教学平台：http：//www. uecourse. com/hep/plugin/sysu/slx/

(2) 中山大学国家级精品课程生理学教学网站：http：//jpkc. sysu. edu. cn/shengli/mpg/shenbao/

(3) 北京大学医学部生理学精品课程教学网站：http：//jpkc. bjmu. cn/shengli2006/index. html

(4) 浙江大学医学院生理学精品课程教学网站：http：//www. physiol. net/

(5) 美国佛蒙特大学生理学教学网站：http：//physioweb. med. uvm. edu/

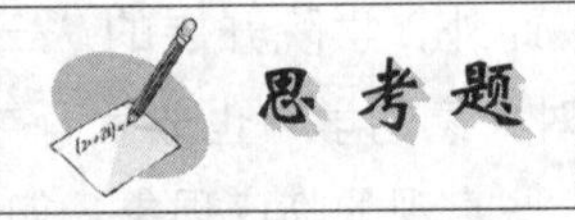

思考题

1. 生理学的特点与解剖学、组织胚胎学有何不同？
2. 各器官系统的生理功能的调节方式有哪些？各有何特点？
3. 人体生理学与医学有什么联系？
4. 为什么生理学要从三个水平上开展研究？
5. 人体生命活动具有哪些基本特征？

附　诺贝尔与诺贝尔奖简介

瑞典化学家诺贝尔一生有不少重要发明，尤以炸药发明最为著名，他本人也因此积累了巨大财富。在他去世的前一年，即1895年11月27日，他在巴黎用瑞典文写下遗嘱，将其一生积蓄大约800万美金作为奖励基金，要遗嘱执行人对这笔遗产进行安全可靠的投资，以每年的利息做奖金，奖励本年度全世界在物理学、化学、医学或生理学、文学及人类和平事业上作出了巨大贡献的人士。1896年12月10日，诺贝尔在意大利去世。为了纪念这位先哲，创立的诺贝尔奖便在每年的12月10日颁发。皇家科学院和皇家卡洛琳医学研究所将在斯德哥尔摩分别为本年度杰出的物理学家和化学家及医学或生理学家戴上这一领域最为荣耀的桂冠。瑞典国王也会出席这一盛大典礼。

诺贝尔奖从1901年开始颁发至今，先后有近千名科学家获得了物理学、化学和医学奖。时至今日，它仍是这三个领域最权威，也是奖额最高的奖项，激励着一代又一代科学家为了人类的美好未来发奋创造，同时，也推进科学事业的国际合作和交流。1986年，又增设了诺贝尔经济学奖。迄今为止，有5位华裔科学家获得了诺贝尔奖，他们是杨振宁、李政道、丁肇中、李远哲和朱棣文。

有关诺贝尔与诺贝尔生理或医学奖详见诺贝尔与诺贝尔奖网站：http：//nobelprize. org/nobel_ prizes/medicine/（The Nobel Prize in Physiology or Medicine）。

（冯鉴强　付晓东）

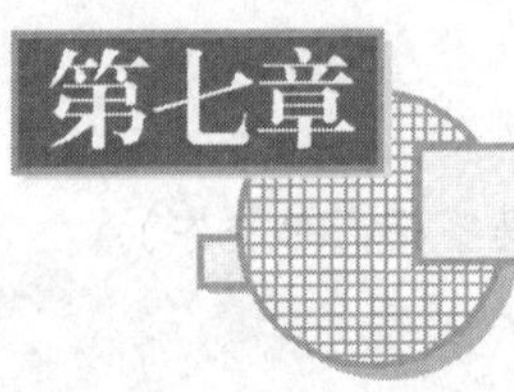

第七章 病理生理学

病理生理学（pathophysiology）是一门侧重从功能和代谢角度，阐明疾病发生、发展和转归规律的学科。其以辩证唯物主义观点为指导，运用科学方法探讨疾病本质，研究疾病的病因、发病机制及其功能代谢变化，以及这些变化与临床的联系，为疾病防治提供科学的理论依据。因此，病理生理学是医学的主干课程，也是紧密联系基础医学与临床医学的主要桥梁课程。

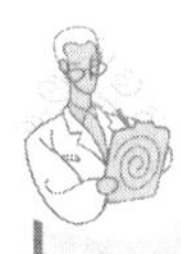

第一节　病理生理学概述

一、病理生理学的任务和内容

病理生理学的研究范围非常广泛，包括临床各科的任何疾病以及在实验动物上复制的任何疾病。尽管疾病的种类繁多，但所有疾病在其发生、发展和转归过程中都存在一些共同规律；而针对某一器官的病变或具体疾病，又各有其特殊的变化和规律。因此病理生理学的内容可以分成三个部分，即总论、基本病理过程以及各论。总论包括绪论和疾病概论，讨论关于疾病发生发展的普遍规律即病因学，和发病学的一般规律，如疾病发生的原因和条件，疾病时稳态（homeostasis）调节的紊乱及其规律，疾病的转归等。基本病理过程（pathological process）是指不同器官、系统在许多不同疾病中可能出现的共同的、成套的形态结构、功能和代谢的变化，如水、电解质和酸碱平衡紊乱、应激、缺氧、发热、播散性血管内凝血和休克等。各论也称各系统病理生理学，主要论述几个主要系统的某些疾病在其发展过程中可能出现的常见和共同的病理生理变化，例如心血管系统的心力衰竭，呼吸系统的呼吸衰竭，泌尿系统的肾功能衰竭等。至于每一种具体疾病的特殊变化和特殊规律，将分别在相关的临床课程中讲授。

二、病理生理学在医学中的地位及其与相关学科的联系

病理生理学的性质决定了它是一门紧密联系基础医学和临床医学的重要桥梁学科，在整个医学学科中占据十分重要的地位。这种重要性体现在：①掌握病理生理学知识是正确诊治疾病的基本前提。毫不夸张地说，一个临床医生业务水平的高低，与其对疾病发生机制的理解及其对病理生理学基础理论知识的掌握程度密切相关。因此，对于医学生来说，学好病理生理学，是学好临床课程的重要条件。②病理生理学的发展，疾病机制探究的不断深入，往往能不断促进临床医学的发展。③对疾病发生机制的深入研究也是创新药物研发的重要前提条件。只有深入认识疾病发生机制，才有可能找到针对某种疾病的药物靶标，并通过这些靶标研发出新药。

病理生理学与其他医学基础学科亦存在密切联系。伴随生物－医学模式向生物—心理—社会医学模式的转变及分子生物学和相关前沿生命科学与各学科的相互渗透，对疾病本质的阐明和发病机制的研究，必然要将正常机体中形态、功能、代谢与基因、细胞、组织及机体、环境、心理等方面的相关知识和研究成果有机联系，进行综合分析和科学思维，才能全面正确地认识疾病过程中出现的各种变化。因此病理生理学与生理学、生物化学、分子生物学、医学遗传学、病理学、免疫学、药理学、微生物学、

生物学等医学基础学科的关系密切，这些学科的每一个重大进展，都不断提升病理生理学的研究水平，并推动病理生理学的发展。因此，掌握上述相关学科的基本理论和方法是学好病理生理学的必要条件和基础，同时病理生理学又是学习临床课程的基础，为临床正确认识疾病提供理论依据，它们是基础医学和临床医学之间的桥梁课程，起着承前启后的作用。

病理生理学与临床实践联系密切，因为无论在疾病诊断、治疗方案制订乃至疾病愈后判断等诸多方面，都需要临床医生以病理生理学的理论知识为依据。此外，临床上尚存在大量的病理生理学问题需要解决，例如寻找致病的原因和条件、研究疾病发生发展的规律与机制，防治水、电解质、酸碱平衡紊乱、纠正缺氧、休克、器官功能衰竭等。因此，病理学与病理生理学不仅是理论性很强的学科，也是实践性很强的学科，是医学生的必修课程。

三、病理生理学的主要研究方法

病理生理学既是一门理论性学科，同时也是一门实验性学科。为了探索和阐明疾病发生发展的规律以及疾病状态下体内的功能代谢变化，病理生理学科研工作者必需借助于先进的生物技术展开实验研究。病理生理学主要的研究方法如下：

1. 动物实验

通过在动物体内复制类似人类疾病的模型，可以对疾病的功能、代谢变化进行深入的动态观察，并在必要时对其进行实验治疗，以探索疾病发生的机制和治疗疾病的方法。由于动物实验可以人为控制实验条件和具有较好的可重复性，并能进行动态观察和实验性治疗，便于获取人体无法取得的研究材料。因此，动物实验已成为病理生理学的主要研究方法。但动物与人不仅在形态结构、功能、代谢上存在差异，而且人类具有高度发达的神经系统及第二信号系统。人与动物既有共同点，又有本质的区别。因此，不能将动物实验结果盲目应用于人类。只有把动物实验结果与临床资料相互比较，进行综合分析，才能被临床医学借鉴和参考。

2. 临床观察

病理生理学研究的是患病机体中的功能代谢变化，因此人体是其主要研究对象。在不损害病人健康的前提下，对病人进行周密细致的临床观察以及必要的临床实验，借以研究患病机体功能、代谢的动态变化及探讨其变化的机制，为揭示疾病本质提供了最直观的结果。临床观察是病理生理学研究不可或缺的研究方法，很多研究必须通过对病人进行周密细致的临床观察后才能得出结论，有时为了探索疾病动态发展的规律甚至要对患者的病情进行长期的跟踪随访。

3. 疾病的流行病学研究

为了从宏观和微观世界中探讨疾病发生的原因、条件，疾病发生、发展的规律和趋势，从而为疾病的预防、控制和治疗提供依据，因此传染病和非传染病的群体流行病学研究和分子流行病学研究都已成为疾病研究中重要的方法与手段。

4. 分子生物学实验

近年来，病理生理学研究方法正在发生重大变革，人们已经采用分子生物学技术来研究细胞受体、离子通道、细胞信号转导变化以及细胞增殖、分化和凋亡调控等在疾病发生发展中的作用。现代医学研究证明，很多人类疾病都与基因改变有关，采用分子生物学技术识别与克隆疾病相关基因、检测基因结构及其表达、调控异常等将成为本世纪医学研究的主题。

随着生命科学和生物技术的日益发展，研究疾病的模型也在发展，目前除疾病的整体动物模型外，还有疾病的离体器官模型、细胞模型、数学模型和基因工程动物模型等。所谓基因工程动物模型是指应用基因工程技术复制人类疾病动物模型的方法。通过基因工程技术将外源基因导入动物胚胎细胞，并整合到其基因组中使该胚胎细胞获得某个基因，体内出现相应的变化，该动物称为转基因动物（transgenic animal），如剔除某个基因，则该动物为基因敲除动物（gene knock out animal）。例如载脂蛋白 E（ApoE）基因敲除大鼠可诱发动脉粥样硬化。总之，病理生理学的研究方法包括了从整体水平、器官系统水平、组织细胞水平及分子水平进行研究。

生命科学研究的重要性在21世纪日益凸显，随着生物－医学模式向生物－心理－社会医学模式转变，科研工作者日趋关注生命现象的本质、疾病与社会的关系，疾病时的身心变化，人与社会间的协调等问题。近年来，循证医学（evidence based medicine，EBM）在医学研究领域已受到高度的重视。所谓循证医学是指一切医学研究与决策均应以可靠的科学成果为依据。循证医学以证据为基础、实践为核心，加拿大学者 David Sacketl 将 EBM 定义为：慎重、准确和明智地应用现有临床研究中得到的最新、最有力的科学研究证据对患者作出医疗决策。由此可见 EBM 强调对证据的重视和遵循。病理生理学研究同样必须遵循此原则，借助于各种研究手段以获取、分析和综合在不同水平（社会群体水平、个体水平、器官系统水平、细胞水平和分子水平）上获得的研究结果，为探讨疾病的发生发展规律、发病机制与治疗方法提供充分的理论与实验依据。

四、病理生理学发展简史

病理生理学作为一门年轻的学科，其发展是同人类认识疾病本质的认识过程密切联系的，并随着整个医学实践的需要逐渐发展起来的。19 世纪中叶，法国生理学家克劳·伯纳德（Claude Bernard）首先倡导以研究活体疾病为主要对象的实验病理学，开始在动物身上复制人类疾病的模型，用实验方法来研究疾病发生的原因和条件以及疾病发展过程中功能、代谢的动态变化，这就是病理生理学前身——实验病理学。随着自然科学和医学研究的飞速发展，关于疾病状态下机体的形态与功能研究也不断深入。

1879 年，俄国喀山大学最早成立病理生理学教研室，后来在法国、前苏联、东欧及西方一些国家都先后设立病理生理学教研室或讲授病理生理学课程。病理生理学作为一门新兴的学科，一经诞生就显示其旺盛的生命力，它揭示了疾病时各种临床表现和体内变化的内在联系，阐明了许多疾病发生的原因、条件、机制和规律。近年来由于分子生物学技术的发展，特别是 2000 年人类基因组计划（human genome project，

HGP）和功能基因组学（functional genome）的完成使我们对疾病的认识已经深入到基因水平，但是由于人体内正常或疾病时真正发挥功能的是蛋白质，因此在后基因组时代蛋白质组学（proteomics）的研究也已深入到疾病研究的各个领域，并使人们对疾病本质的看法提高到更深的理性认识阶段。

我国自1954年起，在全国各高等医学院校陆续设立病理生理学教研室，并开设了病理生理学课程。中山大学中山医学院病理生理学教研室创建于1955年，是我国医学院校首批获准成立、为数不多的病理生理学教研室之一，最初由汤泽光教授任主任，侯灿任秘书。教研室成立之初，除派侯灿及罗椒衍赴北京参加全国首届病理生理高级师资班接受苏联专家培训外，积极参考苏联和英美有关资料自编首部教材，开始为本科生及部分临床医生讲授本学科，受到学生和医生的欢迎。

1961年召开了第一次全国病理生理学术讨论会，并成立了中国生理科学会病理生理专业委员会筹委会。1963年举办第二届全国学术会议，大大推动了学科的发展。1980年成立了中国生理科学会病理生理学会，此后为了加强专业对口交流，并根据国内具体情况，先后成立了肿瘤、心血管疾病、动脉粥样硬化、微循环、休克、缺氧和呼吸、炎症发热和感染、实验血液学、消化、受体、免疫、中医、动物病理生理及危重病医学等专业委员会。1985年3月中国科协批准正式成立国家一级学会中国病理生理学会（Chinese Association of Pathophysiology，CAP）。经过几代人的努力，2010年中山大学医学院《病理生理学》被评为国家级精品课程。

我国1984年创办了病理生理学报，1986年改为中国病理生理杂志，它在推动病理生理学术交流方面作出了重要贡献。为了及时介绍国内外重大进展，病理生理的专家们分别编写了各种专著，如临床病理生理学、病理生理学进展、人体病理生理学、医学百科全书病理生理学分册、细胞分子病理生理学以及高级病理生理学等，这些著作对促进病理生理学的教学和学术交流起了重要的作用。时至今日，我国病理生理学工作者在肿瘤病因和发病、缺氧、发热、休克、微循环障碍、心血管疾病等多方面取得了可喜的成果。我国病理生理学的教学与研究正与国际接轨，不断吸取国外病理生理教材中适合于我国使用的内容与方法。相信在我国病理生理学学者们的不懈努力下，中国病理生理学一定会有广阔和美好的发展前景。

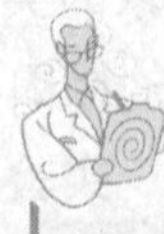

第二节　疾病概论

一、健康与疾病

1. 健康的概念

健康与疾病属于生命现象的对立统一体，也是人类永恒的主题。随着生物－医学模式向生物－心理－社会医学模式的转变，人们已经意识到不能将健康简单地看作是“不生病”或没有病痛，而应该从躯体、心理和社会适应能力等方面给予健康全面的认识。

健康（health）是医学上的一个重要概念。世界卫生组织（World Health Organization，WHO）关于健康的定义是：健康不仅仅是没有疾病或病痛，而是一种身体上、心理上和社会上的完好状态（complete well－being）。根据这个定义，健康不仅仅是身体健康，而且还要有心理上的健康和对社会较强的适应能力，换言之，健康的人，应该是身体健康，心理也健康，而且还必须具有进行有效活动和劳动的能力，能够与环境保持协调关系。

健康的标准不是绝对的，而是相对的。在不同的地区，不同的群体，不同的个人或个人的不同年龄阶段，健康的标准是有差异的。随着社会的发展和进步，健康的水平、健康的内涵，也会不断发展。

经调查发现，并非所有没有病痛的人都能呈现这种“完好状态”，人群中真正健康（第一状态）和患病者（第二状态）不足2/3，1/3以上的人群处在健康和患病之间的过渡状态，即所谓的“第三状态”或“亚健康（sub－health）状态”。亚健康状态是指介于健康与疾病之间的生理功能低下的状态，并有可能趋向疾病的状态，因此也被称为诱发病状态。亚健康状态的发生可能与学习和工作压力过大、不良生活习惯和环境污染日益加剧等诸多因素有关，亚健康可表现为：①躯体性亚健康状态。主要表现为疲乏无力，头昏脑胀，精神不振；②心理性亚健康状态。主要表现为焦虑、烦躁、易怒、孤独、忧郁、情绪低落、睡眠不佳等，严重时可伴有胃痛、心悸等表现；③人际交往性亚健康状态。主要表现为与社会成员的关系不融洽，心理距离变大，产生被社会抛弃和遗忘的孤独感。亚健康状态是很多疾病的前期征兆，猝死和过劳死是亚健康状态未进行及时干预，一部分人出现未老先衰、猝然死亡的恶果。

2. 疾病的概念

疾病概念是对疾病本质认识的概括，它随着人类对疾病认识水平的提高而变化。目前认为，疾病（disease）是指机体在一定条件下，由病因与机体相互作用而产生的一个损伤与抗损伤作斗争的过程。在此过程中，因自稳态调节（homeostasis control）紊乱而发生生命活动障碍，组织、细胞发生功能、代谢和形态结构的异常变化；患者可出现各种症状、体征及社会行为的异常，对环境的适应能力降低和劳动能力减弱甚至丧失。

症状（symptom）是指患者主观上的异常感觉。临床上，患者可出现各种症状，如头痛、恶心、畏寒、不适等。体征（sign）是疾病的客观表现，能借助临床检查发现，如肝脾肿大、心脏杂音、肺部啰音、神经反射异常等。应注意的是在某些疾病的早期，可能尚未出现相关的症状和体征，但如果通过特殊的实验室检查，则可能发现异常，实现疾病的早期诊断和治疗。社会行为是指劳动、人际交往等一切作为社会成员的活动，疾病所引起的异常变化，可以不同程度的影响着病人的劳动能力，甚至丧失劳动能力或生活不能自理。

二、病因学

如前所述，任何疾病都是由一定原因引起的。受到人们认识水平的限制，目前还有相当多疾病的病因尚未完全明了。病因学（etiology）主要研究疾病发生的原因与条件。

（一）疾病发生的原因

疾病发生的原因，简称病因（etiology agents），亦可称为致病因素。它是指作用于机体引起疾病并赋予该疾病特征性的因素。

病因的种类很多，可将其分为如下类型：

1. 生物性因素

主要包括各种病原微生物（如细菌、病毒、真菌、支原体、立克次体等）和寄生虫。它们常常引起各种感染性疾病，其致病特点为：①有一定的感染途径和体内定位；②致病性的强弱不仅取决于病原体侵入宿主的数量、毒力和侵袭力，还与机体对病原体的感受性和抵抗能力有关，病原体和机体双方的力量对比决定着疾病的发展方向和程度；③病原体可引起机体的免疫反应，同时病原体也可能发生变异而改变其遗传特性。

2. 理化因素

包括机械力、高温、低温、电流、大气压、电离辐射、噪声等物理性因素和强酸、强碱、各种化学毒物（如汞，氯化物，有机磷农药）、药物中毒、化学毒气等化学性因素。大多数物理性因素所引起的疾病潜伏期较短，也无明显的组织器官特异性。化学性因素致病的潜伏期可长可短，其致病作用有一定的组织器官特异性，其致病作用还与作用部位与机体的功能状态有关。

3. 机体的必需物质缺乏或过多

机体正常的生命活动有赖于氧、水、微量元素、营养物质等必需物质来维持，这些物质缺乏或过多都可能导致疾病的发生，甚至导致机体死亡。如氧的缺乏或组织利用氧的能力下降（缺氧）可导致机体能量生成障碍，引发以中枢神经系统为主的一系列功能损害；氧过多（氧中毒）同样可导致疾病。营养物质包括糖，脂肪，蛋白质，维生素，无机盐等，如长期摄入高能量、高脂食物，可引起肥胖和心血管疾病；过量的维生素，尤其是脂溶性的维生素 A、维生素 D 可引起中毒；反之，如营养物质摄入减少或由于疾病状态引起的过度消耗，又可导致患者消瘦、免疫力下降，各种维生素的缺乏也可致相应疾病发生。微量元素如铁、铜、锌、钴、铝、硒、碘、氟、钒等的缺乏或摄入过多同样可致相应的功能代谢紊乱，如缺铁可引起缺铁性贫血，而摄入过多可致肝纤维化。

4. 遗传因素

遗传因素致病主要是通过基因的突变或染色体畸变引起的。基因突变如基因缺失、点突变、插入和融合等可引起相应的分子病。分子病可简单地分为单基因病和多基因病，前者是指单一基因的突变即可引起相应的疾病，如位于 X 染色体上的凝血因子Ⅷ

基因突变可引起血友病，但更多疾病如高血压、精神分裂症、糖尿病或癌症等常常是多个基因变异的综合，这种综合常常决定患病个体的遗传易感性，即由遗传决定的易于罹患某种疾病的倾向性。遗传易感性决定了相关个体具有患某种疾病的遗传素质，此类疾病的发生往往是遗传因素与环境因素共同作用的结果。染色体畸变引起染色体病，如性染色体畸变导致的两性畸形。

5. 先天性因素

先天性因素是指那些对发育中的胚胎引起损害的因素。由于先天性因素所致的疾病称为先天性疾病，如孕妇感染风疹病毒，可能损害胎儿而引起先天性心脏病。

6. 免疫因素

免疫功能是机体防御体内、外致病因子的重要屏障。免疫功能异常可表现为免疫缺陷、变态反应（超敏反应）和自身免疫。其中，免疫缺陷可分为先天性免疫缺陷和获得性免疫缺陷两类，此类病人常易发生条件致病菌的感染。变态反应则常常导致组织细胞的损伤和生理功能障碍，如某些食物（如虾、蛋类等）、花粉、药物（如青霉素）等可引起某些个体发生诸如荨麻疹、支气管哮喘甚至过敏性休克等变态反应性疾病。当机体免疫系统对自身抗原发生免疫应答则引起自身免疫性疾病，如系统性红斑狼疮、类风湿性关节炎等。

7. 精神心理和社会因素

作为存在于社会范畴里的人，其所处的社会环境、社会关系和所从事的社会活动，并由此产生的精神、心理等因素与疾病的发生有着密切关系。如高血压和消化道溃疡等应激性疾病，就是长期处于压力和紧张的状态之下所诱发的。不过值得注意的是，对于同样的精神刺激，不同人的承受能力可有差别，具有明显的个体差异性。

（二）疾病发生的条件

疾病发生的条件是指在病因作用于机体的前提下，能影响疾病发生发展的各种体内外因素。条件本身虽然并不直接导致疾病，但它的存在可促进或阻碍疾病的发生。如结核杆菌是结核病发生的原因，但并非所有感染了结核杆菌的个体都会发生结核病，但在营养不良、过度劳累、居住环境恶劣等导致机体免疫功能低下的条件下，就可引起结核杆菌。

能够促进和加强某一疾病原因作用的条件因素称为诱发因素，简称诱因。如感染、心律失常、妊娠和分娩等作为心力衰竭的诱因，可促进心力衰竭的发生。

疾病发生的原因与条件的关系表现为：①病因决定疾病的特异性，但致病条件可影响疾病的发生和发展；②并非每种疾病的发生都需要条件存在，如机械暴力、毒物中毒等并不需要条件即可致病；③疾病发生的原因和条件是相对的，某一因素，对于一种疾病是病因，而对于另一种疾病又可能是条件。如营养素缺乏对于营养不良症是致病原因，营养素缺乏致使机体抵抗力降低，又可以成为多种感染发生的条件。

三、发病学

发病学主要研究病因如何作用于机体并导致疾病发生。它主要涉及疾病发生发展过程中的普遍规律和共同机制。

（一）疾病发生发展的一般规律

不同疾病的发生发展过程中存在着一些共同的基本规律。

1. 损伤与抗损伤反应

在疾病的发生发展过程中，损伤反应和抗损伤反应贯穿其始终，并成为构成疾病各种临床表现、推动疾病发展的基本动力。其中，损伤性反应包括初始病因作用于机体所引起的原发性损伤以及由于连锁反应所产生的继发性损伤；抗损伤反应则主要表现为机体针对损伤所产生的防御和代偿反应。损伤与抗损伤反应构成矛盾的两个方面，两者的力量对比决定着病程发展的方向和转归。如器械暴力作用于机体时，可造成血管破裂、出血、组织缺氧和坏死等损伤性反应，因失血引起的动脉血压下降和暴力引起的疼痛可导致交感神经兴奋，从而引发一系列的抗损伤反应，诸如血管收缩有利于维持动脉血压和保证心、脑等重要器官的动脉血液供应，心率加快和心肌收缩力加强可增加心输出量等。如果损伤较轻，通过上述抗损伤反应和及时有效的治疗，机体可恢复健康；反之，如抗损伤反应不足以抗衡损伤反应，又未得到有效治疗，则病情恶化，出现创伤性或失血性休克甚至危及生命。值得注意的是，抗损伤反应有一定的局限性，并且损伤与抗损伤反应之间并无严格的界限，随着病情的发展和条件的改变，抗损伤反应亦可能转变为损伤反应。

2. 因果转化

疾病发生发展过程中，在原始致病因素作用于机体所产生的损伤性变化，在一定条件下又可作为发病原因引起另一些新的变化。这种由原始病因引起的后果在一定条件下转化为后续变化的原因的过程可称为因果转化。它常是疾病发展的重要形式，推动疾病的发生发展。如果不能及时阻断这种因果转化过程，将形成恶性循环，加剧疾病的恶化；反之，采取及时有效的措施，针对发病过程的主导环节阻断恶性循环将使疾病向有利于康复的方向发展。

3. 局部与整体

任何疾病都存在全身反应和局部表现。如扁桃体炎患者，除了扁桃体呈现红、肿、热、痛等局部炎症表现外，也可出现发热、白细胞升高、精神不振等全身反应。此时，如机体抵抗力较强，炎症即可消退反之，如机体抵抗能力低下，炎症可进一步发展甚至经血液播散造成毒血症。在许多情况下，疾病的全身反应最初常表现为局部病变，如疖肿是糖尿病的局部表现。因此，在医学实践中必须重视整体与局部的关系，并明确在具体疾病发生发展过程中起主导作用的是局部还是全身性因素。

（二）疾病发生的基本机制

疾病发生的基本机制（mechanism）是指参与很多疾病发病的共同机制。

1. 神经机制

神经系统在调控人体生命活动中起重要作用。致病因素可以直接或间接影响神经系统的功能而影响疾病的发生和发展。如破伤风杆菌作用于中枢神经系统，引起全身抽搐和交感神经功能亢进；有机磷农药中毒可致乙酰胆碱酯酶失活，使大量乙酰胆碱堆积于神经突触及神经-肌肉接头处，从而引起肌肉痉挛、出汗、流涎等表现。而另一些致病因子可通过神经反射引起相应器官组织的功能代谢变化，如快速失血引起的反射性交感神经兴奋，可以调节心血管系统的功能。

2. 体液机制

体液因子（humoral factor）可通过内分泌（endocrine）、旁分泌（paracrine）和自分泌（autocrine）的方式作用于局部或全身，影响细胞的代谢与功能。疾病发生的体液机制是指致病因素通过调节体液因子数量和活性影响疾病的发生和发展。

体液调节紊乱包括各种作用于全身的体液因子（如组胺、去甲肾上腺素、前列腺素、激活的补体、活化的凝血与纤溶物质等）和作用于局部的体液因子（如内皮素、某些神经肽等）以及细胞因子（cytokines），如白介素（IL）、肿瘤坏死因子（TNFα）等。体液因子常通过以下三种方式作用于靶细胞：①内分泌（endocrine）：是指分泌细胞分泌的各种化学介质（如激素）通过血液循环输送到身体的各个部分，被远距离靶细胞上的受体识别并发挥作用；②旁分泌（paracrine）：某些细胞分泌的体液因子（如神经递质和某些生长因子）由于分解速度较快，只能作用于邻近的靶细胞；③自分泌（autocrine）：即分泌细胞和靶细胞为同一细胞，细胞能对自身分泌的体液因子起反应，许多生长因子能以这种方式起作用。

实际上，神经和体液机制在疾病发生过程中是密不可分的。如失血性休克引起急性肾功能衰竭的机制中，由于交感神经活动兴奋，交感-肾上腺髓质系统功能亢进，交感神经分泌的去甲肾上腺素和肾上腺髓质分泌的肾上腺素所致的肾血管收缩是肾衰的重要发病机制。

3. 细胞机制

细胞是生物体最基本的结构功能单位。致病因素作用于机体后可以直接或间接作用于组织细胞，造成某些细胞的功能代谢障碍，从而引起细胞的自稳调节紊乱。致病因素除直接破坏细胞（如肝炎病毒侵入肝细胞等）外，还可引起细胞膜和细胞器功能障碍，如细胞膜的各种离子泵（Na^+-K^+-ATP 酶、$Ca^{2+}-Mg^{2+}$-ATP 酶等）泵功能失调，造成细胞内外离子分布失衡，胞内 Na^+、Ca^{2+}积聚、细胞水肿，甚至死亡，这是导致相关器官功能障碍的重要机制。细胞器功能异常主要表现为线粒体功能障碍，能量生成不足，进而导致严重的细胞功能障碍。

4. 分子机制

即从分子水平来研究生命现象和解释疾病的发生机制。各种致病原因无论通过何种途径引起疾病，都会以各种形式表现出分子水平上的异常。反之，分子水平的异常变化又会在不同程度上影响正常生命活动。例如，由于低密度脂蛋白受体减少引起家族性高胆固醇血症；因肾小管上皮细胞转运氨基酸的载体蛋白发生遗传性缺陷，靠其转运的胱氨酸等不能被肾小管重吸收，随尿排出，形成胱氨酸尿症。

四、疾病的转归

疾病的转归（prognosis）是指疾病过程的发展趋势和结局，可表现为康复和死亡两种形式。疾病的转归主要取决于致病因素作用于机体后发生的损伤与抗损伤反应的力量对比，治疗可影响疾病的转归。

1. 康复（rehabilitation）

要分为完全康复与不完全康复。完全康复是指疾病时所发生的损伤性变化完全消失，形态结构损伤完全修复，机体的自稳调节恢复正常，亦称为痊愈。不完全康复是指疾病的损伤性变化得到了控制，但病理变化仍然存在，经机体代偿，主要症状消失。如风湿病后遗留的二尖瓣狭窄或关闭不全，病人通过心率加快、心肌收缩力增强及心肌肥大等方式的代偿而维持相对正常的生活。不完全康复可留下某些不可修复的病变或后遗症。

2. 死亡（death）

死亡是生命活动的终止。分生理性死亡和病理性死亡。病理性死亡通常见于重要生命器官严重损害，重度消耗性疾病以及心跳和呼吸骤停引起猝死等。

传统观念认为死亡是一个渐进的过程，可包括濒死、临床死亡、生物学死亡三个阶段。其中，濒死期的特征是脑干以上的神经中枢功能丢失或深度抑制，主要表现为意识模糊或丧失，反应迟钝或减弱，呼吸和循环功能进行性下降，能量生成减少，酸性产物增多等。临床死亡期的主要特点是延脑处于深度抑制和功能丧失状态，表现为各种反射消失，呼吸和心跳停止，但是组织器官仍在进行着微弱的代谢活动。生物学死亡期是死亡过程的最后阶段，此时机体各重要器官的新陈代谢相继停止，并发生了不可逆转的功能和形态改变。

目前以枕骨大孔以上全脑死亡作为脑死亡（brain death）的标准，脑死亡是判断死亡的一个重要标志。脑死亡应符合的标准有：①不可逆性昏迷和大脑无反应性；②呼吸停止，人工呼吸15分钟仍无自主呼吸；③瞳孔散大及固定；④颅神经反射（瞳孔反射、角膜反射、咳嗽反射、吞咽反射等）消失；⑤脑电波消失；⑥脑血液循环完全停止。脑死亡作为死亡标志的意义如下：有利于判定死亡时间，对可能涉及的一些法律问题提供依据；确定终止复苏抢救的界线，减少经济和人力消耗；为器官移植创造良好时机和合法依据。

需要强调的是脑死亡和植物状态（vegetative state）是两个完全不同的概念。植物人脑干的功能是正常的，其昏迷是由于大脑皮层受到严重损害或处于突然抑制状态引起的，因此患者可有自主呼吸、心跳和脑干反应。而脑死亡时，全脑呈现永久而不可逆性的器质性损伤，无自主呼吸，脑干反应消失。脑死亡与植物状态的临床鉴别参见下表：

脑死亡与植物状态的临床鉴别

指标	定义	自主呼吸	意识	脑干反射	恢复的可能性
脑死亡	全脑功能丧失	无	丧失	无	无
植物状态	脑认知功能丧失	有	有睡眠/觉醒周期，无意识	有	有

3. 临终关怀与安乐死

临终关怀是指为临终病人及其家属提供医疗、护理、心理、社会等方法的全方位服务与照顾，使病人在较为安详、平静中接纳死亡。安乐死是指患有不治之症的病人处于濒死状态时，为免除其精神和躯体上的极端痛苦，用医学方法结束生命。

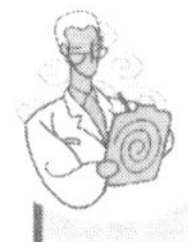

第三节　课程教学安排

一、开课时间

病理生理学的开课时间在第三学年秋季学期（五年制本科）或第四学年秋季学期（八年制）的第一至九周，理论课教学为 45 学时（五年制本科）或 54 学时（八年制）。

二、主要教学安排

病理生理学授课内容包括疾病概论、水、电解质代谢紊乱、酸碱平衡和酸碱平衡紊乱、缺氧、发热、细胞信号转导异常与疾病、细胞增殖凋亡异常与疾病、应激、凝血与抗凝血平衡紊乱、休克、缺血－再灌注损伤、心功能不全、肺功能不全、肝功能不全和肾功能不全；教材中的绪论、脑功能不全等章节为自学内容；五年制本科另安排 8 学时进行综述写作指导及写作，指导学生进行扩展学习，通过了解相关领域的研究进展拓展学生的视野。八年制另安排 17 学时进行以临床病例为中心的分析和讨论，鼓励学生早期接触临床，自主选择临床病例，以小组为单位进行讨论和分析，有效地将理论知识与临床实践相结合，有助于学生形成初步的临床思维。讨论辅导课 12 学时，针对课程学习中的难点进行解答和辅导。

病理生理学的知识模块分为下列的 4 块，相应的学时数如下所列：

（1）疾病概论。主要讨论疾病发生发展中的普遍规律即病因学和发病学的一般规律。学时数：2。

（2）基本病理过程。主要指多种疾病中可能出现的、共同的、成套的功能、代谢和结构的变化。如水、电解质、酸碱平衡紊乱，缺氧，发热，弥散性血管内凝血，休克等。学时数：18。

（3）系统器官病理生理学。主要论述体内几个主要系统的某些疾病在发生、发展过程中可能出现一些常见的共同病理过程，这些变化在临床上称其为综合征，如心力衰竭、呼吸衰竭、肝功能衰竭、肾功能衰竭等。学时数：14。

（4）分子病理生理学。从分子细胞水平阐明疾病发生的机制，如细胞信号转导异常与疾病、缺血－再灌注损伤、细胞增殖凋亡异常与疾病。学时数：6。

三、教学特点

病理生理学是一门连接基础医学与临床医学的桥梁学科。病理生理学全日制本科教学分为理论课、讨论辅导课和实验课教学，为加强学生理论联系实际的能力，本课程在深入讲述理论知识的同时，一方面大量引入病例分析与讨论，锻炼学生对所学的知识进行综合和应用的能力，激发学生学习兴趣，有助于其初步形成临床思维；另一方面将传统的验证性实验教学改革为探索性科研活动，从而培养学生科研思维和创新能力。

本课程与生理学、药理学合作创建跨学科多层次生理科学实验课，实验生理科学是一门由原来的生理学、病理生理学和药理学实验课有机融合而成的、新型的实验性课程，在实验教学中注重学生综合素质、创新能力及科研思维能力的培养。以培养学生的科研思维和实践能力为出发点，在实验生理学科和探索性实验教学中发挥积极作用，教学改革成效突出。获得广东省优秀教学成果一等奖和国家级教学成果二等奖(2001 年)，并在全国推广应用。带教老师对学生从实验设计、实施、论文写作到答辩等方面进行全程指导，通过探索性实验教学，使学生对科研的基本环节和方法有较全面的了解，激发学生的学习兴趣，培养学生的科研思维和实践能力，取得了良好的教学效果。

四、如何学习本课程

(1) 重视本课程不同章节内容之间的内在联系及其与相关课程的密切联系。建议同学们课前先简要浏览教材内容，对所涉及的相关课程内容（如生理学和生物化学）进行必要的梳理和复习，以利于强化对课堂教学内容的理解和掌握。对已学章节内容课后要及时总结归纳，分析各种病理生理过程发生的内在联系，将割裂的章节内容形成一个有机联系的知识系统。

(2) 结合课程内容开展各种形式的实践活动，学会应用课程知识解决实际问题，形成初步的科研思维和临床思维。课程已开展的实践活动包括：探索性实验、本科生暑期科研和临基结合 PBL 教学实践等。

(3) 课后进行自主式扩展性学习。同学们可利用课程教学网站和数字化教学平台提供的教学资源结合自身的兴趣进行扩展性学习，以强化对课程的理解及检验课程学习效果，亦可借助数字化教学平台与教师进行交流和互动。

参考教材和网络资源

1. 参考教材

(1) 金惠铭，王建枝．病理生理学．7 版．北京：人民卫生出版社，2008.

(2) 陈克敏．实验生理科学．北京：科学出版社，2001.

(3) 王建枝．Patophysiology. 北京：人民卫生出版社，2005.

(4) 杨惠玲，潘景轩，吴伟康．高级病理生理学．2 版．北京：科学出版社，2006.

（5）邓宇斌，吴伟康．医学科研概论．北京：人民军医出版社，2004.

（6）吴伟康．中西医结合病理生理学．北京：科学出版社，2003.

（7）陈主初．病理生理学．北京：人民卫生出版社，2005.

（8）Sue E. Huether，Kathryn L. Mc Cance. Understanding Pathophysiology. Elsevier Science，2007.

2. 网络资源

（1）病理生理学精品课程教学网站：http：//jpkc. sysu. edu. cn/2007 /pathophysiology/index. htm

（2）数字化教学平台：http：//elearning. sysu. edu. cn/webapps/portal/ frameset. jsp tab_ id = _ 2_ 1&url =/bin/common/course. pl? course_ id%3D_ 2437_ 1

（3）实验生理科学精品课程教学网站：http：//jpkc. sysu. edu. cn/syslkx/

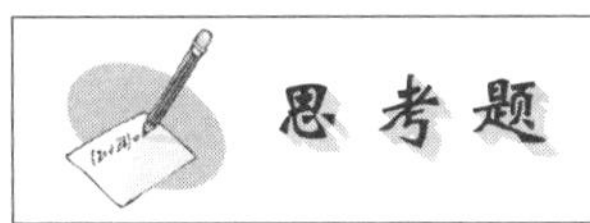

思考题

1. 何谓疾病的原因、条件和诱因，三者间的关系如何？

2. 什么是脑死亡，其判断标准与临床死亡期有何异同？

（那晓东　吴伟康）

第八章 医学免疫学

医学免疫学（medical immunology）研究人体免疫系统结构功能及其与疾病关系的免疫学分支学科，是医学生的主干课程，其发展迅速，20 世纪 90 年代就由微生物学的附属学科发展成为一门独立学科。目前，医学免疫学已经渗入到医学的各个分支学科之中，并且衍生出许多新的交叉学科，如心理免疫学、营养免疫学、免疫毒理学等。本章主要介绍医学免疫学的发展史、研究内容、研究方法及其在医学中地位、医学免疫学课程教学等内容。

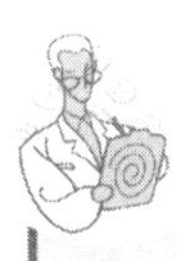

第一节　医学免疫学的发展史

一、医学免疫学发展的各个时期

免疫学（Immunology）是研究机体免疫系统结构和功能的科学，包括：免疫系统的组织结构、免疫系统对自身和非己的识别及应答、免疫系统对非己的排异效应及其机制、免疫耐受的诱导、维持、破坏及其机制等。

免疫学是人类在与传染病斗争过程中发展起来的，所以，免疫学发展的特色是理论与应用的紧密联系。从中国人接种“人痘”预防天花的正式记载算起，到其后的Jenner接种牛痘苗预防天花，直至今日，免疫学的发展已有3.5个世纪。前后经历了经验免疫学时期、免疫学科建立时期、现代免疫学时期。免疫学的应用，为治疗和预防人类的疾病作出了卓越的贡献。从Jenner发明牛痘苗，到1980年世界卫生组织宣布“天花已在全世界被消灭”这一事实就是最好的佐证。

（一）经验免疫学时期

在这个时期人们在对病原体及获得免疫的道理全然不知，从经验得知接种人痘或牛痘，可获得免疫力，预防天花。

天花曾是人类历史上的烈性传染病，是威胁人类的主要杀手之一。在欧洲，17世纪中叶，患天花死亡者达30%。我国早在宋朝（11世纪）已有吸入天花痂粉预防天花的传说。到明代，即14世纪70年代左右，则有正式记载接种“人痘”预防天花，将沾有疱浆的患者的衣服给正常儿童穿戴，或将天花愈合后的局部痂皮磨碎成细粉，经鼻给正常儿童吸入，可预防天花。这些方法从北京地区经陆上丝绸之路西传至欧亚各国，经海上丝绸之路，东传至朝鲜、日本及东南亚国家。英国于1721年流行天花期间，曾以少数犯人试种人痘预防天花成功，但因当时英国学者的保守，未予推广。由于种“人痘”预防天花具有一定的危险性，使这一方法未能非常广泛地应用。18世纪后叶，英国乡村医生Jenner观察到牛患有牛痘，局部痘疹酷似人类天花，挤奶女工为患有牛痘的病牛挤奶，其手臂部亦得“牛痘”，但却不得天花。于是他意识到接种“牛痘”可预防天花。为证实这一设想，他将牛痘接种于一个8岁男孩手臂，两个月后，再接种从天花患者来源的痘液，只致局部手臂疱疹，未引起全身天花。他于1798年公布了他的论文，把接种牛痘称为“Vaccination”（拉丁语中，牛写为Vacca），即接种牛痘，预防天花。在Jenner年代，人们全然不知天花是由天花病毒感染所致，只是在实践观察中发现种牛痘能安全有效地预防天花，是一划时代的发明。

（二）科学免疫学时期

这个时期科学家以实验生物学为基础，研究宿主在受抗原刺激后所致的免疫应答，从而使免疫学发展至科学免疫学时期，成为一门独立的学科。

1. 科学免疫学的兴起

19 世纪中叶微生物学的发展推动了抗感染免疫的发展。由于显微镜的改进使放大倍数得以提高，可直接观察到细菌，更多的病原体被发现。1850 年，首先在感染羊的血液中看到了炭疽杆菌。随后，Pasteur 证明实验室培养的炭疽杆菌能使动物感染致病，并发明了液体培养基用于细菌培养。继而 Koch 发明了固体培养基，分离培养结核杆菌成功，提出病原菌致病的概念，进而人们认识到病原体感染恢复后的患者能获得免疫的现象。Pasteur 将炭疽杆菌培养于 42～43℃，制成人工减毒活菌苗，将鸡霍乱病原培养物在室温长期放置而减毒，以及将当时尚不知的病原体——狂犬病病毒，经兔脑传代，亦能获减毒株，制成减毒活疫苗，进行预防接种。不仅预防了牲畜间的严重传染病，使畜牧业得到发展，且预防了人的多种传染病。病原体致病及病后免疫现象，是人类认识到病原体感染能使动物及人产生免疫力，防止再感染，推动了疫苗的研制和广泛使用，成为以免疫接种方法使人类主动产生免疫来征服传染病的强有力工具。在此阶段，以科学实验方法发现并证实了感染与免疫的关系，即接种一种灭活或减毒病原体，可使机体获得对该病原体的保护性免疫，故免疫有特异性。但对免疫如何产生却不知晓。

2. 细胞免疫和体液免疫学派的形成

在此期间，对抗原与抗体特性进行详细研究，创立了免疫化学，发展了体液免疫；以无毒或减毒的病原体制成的菌苗得以广泛使用；在抗体的应用中，发现了免疫应答所致的超敏感反应性疾病，认识到适宜的免疫应答有免疫防卫作用，不适宜的免疫应答则有致病作用。相对体液免疫的研究，细胞免疫学的研究相对滞后。1957 年，Burnet 提出克隆选择学说，全面总结了当时免疫学的成就，推动了细胞免疫学时期的到来，认识到体液免疫和细胞免疫的协同作用。

（1）抗体免疫学派的形成与发展　19 世纪 80 年代后期，在研究病原菌的过程中，发现白喉杆菌经其分泌的白喉外毒素致病，发现再感染者的血清中有“杀菌素”，此为最早发现的抗体。Von Behring 和 Kitasato 于 1890 年正式用白喉抗毒素治疗白喉病人，开创了免疫血清疗法即人工被动免疫的先河，也兴起了体液免疫的研究。1901 年 Von Behring 成为第一届诺贝尔生理学会医学奖得主。鉴于细菌分泌的蛋白质性毒素亦可致抗体产生，当时的科学家们把能刺激宿主产生抗体的物质称为抗原，并陆续建立了体外检测抗原或抗体的多种的血清学技术。1899 年比利时医生 Jules Bordet 发现补体这种热不稳定的物质，能补充和加强抗体的溶菌和溶细胞作用，被应用到血清学诊断中，建立了补体结合试验。

Landsteiner 的工作开拓了免疫化学的领域，在 20 世纪上半叶占据免疫学研究的主导地位。他以芳香族有机化学分子偶联到蛋白质载体上免疫动物，研究芳香族分子的结构与活性基团的部位与所产生抗体的特异性的关系，认识到决定抗原特异性的是很小的分子，它们的结构不同，使其抗原性不同。据此他发现人红细胞表面表达的糖蛋白中，其末端寡糖特点决定了它的抗原性，从而发现了 ABO 血型。

1937 年 Tiselius 和 Kabat 用电泳发现动物在免疫后，血清中 γ - 球蛋白显著增高，并具有明显的抗体活性，提出抗体就是 γ - 球蛋白。事实上，γ - 球蛋白组分中富含抗体，而 α 和 β 球蛋白中也有部分抗体。

1959 年，Porter 和 Edelman 分别对抗体结构进行了研究，证明它是由四肽链组成，藉二硫键连接在一起。抗体的氨基端结合抗原，决定抗原结合特异性，称为 Fab 或 F（ab′)2 段；抗体羧基端不能结合抗原，易产生结晶，称 Fc 段。

（2）细胞免疫学的发展　早在 19 世纪 80 年代，俄国学者 Metchnikoff 即发现鸡的血液吞噬细胞有吞噬炭疽杆菌的作用，提出细胞免疫学说。20 世纪 40 年代，Chase 证明经结核菌免疫的豚鼠，可以其血液白细胞将免疫力转输给未经结核菌免疫的豚鼠，证实细胞免疫的存在。但在淋巴细胞未发现以前，细胞免疫发展迟缓。Burnet 学说提出后，T 及 B 淋巴细胞迅速被发现。1957 年 Glick 发现切除鸡的腔上囊（由淋巴细胞组成），则致抗体产生缺陷，提出鸡的腔上囊是抗体生成细胞的中心，他将这类细胞称为 B 细胞。1961 年 Miller 及 Good 等发现小鼠新生期切除胸腺或新生儿先天性胸腺缺陷，均致严重细胞免疫缺陷，且抗体产生亦严重下降，从而发现了执行细胞免疫的细胞，称为 T 细胞，并证明胸腺是 T 细胞发育成熟的器官。1962 年及 1964 年 Warner 和 Szenberg 发现切除鸡腔上囊，只影响抗体产生，不影响移植排斥，从而证明 T 及 B 细胞分别负责细胞免疫及体液免疫。1967 年 Claman 和 Mitchell 等证明了 T 细胞及 B 细胞的协同作用，诱导 B 细胞产生 IgG 类抗体，从而解释了胸腺切除后抗体产生缺陷的原因。随后，Mitchison 等证明 T - B 细胞协同的原因是：T 及 B 细胞分别对同一抗原分子的不同抗原决定基应答，T 细胞向 B 细胞提供辅助后，B 细胞才能产生抗体。

3. 免疫学重大学说和理论

Burnet 的克隆选择学说对免疫学发展产生了深远的影响。

1897 年 Paul Erhlich 提出了抗体产生的侧链学说，并以此与 Metchnikoff 一起获得了 1908 年的诺贝尔奖。该学说认为抗体是在细胞膜表面的受体，抗原进入机体后，与这些受体发生互补性特异结合，则成为刺激，此时细胞过多复制并向体液中释放的游离受体，即为抗毒素。

在 20 世纪 50 年代前后，对抗体的分子结构及其功能的研究非常详尽，对抗体的形成又有不少学说。1930 年 Breinl 和 Haurowitz 提出模板学说，认为抗原分子是模板，抗体是直接按抗原分子的特点形成的。1940 年，Pauling 根据抗体是 γ - 球蛋白的知识，提出可变折叠学说，即抗体是 γ - 球蛋白，其肽链按抗原分子特点，进行结构互补折叠形成。1955 年，Jerne 根据抗原刺激后，特异抗体迅速形成的事实，提出自然选择学说，认为 γ - 球蛋白是随机形成的多样性的分子，入侵的抗原分子与相应抗体分子结合，致该抗体的复制增加。这些学说均以抗原及抗体化学分子为中心，忽视了免疫细胞的作用。实际上，1941 年 Coons 等用免疫荧光法证明免疫细胞内存在抗原及抗体，而免疫细胞表面只有抗体分子。1942 年 Landsteiner 等证明针对结核菌的迟发型超敏反应，只能由免疫细胞引起，而不能由血清抗体引起，证实了 Metchnikoff 早年提出的细胞免疫的概念。1948 年，Fagraeus 证明抗体是抗原刺激后，淋巴细胞转化成浆细胞后产生的。这些成就均启示免疫细胞在抗体合成及细胞介导免疫作用中的主导作用。

Burnet 十分重视当时细胞生物学及遗传学的发现，全面总结了免疫学上的发现，于 1957 年，提出克隆选择学说。他以免疫细胞为核心，认为免疫细胞是随机形成的多样性的细胞克隆，每一克隆的细胞表达同一种特异性的受体，他认为受体即是胞膜抗体分子。当受抗原刺激，细胞表面的受体特异识别并结合抗原，致细胞活化，进行克隆扩增，产生大量后代细胞，合成大量相同特异性的抗体。不同的抗原，则结合不同特异性的细胞表面受体，选择活化不同的细胞克隆，致不同的特异抗体产生。细胞产生抗体种类是受胞内遗传基因编码的，抗原只是选择表达相应受体的细胞，使之克隆扩增。Burnet 学说发展了 Erhlich 的侧链学说，也修正了 Jerne 的自然选择学说。

Burnet 的一个细胞克隆产生一种特异性抗体的预见，在 1975 年被 Kohler 和 Milstein 所创立的单克隆抗体技术所证明。Burnet 将以抗体为中心的免疫化学发展至以细胞应答为中心的细胞生物学阶段，全面推动了细胞的免疫应答及免疫耐受的形成及其机制的研究。

4. 对免疫系统的全面认识

（1）免疫系统的基本功能　免疫防御、免疫监视和免疫自稳是免疫系统最具特色的“三大功能”。如果把人体比做一个国家，免疫系统的功能就是国家机器——军队和警察，起到“攘外又安内”的作用。这个系统的每个成员都兢兢业业地工作，对外来的“侵略者”，如细菌、病毒等，给予毫不留情的打击，行使“免疫防御”的功能；对机体内部的“叛变者”，如突变的具有潜在癌变可能的细胞，实行“免疫监视”；还能精密调节系统的工作强度，体现内外有别，实现“免疫自稳”，维持“免疫自稳”实际上是免疫系统具有“免疫耐受”和“免疫调节”的两项功能，免疫系统具有“区分自我及非我”功能，对于自身的组织和细胞，免疫系统表现出相当的宽容和忍耐，不会出手相击，这叫做“免疫耐受”。免疫系统能实行“免疫调节”的功能，它参与机体整体功能的调节，与神经系统及内分泌系统连接，构成神经－内分泌－免疫网络调节系统，不仅调节机体的整体功能，亦调节免疫系统本身的功能。在攻击外来者的同时防止出现误伤自己人的情况而产生损伤，避免出现自身免疫性疾病。

（2）免疫系统的组成　要执行“攘外又安内”如此重要的任务，免疫系统组成非常完善。整个免疫系统由免疫器官（胸腺、骨髓、脾、淋巴结等）、免疫组织（黏膜相关淋巴组织）、免疫细胞（包括造血干细胞和所有在外周血中的细胞，如淋巴细胞、粒细胞、肥大细胞、自然杀伤细胞、红细胞、单核细胞和血小板等，还包括皮肤中的抗原提成细胞等）及免疫分子（如免疫球蛋白、补体、各种细胞因子和膜分子等）组成。

免疫器官按其发生和功能不同，可分为中枢免疫器官和外周免疫器官。二者通过血液循环及淋巴循环互相联系。中枢免疫器官发生较早，由骨髓及胸腺组成，是免疫细胞生长成熟的地方，类似国家训练基地，能训练出身体的“特种兵”；外周免疫器官发生较晚，由淋巴结、脾及黏膜相关淋巴组织等组成，免疫细胞在中枢免疫系统中经过“魔鬼般训练”，历经“残酷的淘汰”制度，终于完成了“严格的考核”，成功离开中枢免疫器官之后定居在这些外周淋巴器官，在这里它们能接受抗原刺激后产生免疫应答，发挥其重要的三种功能。

（3）免疫应答的特点　体内的免疫细胞通常处于静止状态，细胞必须被活化，经免疫应答过程，产生免疫效应细胞，释放免疫效应分子，才能执行免疫功能。

免疫细胞分为两类：

①固有免疫应答细胞　这是我们身体的“先头部队”，反应速度快，如单核－巨噬细胞，自然杀伤细胞，多形核中性粒细胞等，这类细胞经被活化，迅速执行免疫效应，吞噬杀伤病原体，并释放细胞因子，如干扰素（IFN），抑制病毒复制，这类细胞在病原体入侵早期，即发挥免疫防御作用，称固有免疫（innate immunity）。固有免疫应答不经历克隆扩增，不产生免疫记忆。

②适应性免疫应答细胞　即淋巴细胞，包括 T 细胞及 B 细胞，这可是我们免疫系统的精英，是受过“特殊训练”的，是免疫反应的“主力部队”。这类细胞是克隆分布的，每一克隆的细胞，表达一种识别抗原受体，特异识别天然大分子中的具有特殊结构的小分子（如蛋白中的多肽、糖中的寡糖、类脂中的脂酸、核酸中的核苷酸片段），即抗原表位。T 细胞只能识别与主要组织相容性复合体（MHC）编码分子组成抗原肽－MHC 分子复合物而活化。同时还需要抗原提呈细胞提供的辅助刺激信号及细胞因子 T 细胞才能充分活化扩增、分化阶段，产生效应细胞，执行效应功能，杀伤靶细胞，并有部分细胞分化为记忆性 T 细胞，记忆细胞再次遇见相同抗原时，可迅速克隆扩增，迅速执行效应，这个过程称为适应性免疫应答过程。B 细胞亦经克隆分布的受体识别抗原而活化，但此类抗原是可溶性的。B 细胞要充分活化，还须接受 T 细胞提供的辅助刺激信号和细胞因子，进行克隆扩增，并产生浆细胞，分泌抗体，经抗体执行免疫功能，在 T 及 B 细胞的免疫应答中，必须经历克隆扩增，并分化为效应细胞及记忆细胞，执行功能，故适应性免疫应答较固有免疫应答为晚，常在感染后 5～7 天后才起作用，但其作用特异，强而有力，故能消除感染中的病原体，促进疾病恢复，及在防止再感染中发挥重要作用。由 T 及 B 淋巴细胞执行的免疫作用，称适应性免疫。

（4）不适当的免疫应答可致免疫性疾病　机体的免疫应答程度受严格调节，使免疫应答规模适度。免疫应答不适当可致免疫性疾病，对病原生物分子应答过强，致超敏反应性疾病，如青霉素过敏、支气管哮喘、荨麻疹等；对病原体及肿瘤抗原，如免疫应答弱，不足以使之清除，则会致慢性感染及肿瘤发展；如果激活自身免疫应答细胞，打破自身耐受，导致自身免疫病的发生。

免疫系统由于先天发育障碍，会导致不同程度、不同范围的免疫缺陷。在早期造血干细胞阶段发育障碍，则致免疫系统的全面严重缺陷；在发育后期，障碍发生于某一类型免疫细胞，则是该细胞的功能缺陷，如粒细胞功能缺陷；在后天，如人类免疫缺陷病毒（HIV）感染所致艾滋病，致 $CD4^+$T 细胞及表达 CD4 分子的发育中的免疫细胞持续破坏，使免疫功能发生严重障碍，甚至丧失，患者最终死于多种病原体感染及肿瘤。在移植免疫中，免疫系统虽执行的是正常的免疫应答的防御功能，排除“非己”，但却使移植失败。

总之，经历一个世纪的发展，免疫学研究揭示了免疫系统结构组成及功能，固有免疫及适应性免疫，体液免疫及细胞免疫，T 及 B 淋巴细胞的特异免疫应答过程，以及免疫调节及免疫应答异常与疾病，并在免疫学理论指导下，形成了独立的免疫学科。

（三）现代免疫学时期

细胞免疫学的发展明确了 T 及 B 淋巴细胞经表面受体识别抗原分子，受体与抗原结合的信号由细胞表面传至细胞核内，导致基因活化，使细胞进行克隆扩增，并分化为效应细胞，表达功能。接踵而来的问题是，外界抗原数目庞大，细胞的抗原识别受体的数目也必然庞大，如一个基因编码一个受体分子，体内不可能有如此庞大的基因数目。再则，细胞表面的信号，怎么才能传入核内？信号类型与活化的基因种类，及细胞功能之间是怎么联系的？

1975 年后分子生物学的兴起，从基因水平揭示了 B 细胞及 T 细胞抗原识别受体（BCR，TCR）多样性产生的机制；从分子水平阐明信号转导通路、信号类型与细胞因子对细胞增殖和分化的作用及效应机制；揭示出细胞毒性 T 细胞致靶细胞发生程序性细胞死亡的信号转导途径。这些研究不仅开创了分子免疫学，更使免疫学进展到以基因活化及分子作用为基础，理解免疫细胞的生命活动与功能，理解细胞与细胞间及免疫系统与机体整体间的功能。免疫学的研究阐明并揭示出细胞生命活动的基本规律（如信号转导、程序性细胞死亡、细胞分化发育等），促进了医学和整个生命科学的发展。

1. 免疫学理论研究

（1）抗原识别受体多样性（diversity）的产生　基因重排现象被发现后，1978 年 Tonegawa 应用基因重排技术，发现了免疫球蛋白编码基因的重排。重排后，形成由不同基因节段组成的功能基因，编码不同氨基酸序列的蛋白，从而产生了不同特异性的抗体。他本人也因此获得诺贝尔奖。

1984 年 Davis 及 Mak 实验室分别克隆出小鼠及人的 T 细胞抗原识别受体（TCR）的编码基因，证明其与 Ig 基因相似，亦经基因重排，编码不同特异性的受体。

B 及 T 细胞抗原识别受体基因重排发现的重大生物学意义在于：数量不大的基因数目，经重排后，可产生数量很大的特异性各异的蛋白，当今人类基因组计划证明，人类基因数约 3 万个，但其编码的蛋白却至少有 10 万～20 万个，即为例证。

（2）信号转导途径的发现　在研究 T 细胞活化需要双信号作用（即 TCR 与抗原肽：MHC 分子结合产生信号 1，CD28 等协同刺激分子及其配基 B7 等结合后产生信号 2）的机制，发现了信号转导途径，即为激酶间的级联活化导致转录因子的活化，其转位至核内，结合于靶基因的调控区，使基因活化，编码产物可促使细胞增殖及分化，成为效应细胞。

（3）程序性细胞死亡途径的发现　在研究细胞毒性 T 细胞（CTL）对靶细胞的杀伤机制中，发现 CTL 表达 FasL（为配体），靶细胞表达其受体 Fas，当 CTL 与靶细胞结合，Fas 结合 FasL，活化一组半胱天冬（氨酸）蛋白酶（Caspase），Caspase 呈级联活化，最后导致 DNA 断裂，细胞死亡。这种细胞死亡的程序在正常细胞内已经存在，此程序被活化后，则致细胞死亡。正常时，当细胞进入衰老，亦活化此过程，细胞死亡，迅速被吞噬细胞清除，不致炎症，故又称凋亡（apoptosis）。病理条件下，细胞凋亡可加剧。

（4）造血与免疫细胞的发育　对人类细胞生成研究最为清楚的是免疫细胞，鉴定出多能造血干细胞（HSC），证明它能分化为不同类型的血细胞及免疫细胞。这项研究的推广，导致神经干细胞的发现，并证明它能分化为各类神经细胞和免疫细胞。现已有多种组织器官特异的干细胞被鉴定成功。

2. 免疫学应用研究

应用基因工程开发免疫学制品，使之得以大规模廉价生产；新型细胞因子的发现及应用，使多种免疫细胞在体外扩增培养成功，用于临床；分子生物学技术的发展，使人源抗体问世；对免疫途径及效应识别的了解，提供了预防自身免疫病的新途径。免疫学应用研究已在更广阔、更高水平上得以开拓。

（1）DNA 疫苗　在鉴定出病原体引起免疫应答的蛋白抗原及其编码基因后，已发展起 DNA 疫苗，如乙型病毒性肝炎（HBV）DNA 疫苗，在使用中效果显著。DNA 疫苗成本低、活性稳定、运输容易。DNA 疫苗亦可用于治疗基因缺陷所致的免疫缺陷病，如转染腺苷脱氨酶（ADA）基因治疗因 ADA 基因突变所致的联合免疫缺陷症，是当今基因治疗中效果最为显著的典型。尽管 DNA 疫苗在使用上仍存在诸多技术问题，但为今后发展方向。

（2）基因工程制备重组细胞因子　应用大肠杆菌、酵母及昆虫细胞等生产人类基因重组细胞因子已广泛应用于临床，并已发展成为高生物科技的新型药物工业。人重组红细胞生成素（EPO）及粒细胞集落刺激因子（G－CSF）等的临床使用，效果显著，经济效应巨大，更多的重组细胞因子正在临床试用中。

（3）免疫细胞治疗　造血干细胞及效应细胞毒性 T 细胞在适宜细胞因子存在的条件下，已能体外培养扩增，用于临床治疗。DC 细胞的体外分化成熟，用以提呈抗原，使 T 细胞活化效果显著提高，已用于肿瘤治疗。

（4）完全人源抗体　抗体治疗已在抗感染、抗肿瘤、抗自身免疫病中广泛使用，但不同动物种属来源的 抗体，在应用中有致过敏的危险，且多次使用会致失效。现已能用小鼠制备人的 抗体，即将小鼠免疫球蛋白（Ig）基因全部或大部分敲除，转入人 Ig 基因，培育成的小鼠，在抗原刺激下，能产生完全人源的 抗体，其效果提高，且因无小鼠成分不会被排斥。

二、21 世纪的免疫学

本世纪伊始，以人类基因组计划完成为标识，小鼠基因组序列测定亦已基本完成，病原体，如痢疾杆菌、结核杆菌、艾滋病病毒（HIV）及最近的致严重急性呼吸道综合征（SARS）的新型冠状病毒的基因组序列均已测出。在进入后基因组时代的基本任务是研究功能基因在时空上的表达顺序及其功能。基因组的揭示已成为免疫学发展的新动力，反向免疫学应运而生，即以基因序列推测功能基因，再以生物试验验证阐明，这也加快了有效重组疫苗的研制，如成功制成新型的结核菌苗及更为有效的 HIV 疫苗等。应用 cDNA 微阵列法及蛋白组学，结合生物信息学，用于研究基因表达谱与细胞处于不同状态（静息、活化）下的功能特点，更深入理解免疫应答机制。

21世纪免疫学的研究，将更重视体内的免疫细胞间在时间与空间的动态相互作用及功能表达，这种研究远较体外试验更为复杂，但更符合生理的、在整体调节下的实际情况。在免疫学技术上，创立的多种转基因动物、基因敲除及缺陷动物都为体内功能研究提供了基础。免疫学的重要任务，仍为预防和治疗传染病。人类的多种疾病，如自身免疫病、超敏反应、移植物排斥、肿瘤、多发性硬化、动脉粥样硬化等均与免疫学相关。对于在发病上可能与免疫不直接相关的疾病，如Alzheimer's病（老年性痴呆）及疯牛病，亦可望以免疫学手段，清除有害致病蛋白，而得以治疗。

今后的免疫学防治，将以免疫应答的特异性及免疫应答的可调节性为根本，寻求有效的措施，而不损及整个机体的免疫功能。

自然界生物物种间的共同进化，致使在人类间总会有新的传染病发生的危险，如艾滋病及2002年发生的SARS和2009年出现的全球性甲型流感的流行，免疫学的使命是早期觉察和消灭传染病。目前在人类的各个器官系统中，以免疫系统的组成及其功能研究最为清楚，今后，仍要以免疫细胞及免疫学方法为主要手段，研究并开发功能基因及功能蛋白，以防治疾病、提高健康、预防生物恐怖。在新的世纪中，免疫学对医学及生命科学的发展，必将会有更大贡献。

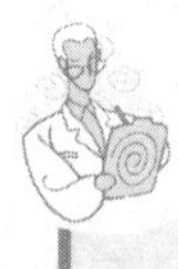

第二节　医学免疫学研究内容、研究方法及其在医学中的地位

一、研究内容

（一）基础免疫学

基础免疫学（basicimmunology）是研究免疫系统组织结构、生理功能及其调节的几个学科分支的统称。包括以下几个方面。

1. 免疫生物学

是研究免疫系统组成、免疫应答发生的机制、类型及其调节的学科。目前已经大体清楚淋巴样细胞各类群和单核巨噬细胞的发育过程、主要特征、免疫功能与检测方法，以及它们在免疫应答中识别与递呈抗原、相互识别与协作的基本过程及机制。

2. 分子免疫学

是研究免疫分子及其受体的化学结构、基因表达、生物活性及其检测的学科，免疫化学的大部分内容可以包涵在这个学科中。如免疫蛋白基因的研究、独特型抗体的发现、杂交瘤单克隆抗体技术的创立、基因工程抗体的制备、免疫细胞因子的研究等。

3. 免疫遗传学

是从遗传学角度研究免疫应答发生及其调控的学科。人类的免疫应答主要受控于人类白细胞抗原（HLA）基因组，机体对某抗原是否产生应答、应答过程中免疫细胞间的相互识别与合作、Tc 细胞的杀伤活性等都受 MHC 的限制。器官移植排斥反应和某些变态反应都与 MHC 有关；MHC 还与多种疾病、与母胎关系和衰老等多种临床和生物学现象关联。免疫遗传学的研究正日益受到重视，许多免疫学上的难题可望从遗传学方面找到答案。

（二）临床免疫学

临床免疫学是利用免疫学理论与技术研究疾病的机制、诊断、治疗和预防的多个分支学科的总称。

1. 感染免疫学

是研究病原生物与宿主相互关系从而控制感染的学科，是传统免疫学的核心。现在已经对大多数传染病的诊断和治疗建立了一系列的方法，尤其是在预防传染病方法取得了辉煌的成就。传染与免疫的研究进展将为人类最终战胜传染病做出巨大的贡献。

2. 移植免疫学

是研究移植物与宿主相互关系从而选择移植物和延长移植物存活的学科。目前已经能够通过检测 HLA 或其基因的办法来选择移植物，并且可以通过一定的免疫学方法延缓排斥反应的发生；移植器官的长期存活最终还要依赖移植免疫的研究。

3. 肿瘤免疫学

是研究肿瘤与宿主的免疫相关性及其实验诊断和生物治疗的学科。免疫系统有免疫监督功能，这种功能的降低与宿主发生肿瘤有很大的相关性，有关这方面的研究尚未取得实用性成果；但肿瘤的免疫诊断方法已经广泛地用于临床，免疫治疗的研究也取得了令人瞩目的进展。

4. 免疫病理学

包括变态反应病、自身免疫病、免疫缺陷病和免疫增殖病等，是各种原因引起的机体免疫应答异常所致的疾病。它是研究免疫相关疾病的发生、发展和转归及其机制的学科。另外，免疫系统本身的异常，例如免疫缺陷病（包括艾滋病）和免疫增殖病等，也都得到了较为深入的研究。

此外，尚有免疫药理学、预防免疫学、营养免疫学、衰老免疫学和生殖免疫学等免疫学分支学科。所有这此分支学科都从不同角度促进了免疫学的整体发展，已经并仍将为人类健康事业做出积极的贡献。

二、医学免疫学的研究方法

医学免疫学的研究方法的基础是抗原与抗体之间的作用，随着分子生物学的发展，新的研究方法不断出现。

（一）经典的抗原抗体检测

1. 凝集反应（agglutination）

颗粒性抗原（如细菌、红细胞或表面带有抗原的乳胶颗粒）与相应抗体结合，在一定条件下可形成凝集团块的现象。

2. 沉淀反应（precipitation）

可溶性抗原（细菌培养滤液、细胞或组织的浸出液、血清蛋白等）与相应抗体在一定条件下出现沉淀物的现象。

3. 补体结合试验（complement fixation test）

抗体与抗原反应形成复合物，通过激活补体而介导溶血反应，可作为反应强度的指示系统。以往多用于病毒学检测。

（二）免疫标记技术

1. 酶联免疫吸附试验（enzyme – linked immunoadsordent assay；ELISA enzyme – linked immunoadsordent assay；ELISA）

是一种酶联免疫技术。用于检测包被于固相板孔中的待测抗原（或抗体）。即用酶标记抗体，并将已知的抗原或抗体吸附在固相载体表面，使抗原抗体反应在固相载体表面进行，用洗涤法将液相中的游离成分洗除，最后通过酶作用于底物后显色来判断结果。

2. 荧光抗体技术（fluorescent antibody technique；fluorescence antibody technique）

用荧光素标记抗体，利用抗体与特定抗原相结合的原理，在荧光显微镜下快速检测病原体的技术。

3. 放射免疫测定（radioimmunoassay；RIA）

一种以放射性同位素作为示踪物的免疫标记检测技术。即用同位素标记的抗原和样品中待测的未标记抗原与固定量的特异性抗体竞争结合，或进行竞争性一致反应，以判定待测抗原含量。

（三）细胞免疫检测

包括T细胞计数、淋巴细胞转化试验、移动抑制试验、T细胞亚群检测、白细胞介素检测技术等。

（四）新技术

近年来，一些新的免疫学技术如流式细胞仪检测和ELISPOT等在科学研究和临床实践中得到较广泛的应用。

三、医学免疫学在医学中的地位

免疫学研究在医学领域具有特殊地位。20世纪，诺贝尔生理学或医学奖对它的褒奖达18次之多：首届诺贝尔奖就授予免疫学成就；20世纪70年代之后，免疫学每10年中都有3次获奖。免疫学已经渗透到医学的各个方面，主要应用于三大方面：

1. 传染病预防

接种菌苗、疫苗，使机体主动产生免疫力。结核病、肝炎、严重急性呼吸道综合征（SARS）及艾滋病等危害严重的传染病的控制，终将有赖于疫苗的发明。

2. 疾病治疗

包括肿瘤、慢性传染病及超敏性疾病，可用抗体、细胞因子、体外扩增的免疫细胞及治疗性抗原疫苗治疗。

3. 免疫诊断

按抗原与抗体及 T 细胞受体特异结合的原理；按抗原能活化特异的适应性免疫应答，发展起多种特异敏感的免疫学诊断方法，已广泛用于 ABO 血型定型，传染病诊断，妊娠确诊，肿瘤诊断等。

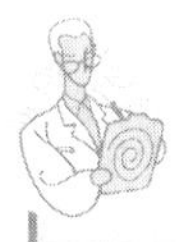

第三节 医学免疫学课程教学

一、授课对象、教学安排和考核方式

1. 授课对象

包括成人专科、四年制本科、五年制本科、七年制、八年制等临床医学及医学相关专业。

2. 教学安排

成人专科理论课 24 学时；四年制本科理论课 36 学时；五年制本科理论课 54 学时，实验课合并在《分子医学技能》中，所占学时 21 学时。

七年制本科《基础免疫学》的理论课及实验课与五年制专业合班上课，并单设临床免疫学，理论课 30 学时。

八年制《基础免疫学》理论课 68 学时，讨论课 8 学时，实验课并入《分子医学技能》，21 学时；《临床免疫学》采用以 PBL 教学，38 学时。

3. 考核方式

成人专科、四年制、五年制、七年制理论课考核方式为闭卷考试。实验课以平时分、作业分、课题设计综合考评。

八年制理论课考核方式为闭卷考试与讨论课打分综合考评。实验课考核方式与五年制相同。

二、教学方法及教学手段

1. 教学方法

采用课堂讲授与学生自主学习相结合的方法进行教学，适当采用 PBL 方法和研讨式教学。在教学过程，贯彻突出精讲内容教学理念，强调师生的互动式教学，尝试进行讨论式教学模式，开展双语教学，注重培养学生运用免疫学知识解决相关问题的能力。

2. 教学手段

全面使用多媒体教学，并逐渐建立网络课程。

三、如何学好医学免疫学

1. 掌握免疫学结构体系的特点

正确认识免疫学结构体系对学好免疫学有很大的益处。免疫学发展到今天，早已跳出抗感染免疫的范畴，形成了非常丰厚的知识结构体系。它包括免疫生物学、免疫生理学、免疫病理学、免疫药理学、分子免疫学、免疫化学、免疫遗传学、肿瘤免疫学、移植免疫学、生殖免疫学等。但核心是基础免疫学和临床免疫学。基础免疫学是学习免疫学必备的基本知识，是起步阶段必需的知识基础。临床免疫学是把基础免疫学中所学习的基础知识用于解决临床实际问题。

因此，根据免疫学自身的结构体系特点，自学者应把自学重点放在基础免疫学部分，着重掌握基本概念、基本知识；再在此基础上深刻理解、融汇贯通，去认识和解决相关的临床问题（免疫病理机制、免疫学诊断及免疫学防治）。

2. 记忆是基础，理解是关键，注意与临床实际相结合

从学科特点看，免疫学具有形态学和机能学相结合的特点，常以形态学为基础，但落脚在机能学上。因此，它的知识中既有形象、直观的内容，又有抽象、理念性的内容。而形态结构是为功能服务的。所以学习中必须抓住功能这个“重中之重”。

免疫学中有许多基本概念，如中枢免疫系统、外周免疫系统、淋巴细胞再循环、抗原、抗体、免疫球蛋白、补体、细胞因子、黏附分子、过敏毒素、超化因子、调理作用、白细胞介素、主要组织相容性抗原、异嗜性抗原、肿瘤相关抗原、免疫黏附、超敏反应、免疫耐受等，必须在充分理解的基础上进行记忆。只有理解了、记住了，才谈得上学习免疫学的系统性知识。免疫学中还有许多常用的英文缩写名词，如SIgA、SmIg、ADCC、TCR、IFN、TNF、APC、CTL、MHC、ELISA等，必须了解其英文原文，从而掌握其中文名称及其含义。对于许多重要的免疫因素即免疫系统的组成成分，如T细胞、B细胞、NK细胞、CTL、TH、TDTH、巨噬细胞、抗体、CD分子、MHC－Ⅱ分子、细胞因子等，要通过理解基础上的记忆，熟悉其形态或结构特点及其主要的生物学功能。在此基础上，要进一步通过横向比较，加深理解，在深层次上掌握各自的特点，如异嗜性抗原与类属抗原的区别、抗体与免疫球蛋白的区别、补体活化经典途径与旁路途径的区别、中枢免疫器官与外周免疫器官的区别、TCR与BCR的区别、CTL与NK细胞的区别、MHC－Ⅰ和MHC－Ⅱ类分子的区别、主动免疫与被动免疫的区别、活疫苗与死疫苗的区别、免疫耐受与免疫抑制、免疫缺陷的区别、青霉素皮试与O. T/PPD试验的区别等。另外，还要注意掌握免疫细胞、免疫分子的结构与对应功能的关系。对免疫学中的许多机制问题，如抗原识别机制、淋巴细胞活化机制、抗体产生机制、抗体的免疫效应机制、CTL/NK细胞杀伤靶细胞的机制、TDTH细胞完成免疫效应的机制、免疫调节机制、各型超敏反应的发生机制、自身免疫病的发生机制、抗感染机制、抗肿瘤免疫机制、移植排斥反应发生机制、人工免疫机制、各种临床常用免疫学检测技术的原理等必须在充分理解的基础上掌握，要把前面部分所学习的免疫学基本概念、基本知识有机地结合运用到对各种免疫机制的学习和领会过程中。这里存在一个前后结合、汇融贯通、触类旁通的问题。

要注意运用所学的免疫学知识认识、理解临床实际问题，如抗体、补体、吞噬细胞缺陷会导致什么后果？细胞免疫功能缺陷会出现哪些临床表现？临床应用抗体制剂时怎样避免或减少过敏反应的发生？器官移植时为什么要做组织细胞配型？血清抗体或补体水平异常见于何种疾病？疫苗接种时为什么要有多次接种或加强接种？为什么特异性 IgM 抗体的检出有助于某些传染病的早期诊断，而以检测 IgG 抗体辅助诊断时要测其滴度升高程度并作动态观察？又如用免疫学知识来认识、解释临床常用各种超敏反应性疾病的发病机制。这样去学习既能学以致用，又能反过来促进、加深对所学免疫知识的认识理解。

3. 多看多练，深入思考与讨论，加强归纳总结、综合应用的训练

应该理智地认识到在学习的道路上是无捷径可走的，必须脚踏实地、一步一个脚印地不断跋涉。俗话说得好，“熟能生巧”。成功的关键在于勤学苦练。因此同学们在认真学习指定教材和辅导教材的基础上多读一些不同版本的医学免疫学教材和专著，既可以起到相互补充、相互解释的作用，又可以提供来自不同角度的认识、理解，通过自己的思考、比较，有助于形成正确理解与深刻领会，也有助于加深印象和记忆。同时，注意多做一些练习题。做练习是一种很好的学习方式，能检验自学读书的效果、对书本知识的掌握程度；同时又是一种将所学书本知识加以运用以解决问题的实习机会。但要注意避免死记硬背习题的答案。如果企图通过做练习来熟悉考题作为取得考试好成绩的捷径，那是要吃大亏的。考试的题目是多样、多变的，只顾记题目而不了解其知识背景、知识基础，那么会无助于学习，只有真正吃透了所学知识的精髓，才能在试题的千变万化中抓住实质、答中要害，提高学习效果。同学们还应定期讨论，讨论交流也是一种很好的自学反馈形式，对启迪思维、纠正错误、加深理解、加深记忆也有很大益处。

参考教材和网络资源

1. 参考教材

（1）金伯泉. 医学免疫学. 5 版. 北京：人民卫生出版社，2009.

（2）龚非力. 医学免疫学. 3 版. 北京：科学出版社，2009.

（3）杨贵贞. 边缘免疫学. 北京：科学出版社，2002.

（4）Abul K. Addas，Andrew H. Litchman. Cellular and Molecular Immunology. fifth edition. 北京：北京大学医学出版社，2004.

（5）Ivan Roitt and Peter J. Delves. Roitt's Essential Immunology. tenth edition. 北京：高等教育出版社，2005.

(6) 何维. 医学免疫学. 北京：人民卫生出版社，2005.

(7) 周光炎. 免疫学原理. 上海：上海科学技术出版社，2007.

2. 网络资源

(1) 北大医学部免疫学精品课程网站：http：//jpkc. bjmu. edu. cn/jpkc - sb/mianyi2007/index1024. htm

(2) 华中科技大学免疫学精品课程网站：http：//202. 114. 128. 248/newkj/jingpkc/index_ my. htm

(3) Nature Immunology 主页：http：//www. nature. com/ni/index. html

(4) Nature Reviews Immunology 主页：http：//www. nature. com/nri/index. html

(5) Immunity 主页：http：//en. wikipedia. org/wiki/Immunity

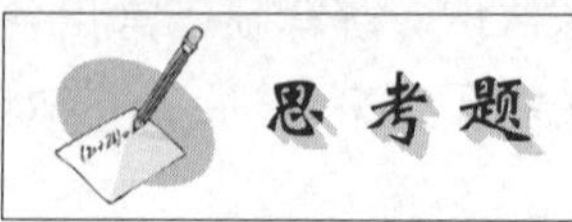

思考题

1. 什么是免疫？

2. 免疫有何功能作用，在生理、病理状态下有何表现？

3. 免疫功能是靠什么组织系统完成的，免疫系统的构成如何？

4. 免疫器官有哪些，各有何结构与功能特点？

5. 免疫细胞有哪些、各有何功能、各有何重要结构及其与功能的关系？

6. 免疫分子有哪些、各有何结构、分布及功能特点？

7. 什么是免疫应答、有哪些类型？

8. 免疫应答发生在哪里，有何基本特点？

9. 免疫应答的基本过程是怎样的？

10. B 细胞介导的体液免疫应答是怎样发生的？

11. 抗体产生的一般规律如何？

12. 抗体怎样发生免疫效应？

13. T 细胞介导的细胞免疫应答是怎样发生的，其免疫效应机制的生理、病理作用是什么？

14. 何谓免疫耐受，发生机制如何，有何实际意义？

15. 免疫调节机制有哪些，是怎样发挥作用的？

（黄俊琪）

第九章 病理学

病理学（pathology）就是用自然科学的方法研究疾病发生的原因（病因学，etiology），在病因作用下疾病发生发展的过程（发病学，pathogenesis）和机体在疾病过程中形态结构、功能、代谢的变化（病变，pathological changes），主要从形态学角度阐明疾病的本质，从而为掌握疾病发生发展的规律，为防治疾病提供必要的理论基础。从这个角度讲，病理学是一门医学基础学科，它的目的是认识和掌握疾病的本质和发生发展的规律，为疾病的诊治和预防提供理论基础。而在临床医学实践中，病理学又是诊断疾病的最重要的方法之一，因此，病理学也属于临床医学范畴。

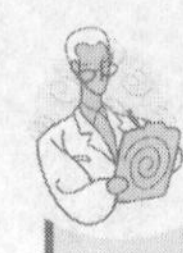

第一节　病理学的历史

疾病（disease）是指机体对内外环境的变化和致病因子的作用发生的异常反应。这种异常反应包括组织器官形态、功能和代谢的改变。病理学（狭义病理学，或称病理解剖学）主要研究疾病发生过程中机体器官功能和代谢改变。

病理学的建立和发展与社会发展、科技进步以及医学发展息息相关。自从人类诞生以来，关于疾病的原因和性质的探索就从来没有停止过。在远古时代，由于文化的落后，对生病的解释往往归结于神灵或巫术。公元前5世纪古希腊医生Hippocrate等提出以火、水、空气和土地四大元素为基础的体液学说，属于天人合一的辩证唯心主义学说。此后的二千多年中，这些学说一直占据主导地位。文艺复兴后，自然科学，例如物理和化学的发展，刺激人们用实验、观察、分析和综合的方法去了解人体和疾病，尸体解剖开始在欧洲开展。

一、主要发展阶段

1. 早期尸体剖验

我国是世界上最早开始做尸体解剖的国家，比埃及还早100年以上。早在春秋战国时代就有人做过尸体解剖，并记载于秦汉时期的《黄帝内经》。之后又有古代病理学说和祖国医学病理学说。古希腊名医Hippocrdftes首创液体病理学说，主张疾病的发生是由于外界因素促使体内4种基本液体（血、黏液、黄胆汁、黑液）发生质和量的改变所致，以后Asclepiades（约公元前128～56年）提倡固体病理学说，他认为人体是由原子构成，当原子之间的孔隙大小不利于原子畅通时，则原子潴留导致疾病发生。到了公元1～2世纪，埃及名医HcrJOphilos等主张疾病是由于病因作用于人体的局部，造成局部功能障碍所致。这些朴素的唯物主义萌芽学说在西方影响甚大。我国在此期间，随着祖国医学基本理论的建立和发展，对病因、发病机制的认识也初见雏形，如《黄帝内经》提出六淫、七情、房劳、饮食、劳倦等致病原因以及阴阳平衡失调的发病学说。隋唐时代的巢元方在《诸病源候论》中对疾病的病源和证候已有详细记载和深入的论述，尤其对内分泌和营养学方面的论述较为突出。南宋时期著名法医学家宋慈所著《洗冤集录》对尸检、伤痕病变以及中毒等均有详述，它是世界上最早的一部法医学著作，也为病理学的发展做出了很大的贡献。

2. 器官病理学

1761年，意大利医学家Morgagni（1682～1771年）根据700多例尸体解剖发现，出版了五卷本的《论疾病的位置和原因》一书，认为不同的疾病是由相应的器官的形态改变（病变，lesion）引起的，创立了器官病理学（organ pathology）。

3. 细胞病理学

1854 年，在改良的光学显微镜的帮助下，德国病理学家 Rudolf Virchow（1821 ~ 1902 年）创立了“细胞病理学”（cellular pathology），指出“疾病是异常的细胞事件”。这一学说不仅为现代病理学，而且为所有的医学基础学科奠定了基础。因此 Rudolf Virchow 对整个医学科学的发展做出了具有历史意义的划时代的贡献。

4. 实验病理学

19 世纪法国生理学家 Claude Bernard 首创了实验病理学，在动物身上研究疾病的动态变化以及病因和发病机制，揭示了多种疾病发生发展的规律，使人们对疾病本质的看法提高到一个较高的理性认识阶段，从而纠正了细胞病理学所认为的疾病本质“就是局部的细胞变化”这种片面观点。此外，临床和实验生理学对器官和细胞的功能研究也发现了疾病时的物质交换、运输、发育和生长等代谢和功能的异常。这样，对于疾病的形态和功能的改变逐步统一起来。因此，实验病理学的兴起，大大促进了病理学的发展，它也逐渐成为病理学的一个重要组成部分。

5. 亚细胞病理学

自 20 世纪 30 年代以来，由于电子显微镜的诞生和生物组织超薄切片技术的建立，病理学便跨入了亚细胞和分子水平阶段，使过去未被认识的许多微细病变和发生机制，逐渐得到了阐明。

20 世纪 60 年代的电子显微镜技术的建立，使病理形态学研究进入到亚细胞水平（超微结构病理学，ultrastructural pathology）。近三十余年来，随着现代遗传学、现代免疫学、分子生物学等新学科的建立以及免疫组织化学、流式细胞术、图像分析技术和分子生物学等新技术的应用，对传统的病理学发展产生了深刻的影响。学科互相渗透为病理学带来了新的动力和机遇，病理学又向纵横发展，出现了一些新的分支，如免疫病理学（immunopathology）、分子病理学（molecular pathology）、遗传病理学（genetic pathology）和定量病理学（quantitative pathology）等。这些发展大大加深了对疾病本质的认识，使得对疾病的研究不再停留在器官、组织、细胞和亚细胞水平，而且深人到了分子水平，并使形态学观察结果从定位、定性走向定量，更具客观性、重复性和可比性。从而使人们对疾病发生发展的机制和病理过程的认识更加深入，为制定疾病的防治措施提供更精确更有力的理论依据，同时也为许多疾病的防治开辟了光明的前景。不仅如此，对疾病的观察和研究也从个体向人群和社会发展，并且和环境结合，出现了地理病理学、社会病理学等新的分支。随着人类基因组计划的即将完成和后基因组计划的开展。病理学这门古老的学科将会得到更快的发展。表 9 – 1 总结了历史上对于疾病的认识的主要阶段。

二、我国病理学的发展史

我国的现代病理学始建于 20 世纪初，我国涌现出的现代病理学家包括徐诵明、胡正详、梁伯强、谷镜汧、侯宝璋、林振纲、秦光煜、江晴芬、李佩林、吴在东、杨述祖、杨简、刘永等。建国以来，以胡正祥、梁伯强等为代表的我国现代病理学开拓者和其他病理学家一道，先后带领广大的病理学工作者为我国病理学的发展、病理学教学和科研以及人才培养等方面作出了卓越的贡献。

表 9-1 历史上对于疾病的认识的主要阶段

历史年代	学说	支持的技术手段	创始人
远古时代	万物百灵论	无	
公元前 4~5 世纪	体液学说	无	Hippocrate
1500 年左右	化学物理	无	Paracelsus
1761 年	器官病理学	尸体解剖	Morgagni
1854 年	细胞病理学	光学显微镜	Virchow
1930 年代	神经生理学和病理学	动物实验	Pawlow
20 世纪 60 年代起	亚细胞病理学	电子显微镜	Dc Duve
	免疫病理学	免疫学技术	
	分子病理学	生物化学技术	Garrod

在教学方面，他们从无到有地编著了具有我国特色的病理学教科书和参考书，1951 年出版了第一部全部用我国资料编著的病理学教科书，并不断修订和完善，从而使病理学教学有所依据和更加规范化。在病理诊断方面，他们大力推进我国尸体剖验、活组织检查和细胞学检查的发展，加强了病理学和临床医学的密切联系，使病理学更好地为临床服务，为我国病理学发展积累了丰富的资料和经验；在科研方面，他们结合我国的实际，对长期危害我国人民健康和生命的传染病、地方病（如克山病、大骨节病）、寄生虫病（如血吸虫病、黑热病）、肿瘤（如病毒性肝炎、肝癌、食管癌、鼻咽癌）、心血管疾病（如动脉粥样硬化、冠心病）以及肿瘤病因学和发病学、冻伤、烧伤、休克、微循环障碍、高山病、缺氧、发热、炎症以及放射病等进行了广泛深入地研究，并取得了显著的成效，填补了我国的空白。同时积极开创病理学研究新技术，在超微结构病理学、分子病理学、免疫病理学和遗传病理学等方面的研究工作，均取得了可喜的成果。

在人才培养方面，他们于 20 世纪 50 年代在各院校相继创建了病理学教研室和病理生理学教研室，建立我国病理学科研队伍；1955 年创办了《中华病理学杂志》，以后又创办了《中国病理生理杂志》；编辑和出版了许多病理学专著；通过多种办班、进修形式，为我国培养造就了一大批病理学工作者，使病理学后继有人，其中不少人现已成为我国当今的病理学骨干和学术带头人。他们呕心沥血、艰辛创业，为我国病理学的发展做出了巨大贡献。前辈病理学家为我国病理学的发展打下了良好的基础，并为其进一步发展开辟了新的前景。但是，我国在疾病防治方面尚面临不少问题，需要当代病理工作者艰苦奋斗，学习世界先进科学技术，进一步加强我国病理学教学、科研和检验工作，加速培养新一代病理专业人才，为使我国病理学发展跟上或超过世界病理学发展的水平作出积极的努力。

我国是幅员广阔、人口和民族众多的大国，在疾病谱和疾病的种类上都具有自己的特点。开展好人体病理学和实验病理学的研究，对我国医学科学的发展和疾病的防治，具有极为重要的意义，同时也是对世界医学的贡献。人体病理学和实验病理学之间是既分工又合作的关系，二者加强联系，必然相得益彰。同时要打破病理学与其他学科的之间的界限，密切关注相邻新兴学科的发展，学习和吸取它们的先进成果，来创造性地丰富病理学的研究方法和内容。只有这样才能使我国的病理学研究达到或赶超世界先进水平，屹立于世界病理学之林。

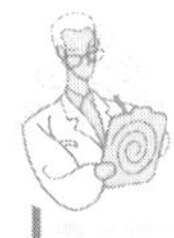

第二节　病理学的范围及其在医学中的地位和作用

一、病理学在医学教学中的地位

在医学课程中分为基础医学和临床医学两大块。基础医学包括人体解剖学、组织学与胚胎学、生理学、生物化学、细胞生物学、微生物学和寄生虫学、免疫等，分别研究机体在生理状态下形态结构、功能代谢的特点、病原体正常结构、功能代谢及生活习性等。病理学是医学的主干课程，也是基础医学与临床医学之间的桥梁课程，学习病理学之前必须先学习基础医学课程。临床医学包括内科学、外科学、儿科学和妇产科学等，主要是对疾病的诊断和治疗。疾病过程中出现的症状和体征是以病理变化为基础的。病理学与临床医学密切相关，是临床医学的基础。因此，在学习临床医学前，必须先学习病理学。一个好的临床医生，必须具有丰富的病理学知识。此外，临床医学还要运用病理学的活体组织检查、尸体剖检以及动物实验等研究方法对疾病做出的病理诊断或对疾病进行观察和研究，以提高疾病防治水平。因此，病理学处于基础医学和临床医学的结合点，在整个医学课程中起着“承前启后”的作用，属于“桥梁”学科。

二、病理学在疾病诊断中的作用

现代科学技术的发展，极大地丰富了疾病诊断的手段和方法，为疾病的及早诊断和治疗提供了有利条件。但可以预见的是，在今后相当长的时期，现有的临床诊断方法还不能有效代替病理学诊断。病理学对疾病的诊断是通过对病变组织器官的大体观察和利用显微镜等工具观察组织结构和细胞改变的特征而做出的。因此，比现有的其他诊断手段和方法更为客观和准确。一般地说，肿瘤治疗前必须先做病理学诊断。在临床医疗中，外科病理诊断是迄今诊断疾病的最可靠的方法。细胞学检查在发现早期肿瘤等方面有重要的作用。尸体剖验则可对不幸去世的病人的诊断和死因做出回答，是提高临床诊断和医疗水平的重要方法。虽然随着医学科学的发展，临床医学在诊断疾病的手段上日渐增多，如实验室各种生化指标检测、内窥镜检查、影像学诊断技术等，它们在疾病的发现和定位上起重要的作用，但很多疾病的最后确诊，还是有赖于病理诊断。病理学诊断不仅能确定疾病的性质，而且还能回答临床医生提出的诊断问题，解释患者出现的症状和体征，确定死亡的原因。病理学不仅是理论性强的基础医学，而且也是实践性很强的临床医学。所以，在病理学体系中，把主要解决疾病诊断的病理学称为临床病理学（clinical pathology）或外科病理学（surgical pathology），也称为诊断病理学（diagnostic pathology），这足显病理学与临床医学的关系。

任何事物都是一分为二的。以往虽然人们把病理学诊断誉为肿瘤诊断的“金标准”，这强调了病理学诊断的重要性，但却忽略了病理学诊断由于受到多方面因素的影响，也存在着一定的局限性，包括：

（1）形态学的局限性　病理只能对有形态学改变的疾病，尤其是对有特征改变的疾病做出诊断。对无明显形态学改变的功能性或代谢性疾病，病理学检查不能确诊。

（2）小块活检组织的“代表性”有限。

（3）取材、标本固定及制作均对病变的最后诊断产生影响。

（4）病理医生的主观性　病理诊断往往还受到病理医师的经验和思维方式的影响，带有一定主观性和经验性。

（5）部分特殊病例有可能由于现阶段对疾病的认识而成为疑难病例。

三、病理学在医学研究中的应用

医学的发展得益于现代科学技术的进步。病理学作为基础医学和临床医学的“桥梁”学科亦起着重要作用。

在医学科学研究中，病理学是重要的支撑点。各种临床科研均需要以正确的病理学诊断为依据。病理检验积累的数据和资料，包括大标本、石蜡包埋组织和切片等，不仅是临床科研的材料，也是病理学教学和病理医师训练的重要材料。

在临床医学研究中，病理学还需要解释疾病发展过程中所出现的症状和体征；担负着新病种的发现以及新药筛选的病理鉴定。在医学研究中，病理学广泛应用于各领域，并占有极重要的地位。

现代病理学吸纳了细胞生物学和分子生物学的方法和成果，使病理学的研究从纯形态结构的研究进入到检测蛋白质的表达和基因的改变，深化了对疾病的认识，使其更接近疾病的本质。同时病理学的研究方法渗透到医学各领域，并与其相结合，产生出诸如遗传病理学、分子病理学等边缘学科和前沿学科，更紧密了机能与形态相结合，成为医学发展的新亮点。

总之，病理学在医学教育、临床医疗和科学研究上都扮演着重要的角色。美国著名医生和医学史专家 William Osler（1849～1919 年）曾写道：“As is our pathology，so is our medicine ”（病理为医学之本）。

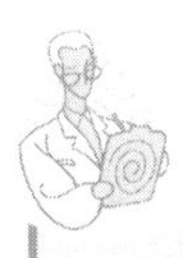

第三节　病理学的研究对象

病理学的研究对象，根据研究材料来源的不同，分为人体病理学和实验病理学。前者以病人或从病人体内得到的病变标本（器官、组织、细胞、体液等）为对象，后者以疾病的动物模型或在体外培养的细胞为对象。在临床医学中，人体病理学又分为尸体剖验（autopsy）、外科病理学（surgical pathology）和细胞学（cytology）。

一、人体病理学

人体病理学（human pathology）是研究从人体获得的病变材料作为研究对象。人体病理学包括尸检（autopsy）、活检（biopsy）和细胞学（cytology），故人体病理学可被称为 ABC 病理学。

1. 尸体解剖

尸体解剖（autopsy），简称尸解（或尸检）即对死者的遗体进行病理解剖和后续的显微镜观察，是病理学的基本研究方法之一。最早期的病理学就是根据尸体解剖材料建立起来的。因此，对患者遗体的解剖，曾对病理学发展起着极其重要的作用，故老一辈的病理学家视尸体解剖为病理学的命根子。随着科技发展，医学检测手段日渐增多，诊断水平也日益提高，大多数患者的疾病在其生前已能作出可靠的诊断，但就疾病诊断而言，尸检仍不能被其他方法取代；而且尸检对发现新病种和在医学教育中仍具有极其重要的作用。

（1）对于某些复杂病例，通过尸检可以发现其主要病症（致死性的病变）和死亡原因（病人死亡的直接原因）；阐明复杂病变的因果关系；解释症状和体征的病变基础；明确疾病的诊断，有利于协助临床总结在诊断和治疗过程中的经验和教训，提高临床诊治水平。亦可为医疗事故和医疗纠纷的正确解决提供证据。

（2）及时发现和确诊某些传染病、流行病、地方病和新发生的疾病，为卫生防疫部门采取防治措施提供依据，因为通过尸检，从组织器官病变的形态结构特征，可帮助判断其病原，如结核病具有典型的干酪样坏死；SARS 尸检确定其病原是病毒。

（3）通过尸检可以积累国人各种疾病的人体病理材料，为深入研究和防治这些疾病奠定基础，丰富我国病理学的基础。

（4）通过尸检，收集各种病理标本，供医学生病理学教学使用。

日前我国的尸检率还不高，而且有进一步下降的趋势，十分不利于我国病理学和医学科学的发展，亟待立法和大力宣传尸检的意义。

2. 活体组织检查

活体组织检查（biopsy）简称活检，即从患者病变处用局部切取、钳取、细针穿刺、搔刮和摘取等手术方法，从患者活体获取病变组织进行疾病的诊断和研究。活检的意义在于：①由于组织新鲜，固定后能基本保存病变的真实结构，有利于及时准确地对患者作出疾病的病理诊断，指导临床治疗并估计预后；②对于某些特殊患者，急需手术切除治疗，但未能明确其病变性质，可在手术过程中，切取部分病变组织作冰冻切片快速诊断（一般约需30分种），确定病变性质和病变范围，协助临床医生选择治疗方案和确定手术切除范围。③在疾病治疗过程中，通过定期活检随访（如原位癌和其他癌前病变），了解病变发展情况，以判断疗效和考虑进一步治疗方案；④收集的新鲜标本，除作疾病的病理诊断外，还可采用一些新的研究方法，如免疫组织化学、电镜观察和组织培养等对疾病进行更深入的研究。因此，活检是目前诊断疾病广为采用的方法，特别是对肿瘤良、恶性的诊断具有十分重要的意义。外科病理学，或称诊断病理学就是在活检的基础上建立起来的病理学分支。

肉眼和光镜水平的形态学的观察，是病理学的传统方法。虽然近年来病理学的新技术已远远超越了传统的形态观察，但形态学观察方法仍为基本观察方法，并且是新技术开展的基础。

（1）大体观察　主要运用肉眼或辅以放大镜、量尺和磅秤等工具，对大体标本及其病变性状（形状、大小、重量、色泽、质地、表面及切面形态、与周围组织和器官的关系等）进行细致地解剖、观察、测量、取材和记录，必要时可摄影留作资料。大体观察可帮助初步判别判断组织器官是否正常以及病变的性质（炎症或肿瘤）。如肿大的淋巴结，若切面是干酪样坏死，则考虑是结核的可能；若切面为鱼肉状则提示淋巴瘤的可能。大体观察不仅是病理医师的基本功和正确的病理诊断的第一步，也是医学生学习病理学的主要方法之一。

（2）组织学观察　组织学观察需借助显微镜。将肉眼确定的病变组织取材后，以10%中性福尔马林（formalin，甲醛）溶液固定24～48小时，然后用石蜡进行包埋，再切成3～4μm薄片，制成HE切片，通过分析和综合病变特点，对疾病作出病理诊断。组织切片最常用的染色为苏木素－伊红染色（hematoxylin and eosin）。迄今为止，这种传统的染色方法仍然是诊断和研究疾病的最基本和最常用的方法。而细胞染色则有常规的HE染色和巴氏染色。前者方便简单，后者操作稍多，需特配染液，但细胞染色结构清楚，上皮细胞可因分化程度不同而胞质染色有别，有利于观察和诊断。

组织切片如仍不能诊断或需进一步的研究，则可辅以一些特殊染色和新技术。

3. 细胞学检查

细胞学（cytology）检查是指将采集到的病变脱落细胞或通过细针吸取（fine needle aspiration，FNA）病变处的细胞制成涂片，经不同的方法染色后用光学显微镜观察，通过细胞形态改变，可初步确定病变的性质。

细胞学检查多用于阴道宫颈分泌物、痰液、胃液、尿液、胸腹水沉渣、肿物切除后印片和体表肿物细针穿刺吸取物涂片。

细胞的来源可以是运用各种采集器在女性生殖道、口腔、食管、鼻咽部等病变部位直接采集的脱落细胞，也可以是自然分泌物（如痰、乳腺溢液、前列腺液）、体液（如胸腹腔积液、心包积液和脑脊液）及排泄物（如尿液）中的细胞，以及通过内窥镜采集或者刷取的细胞或用细针直接穿刺病变部位（如前列腺、肝、肾、胰、乳腺、甲状腺、淋巴结等，即细针吸取）所吸取的细胞。细胞学检查所需设备简单，操作简便，具有经济快速，可重复进行，对患者无损伤或损伤小等优点，病人易于接受。细胞学检查除用于病人外，还适用于对大面积人群进行肿瘤普查。但其对疾病诊断准确性较低。对细胞学检查发现可疑肿瘤性病变需作组织活检，以进一步明确诊断。此外，细胞学检查还可用于对激素水平的测定（如阴道脱落细胞涂片）及为细胞培养和DNA提取等提供标本。

二、实验病理学

实验病理学（experimental pathology）不是直接采用人体病变材料进行研究和诊断疾病。而是根据研究目的，通过实验手段进行研究，其中包括动物实验和组织、细胞培养。

1. 动物实验

动物实验（animal experiment）是指根据实验目的，选用适合的动物（大多数为兔或鼠）进行实验。运用动物实验的方法，可在适宜动物身上复制出某些人类疾病的动物模型（animal model），通过疾病复制过程可以研究疾病的病因学、发病学、病理改变及疾病的转归。如肿瘤实验中，将取自人体的肿瘤组织接种于免疫缺陷鼠类的皮下或腹腔，在接种部位长出与人体肿瘤相似的肿物，制成动物模型。此种模型在肿瘤实验研究中非常有用，可以作为药物治疗效果的初评；也可以用于新的治癌药物的筛选；动物模型建立后，可以观察肿瘤生物学特性——如生长情况、转移途径。动物模型制作也可以用于某些病原体或致癌物的实验，将目的物质涂抹或照射皮肤、黏膜或灌注入腹腔、消化道、呼吸道、血道，动态观察肿瘤发生和病灶形成，通过跟踪观察，探索肿瘤发生过程中形态结构的变化。

动物实验的优点在于可根据需要，对之进行任何方式的观察研究，任意性很强，可以重复实验；既可研究任何阶段的疾病和病理过程，又能通过模型阐明各种附加因素对疾病过程的影响。如可在疾病的不同时期活检，以了解疾病不同阶段的病理变化及其发生发展过程，药物或其他因素对疾病的疗效或影响等，并可与人体疾病进行对照研究。此外，还可进行一些不能在人体上作的研究，如致癌剂的致癌作用和癌变过程的研究及某些生物因子的致病作用等。这种方法可弥补人体病理学研究的限制和不足，但应该注意动物和人体之间毕竟存在物种的差异，如家兔和狗不患脊髓灰质炎，有角类家畜不感染梅毒。因此，不能把动物实验结果不加分析地直接套用于人体，仅可作为研究人体疾病的参考。

2. 组织和细胞培养

组织和细胞培养（tissue and cell culture）是指将人体或动物的某种组织或单细胞

用适宜的培养基在体外进行传代培养以研究：①各种病因作用下，组织病变的发生、发展；②细胞恶性转化的条件或恶性细胞逆转的条件，其间所发生的分子生物学和细胞遗传学的改变；③观察肿瘤细胞在正常培养条件下，其生长参数和在附加条件下，如基因产物、免疫因子、射线和抗癌药物等影响下，对癌细胞生长的影响。例如，在病毒感染和其他致癌因素的作用下，细胞如何发生恶性转化；在恶性转化的基础上发生哪些分子生物学和细胞遗传学改变；在不同因素作用下能否阻断恶性转化的发生或引起恶性转化的逆转；免疫因子、射线和抗癌药物等对癌细胞生长的影响等。这些都是肿瘤研究中十分重要的课题。近年来，通过体外培养建立了不少人体和动物的肿瘤细胞系或细胞株，这对于从分子水平研究肿瘤细胞的生物学特性起到了重要作用。

组织和细胞培养在病理研究中主要的优点是周期短、见效快、节省开支；体外培养环境单纯，易于控制，可以避免体内复杂因素的干扰。由于人体内环境相当复杂，且互相制约，孤立的体外环境与复杂的体内整体环境毕竟有很大的不同，故不能将体外研究与体内过程等同看待，体外的实验结果亦不能等同于体内。比如肿瘤细胞在培养基上可以生长，而一旦接种于普通动物的皮下或内脏后则不一定能存活。

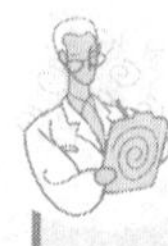

第四节　病理学研究方法

病理学是一门古老的以形态学研究为主的学科，但随着现代科学技术的发展，病理学的研究方法也日新月异。总的来说，可归纳为两类：常用的研究方法和新技术研究方法。

一、病理学常用的研究方法

包括大体检查、组织学检查、细胞学检查、组织化学和细胞化学、免疫组织化学、超微结构观察等方法。

1. 组织化学和细胞化学

组织化学（histochemistry）和细胞化学（cytochemistry）一般称为特殊染色，是指利用某些试剂（或染料）能与组织或细胞内化学成分进行特异性结合，呈特异的颜色，以定位地显示病变组织和细胞内在光学显微镜下无法辨认的某些化学成分（如蛋白质、酶类、核酸、糖类、脂类等）或病原体的方法。如 PAS 染色显示粘多糖和糖原；黏液卡红（Mucicarmine）和爱先蓝（Alcian blue－AB）染色显示细胞内外黏液；刚果红（congo red）染色显示细胞外淀粉样物质；苏丹Ⅲ（sudanⅢ）染色显示细胞内脂类物质；抗酸染色显示抗酸菌（如结核杆菌、麻风杆菌）；六氨银染色显示真菌和基底膜结构。这些都是在病理学检查中是常用的方法。该方法既能显示组织细胞内的特殊化学成分，同时又能保存原有的组织结构形态改变，达到形态与代谢的结合，对一些代谢性疾病的诊断有一定的参考价值。例如在戈谢（Gaucher）病，由于先天性β-葡萄糖脑苷酯酶缺乏，致使大量葡萄糖脑苷酯在脾脏和肝脏的织织细胞内堆积，可用组织化学染色加以证实。在肿瘤的诊断和鉴别诊断中也可采用特殊染色方法，如过碘酸 Schilff 反应（PAS）可区别 Ewing 肉瘤和恶性淋巴瘤，前者含有糖原而呈阳性，而后者不含糖原呈阴性。磷钨酸苏木素染色（PTAH）可显示横纹肌肉瘤中瘤细胞胞浆内的横纹。

2. 免疫组织化学

免疫组织化学（immunohistochemistry，IHC）是利用抗原抗体的特异性反应来定位组织和细胞中某种化学成分的一种组织化学方法，它的最大优点是能将形态学改变与功能和代谢变化结合起来，一方面保持了传统形态学（包括光学显微镜和电子显微镜水平）对组织和细胞的观察客观、仔细的优点；另一方面克服了传统免疫学反应只能定性和定量，而不能定位的缺点。免疫组织化学技术中的免疫荧光技术在临床上主要用于肾炎的分型，而免疫组化技术，除了可用于病因学（如病毒）和免疫性疾病的诊断外，更多的是用于肿瘤病理诊断和鉴别诊断。目前，免疫组织化学技术已经在肿瘤病理学中得到广泛地应用，但必须密切结合光镜的组织形态特点和临床表现进行分析。

3. 超微结构观察

超微结构（ultrstructure）是指通过电子显微镜来观察细胞的亚结构改变。电子显微镜（电镜）较光学显微镜的分辨力高千倍以上，可清楚地观察到细胞的亚细胞结构（如细胞器、细胞骨架等）或大分子水平的变化。在疾病的病理诊断中，电镜观察主要用于肾脏的细针穿刺活检标本，来进行肾小球肾炎的分型。在肿瘤诊断中，电镜在确定肿瘤细胞的组织发生、类型和分化程度上起着重要作用，如可根据各种肿瘤细胞的超微结构特点来协助区别分化差的癌和肉瘤、各种梭形细胞恶性肿瘤、各种恶性小圆细胞肿瘤、各种神经内分泌肿瘤及恶性黑色素瘤等。

二、新技术在病理研究中的应用

1. 流式细胞术

流式细胞术（flowcytometry，FCM）可以快速测定细胞内 DNA 含量和倍体数，用于测定肿瘤细胞的 DNA 倍体类型和肿瘤组织中处于 S+G2/M 期的细胞占所有细胞的比例（生长分数）；大量研究结果表明，恶性肿瘤细胞 DNA 含量大多呈现不规则增多，表现为多倍体和非整倍体；而良性肿瘤细胞多为二倍体。此外，还发现生长快的恶性肿瘤细胞的生长分数也常增高。因此，测定肿瘤细胞的 DNA 倍体和生长分数不仅可以作为诊断恶性肿瘤的参考标志之一，而且可反映肿瘤的恶性进程和生物学行为。流式细胞术还应用于细胞的免疫分型。如应用单克隆抗体对不同功能的淋巴细胞进行精确的亚群分析，在临床免疫学和白血病等的检测中起到重要作用。但流式细胞术实际上并不是一种形态学的测量方法，不能识别样本中的肿瘤细胞和非肿瘤细胞是其缺点。

2. 图像分析技术

病理形态学观察基本上是定性的，缺乏精确而更为客观的定量标准和方法。图像分析技术（Image analysis，IA）的出现弥补了这个缺点。随着电子计算机技术的发展，形态定量技术已从二维空间向三维空间发展。在肿瘤病理方面，图像分析主要应用于核形态参数的测定，如核直径、周长、面积、体积、形态因子等的测定，用以进行肿瘤的组织病理分级和判断预后等。此外，也可用于DNA倍体的测定和显色反应（如免疫组织化学）的定量等方面。

3. 激光扫描共聚焦显微术

激光扫描共聚焦显微镜（laser scanning confocal microscope，LSCM）是当今最为先进的光学显微镜，主要优点为：①用激光为光源，在相应的荧光探针标记后，对样本进行远点扫描，逐层获得二维光学横断面图像，具有“细胞CT”的功能，并可通过计算机三维重建软件的支持，获得真三维图像，并可以任意角度旋转，观察细胞、组织的立体形态和空间关系；②可对活细胞和组织进行无损伤的观察，动态测量细胞内的Ca离子浓度和pH值等活细胞生理信息；③可进行细胞膜的流动性、细胞间通讯、细胞融合、细胞骨架弹性测量等，可作为“光刀子”完成细胞内的“外科手术”。这一技术使得对活细胞和组织进行原位、动态、定量的观察和测量的梦想成为现实，是近年来在形态观测技术上的重大突破。

4. 生物芯片技术

生物芯片技术（biochip technique）是近年来兴起的一项综合性的高新技术，它以微机电系统技术和生物技术为依托，将生命科学研究中的许多不连续过程（如样品制备、生化反应、检测等步骤）集成并移植到一块普通邮票大小的芯片上去，并使这些分散的过程连续化、微型化，以实现对大量生物信息进行快速并行处理的要求。

（1）基因芯片　1998年底美国科学促进会将基因芯片（gene chip）技术列为1998年度自然科学领域十大进展之一。现在，基因芯片这一时代的宠儿已被应用到生物科学众多的研究领域之中，它可同时、快速、准确地分析数以千计基因组信息。这些应用主要包括基因表达检测、突变检测、基因组多态性分析和基因文库作图以及杂交测序等方面。在基因表达检测的研究上，人们已比较成功地对多种生物包括拟南芥（Arabidopsis thaliana）、酵母（Saccharomyces cerevisiae）及人的基因组表达情况进行了研究，并且用该技术（共157，112个探针分子）一次性检测了酵母几种不同株间数千个基因表达谱的差异。实践证明，基因芯片技术也可用于核酸突变的检测及基因组多态性的分析，例如对人BRCA Ⅰ基因外显子11、CFTR基因、β－地中海贫血、酵母突变菌株间、HIV－1逆转录酶及蛋白酶基因等的突变检测；对人类基因组单核苷酸多态性的鉴定、作图和分型以及人线粒体16.6kb基因组多态性的研究等。将生物传感器与芯片技术相结合，通过改变探针阵列区域的电场强度已经证明可以检测到基因（ras等）的单碱基突变。此外，有人还曾通过确定重叠克隆的次序从而对酵母基因组进行作图。杂交测序是基因芯片技术的另一重要应用。该测序技术理论上不失为一种高效可行的测序方法，但需通过大量重叠序列探针与目的分子的杂交方可推导出目的核酸分子的序列，所以需要制作大量的探针。基因芯片技术可以比较容易地合成并固定大量核酸分子，所以它的问世无疑为杂交测序提供了实施的可能性，这已为实践所证实。

（2）蛋白芯片　蛋白芯片（protein chip）是将大量蛋白质分子按预先设置的排列固定于一种载体表面行成微阵列，根据蛋白质分子间特异性结合的原理，构建微流体生物化学分析系统，以实现对生物分子的准确、快速、大信息量的检测。

（3）组织芯片　组织芯片（tissue microarray）技术是近年来基因芯片（DNA 芯片）技术的发展和延伸。组织芯片技术可以将数十个甚至上千个不同个体的临床组织标本按预先设计的顺序排列在一张玻片进行分析研究，是一种高通量、多样本的分析工具。它使科研人员第一次有可能同时对几百甚至上千种正常或疾病以及疾病发展不同阶段的自然病理生理状态下的组织样本，进行某一个或多个特定的基因，或与其相关的表达产物进行研究。组织芯片技术可以与 DNA、RNA、蛋白质、抗体等技术相结合，与传统的病理学技术、组织化学及免疫组化技术相结合，在基因、基因转录和相关表达产物生物学功能三个水平上进行研究。这对人类基因组学的研究与发展，尤其对基因和蛋白质与疾病关系的研究，疾病相关基因的验证、新药物的开发与筛选、疾病的分子诊断，治疗过程的追踪和预后等方面具有实际意义。

5. 激光显微切割技术

激光显微切割技术（laser capture microdesection，LCM）就是在显微镜下用手工或者仪器采样的方法从组织切片或细胞涂片上将所要研究的形态或表型相同的细胞从组织三维结构中分离出来，获得纯的细胞群用于进一步的研究。

6. 原位分子杂交技术

原位分子杂交技术（in situ hybridization，ISH）是应用已知碱基顺序并带有标记物的核酸探针与组织、细胞中待检测的核酸按碱基配对的原则进行特异性结合而形成杂交体，在显微镜或电子显微镜下观察杂交后的信号。

原位杂交技术已应用于基础研究（如基因组图，gene mapping），转基因检测，基因表达定位（localization of gene expression），核 DNA 和 RNA 的 mRNA 的排列和运输（arrangement and transport of mRNA），复制（replication）和细胞的分类（Sorting of cells）。临床研究主要应用在细胞遗传学（cytogenetics），产前诊断（prenatal diagnosis），肿瘤和传染性疾病的诊断，生物学剂量测定（biological dosimetry）和病毒学的病原学诊断等。

7. 荧光原位分子杂交染色体分析技术

荧光原位分子杂交染色体分析技术（chromsome analysis by fluorescence in situ hybridization，FISH）是 20 世纪 80 年代在原位杂交基础上建立起来的一种分子杂交技术，是一种灵敏度高、特异性好以及分辨率强的染色体和基因分析技术。它通过荧光标记的各类 DNA 和 RNA 探针与细胞或组织在玻片上进行杂交，在不改变其结构和分布格局的情况下进行细胞内 DNA、RNA 某特定序列的相互位置关系的拷贝数的测定，用于染色体识别、基因定位和基因诊断、染色体结构和数目畸变分析。

FISH 主要用于以下几个方面：①通过全染色体图谱测定中期相染色体畸变；②用亚染色体区带探针进行间期染色体断裂和非整倍体分析；③用着丝点探针或抗着丝点抗体进行微核试验；④非整倍体和异常数量的特定染色体分析。

8. 比较基因组杂交技术

比较基因组杂交技术（comparative genomy hybridization，CGH）通过直接进行基因组 DNA 的比较来检测遗传物质的缺失与重复，为进行基因组内不平衡遗传物质的研究提供了一个新的手段。它是先以不同的荧光染料分别标记病人基因组 DNA 和正常人基因组 DNA，两者适当比例混合后制备成探针，然后与正常人染色体分裂相进行原位杂交，通过检测染色体上两种荧光（红、绿）的相对强度比率，计算出 DNA 的缺失与放大，从而了解肿瘤组织 DNA 拷贝数的改变，并进行染色体上定位。

CGH 主要应用于肿瘤遗传学中，以研究染色体或染色体片段的缺失与重复，特别是肿瘤细胞的基因组改变，对了解肿瘤的发生、发展，对发现肿瘤遗传学标记，初步查询肿瘤相关基因的位置均有重要意义。同时还可应用于对相关种属之间和同一种内不同个体间区别的研究。在染色体综合征中，对于小的染色体不平衡片段及染色体重组的识别，也具有很大的应用潜力。

9. 分子生物学技术

近十余年来，重组 DNA、核酸分子杂交（包括原位杂交）、聚合酶链反应（polymerase chain reaction ，PCR）、DNA 测序等分子生物学技术（molecular biological technique）在遗传性疾病的研究、病原体的检测（病毒、细菌、原虫等）和肿瘤的病因学、发病学、早期诊断等方面得到日益广泛地应用。尤其是原位杂交和原位 PCR 技术，可以在细胞和组织原位显示 DNA、RNA 的改变。此外，原位杂交和免疫组织化学技术的结合，可以在原位显示出 DNA 或 RNA 以及蛋白质三个水平的改变，是非常有用的研究方法。最近发展起来的基因芯片（gene chip）和组织芯片（tissue chip）技术，可以一次性的测出大量的基因及其表达的改变，将会对病理学产生革命性的影响。

随着科学技术的进步，人类基因组计划的完成和后基因组计划的实施，将有更多的新兴学科出现。学科间互相渗透，病理学将得到更广泛的发展，出现新的病理学分支学科。人类对疾病的研究和认识将更加深化，最终寻找出疾病发生的最基础因素。但这些不能完全取代传统病理学。疾病形态学是尖端研究的基础，在疾病诊断中仍具有不可代替的作用。然而病理学的发展，必须注意形态与机能结合；加强本学科系统性理论研究的同时，必须加强与临床医学的联系，根据临床需要提炼研究方向，为临床疾病的诊断、治疗、预防提供可靠的根据。

我国幅员广阔，人口和民族众多，在疾病谱和疾病种类上都具有自己的特点。我国病理学的发展具有充分的现实条件和宽广的前景，一定能为世界病理学的发展作出重要贡献。

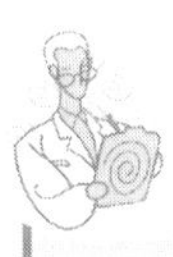

第五节　病理学课程教学介绍

病理学是研究疾病病因、发病机制、形态结构改变以及由此而引起的功能变化的一门基础医学与临床医学之间的桥梁学科。本课程共120学时，其中理论大课48学时，实验课72学时。这种授课与学习模式在全国医学院校中是独一无二的，其理由在于病理学是一门形态学课程，光靠课堂上讲理论是远远不够的。而我们教研室具有悠久的光辉历史，厚重的经验沉淀以及丰富的标本来源，这为加大实验课的比重奠定了很好的基础。我们的实习课着重培养学生掌握各种常见疾病的基本病理特点、诊断、鉴别诊断及临床病理联系。历史和实践证明，我们这种课程设置对于培养学生的学习兴趣、为后续临床课程的学习奠定坚实基础都是非常有利的。

课程安排如下：

五年制本科、口腔七年制通常安排在第二学年春季学期，八年制则为第四学年的秋季学期。课时数均为120学时，前9周每周10学时，后8周每周5学时。一般在第5或第6周进行期中考试（理论）；第18周进行期末考试，包括理论和实验考试。

护理和康复等四年制专业在第二学年秋季学期开课，共51学时，其中理论33学时，实验18学时。

参考教材和网络资源

1. 参考教材

（1）梁伯强．病理解剖学总论．北京：人民卫生出版社，1964.

（2）宗永生，钟思陶．病理学．广州：广东高等教育出版社，2000.

（3）李玉林．病理学．6版．北京：人民卫生出版社，2004.

（4）J. C. E. Underwood. General and systematic pathology. 4th ed. London：Churchill Livingstone，2004.

2. 网络资源

（1）中山大学病理学精品课程网站：http：//jpkc. sysu. edu. cn/2006/binglixue/Course/Content. asp？ m = 8

（2）The International Pathology Laboratory for Medical Education：http：//library med. utah. edu/WebPath/webpath. html

（3）Cornell 大学医学院的网上医学资源：http：//edcenter. med. cornell. edu/

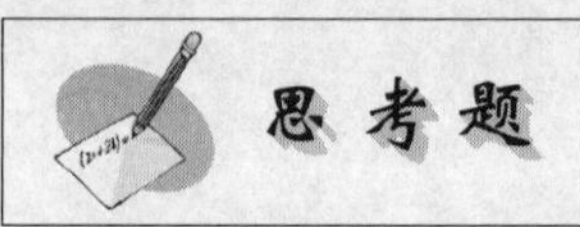

思考题

1. 病理学是一门怎样的课程?
2. 病理学的发展经历了哪几个主要阶段?
3. 病理学在医学中的地位和作用如何?
4. 病理学有哪几个主要分支?各自有何特点?相互之间又有何联系?

（薛　玲）

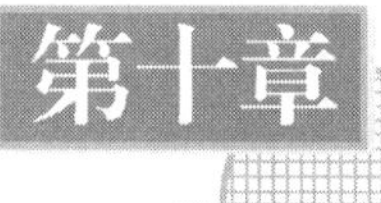

第十章 医学微生物学

医学微生物学（medical microbiology）是研究与人类疾病有关的病原微生物的形态、结构、代谢活动、遗传和变异、致病机制、机体的抗感染免疫、实验室诊断及特异性预防等的一门学科，是基础医学的主干课程之一。该课程与医学专业的其他基础医学课程如免疫学等密切相关，是学习临床各科的感染性疾病、超敏反应性疾病、肿瘤以及公共卫生专业相关课程如流行病学的重要基础。

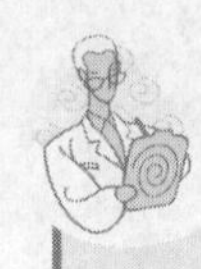

第一节 医学微生物学及其发展简史

一、基本概念

1. 微生物（microorganism）

微生物是存在于自然界的一大群体积微小，结构简单，肉眼看不见，必须借助光学或电子显微镜放大数百倍、数千倍，甚至数万倍后才能观察到的微小生物。

微生物种类繁多，至少有十万种以上。按其结构、化学组成及生活习性等差异可分成原核细胞型、真核细胞型、非细胞型微生物三大类。

2. 病原微生物（pathogenic microorganism）

有一小部分微生物能引起人类或动、植物的病害，这些具有致病性的微生物称为病原微生物。有些微生物在正常情况下不致病，而在特定条件下可引起疾病，称为条件致病性微生物。

3. 微生物学（microbiology）

是研究微生物的进化、分类，在一定条件下的形态、结构、遗传变异、生命活动规律及其与人类、动物、植物、自然界相互关系等问题的学科。

随着研究范围的日益扩大和深入，微生物学又逐渐形成了许多分支学科，着重研究微生物学基本问题的有普通微生物学、微生物分类学、微生物生理学、微生物生态学、微生物遗传学、分子微生物学等。按研究对象可分为细菌学、真菌学、病毒学等。按研究和应用领域可分为农业微生物学、工业微生物学、医学微生物学、兽医微生物学、食品微生物学、海洋微生物学、土壤微生物学等。

4. 医学微生物学（medical microbiology）

是一门医学基础学科，主要研究与医学有关的病原微生物（致病与条件致病微生物）的生物学性状、致病性、免疫性、微生物检查及特异性防治。按其研究对象不同，也可分为医学细菌学、医学真菌学、医学病毒学等，其中又分别包括总论和各论。

二、医学微生物学发展历史

医学微生物学是人类在探讨感染及传染性疾病的病因、流行规律以及防治措施的过程中伴随微生物学的发展而发展的，并且为促进微生物学的发展做出过巨大贡献。医学微生物学发展过程大致可分三个时期。

（一）经验时期

古代人类虽未观察到微生物，但早已将微生物学知识用于工农业生产和疾病防治中。公元前二千多年的夏禹时代，就有仪狄酿酒的记载。北魏（386～534 年）贾思勰所著《齐民要术》一书中详细记载了制醋的方法。长期以来民间常用的盐腌、糖渍、烟熏、风干等保存食物的方法，实际上正是通过抑制微生物的生长而防止食物的腐烂变质。

11 世纪初时，我国北宋末年刘真人就提出肺痨由虫引起。意大利 Fracastoro（1483～1553 年）认为传染病的传播有直接、间接和通过空气等几种途径。奥地利 Plenciz（1705～1786 年）认为传染病的病因是活的物体，每种传染病由独特的活物体所引起。18 世纪清乾隆年间，我国师道南在《天愚集》鼠死行篇中描述了当时鼠疫流行的凄惨景况，并正确地指出了鼠疫与鼠的关系。

我国自古以来就有将水煮沸后饮用的习惯。明朝李时珍在《本草纲目》中指出，将病人的衣服蒸过后再穿就不会传染上疾病，说明已有消毒的记载。以酒、盐水清洗伤口是消毒方法的经验积累。大量古书证明，我国在明代隆庆年间（1567～1572 年）就已广泛应用人痘来预防天花，并先后传至俄国、朝鲜、日本、土耳其、英国等国家，这是我国对预防医学的一大贡献。

对于应用霉菌抑制细菌活动，远在我国的汉代就已有记载。在汉代时我国劳动人民就懂得应用在豆腐上培育绿色霉来治疗皮肤上的痈疖。这个简单而又有效的治疗方法一直沿用到现在。类似以上的实例还有很多记载：《齐民要术》一书中详细记述了能治疗腹泻、下痢的“神曲”的制作方法。明代崇祯十年（1637 年）出版的《天工开物》一书第十七卷的记载说明抗菌物质丹曲（红曲霉黄素）作为治疗药物的防腐剂，在我国很早就有应用。

（二）实验微生物学时期

1. 微生物的发现

1664 年，英国人胡克（Robert Hooke）用自制的显微镜观察了植物组织，于 1665 年撰文描述了植物细胞（又认为是霉菌细胞），并命名为“cell”（至今仍被使用）。而真正首先看到细菌的应当是荷兰人列文虎克（Antory Van Leeuwenhoek，1632～1723 年）。他于 1676 年用自制的镜片，制作了第一架能把原物放大 266 倍的原始、简单的显微镜。通过观察一位老人牙缝里取下的一点残屑，发现里面有无数各种形状的“小动物”蹦来跳去，他精心地把这些“小动物”的形状描绘下来，说：“这个老人嘴里的‘小动物’，要比整个荷兰王国的居民多得多……”。这以后，他继续观察了各种容器的积水，以及河水、井水、污水等，都发现有类似的“小动物”。列文虎克第一次观察和描述了各种形态（球状、杆状和螺旋状）的微生物，为其存在提供了有力证据，亦为微生物形态学的建立奠定了基础。

2. 发酵与微生物作用以及消毒法的创立

19 世纪 60 年代，欧洲一些国家占重要经济地位的酿酒的工业和蚕丝业发生酒类变质和蚕病危害等，促进了人们对微生物的研究。法国科学家巴斯德（Louis Pasteur，1822～1895年）首先实验证明有机物质的发酵与腐败是由微生物所引起。酒的发酵由酵母菌导致，而酒类变质（啤酒变苦）是因污染了酵母菌以外的另一些杂菌繁殖的结果，用加热的方法可以杀灭这些杂菌。很快，该加热方法便应用在各种食物和饮料的消毒上。巴斯德的研究开创了微生物的生理学时代。人们认识到不同微生物间不仅有形态学上的差异，在生理学特性上亦有所不同，进一步肯定了微生物在自然界中所起的重要作用。自此，微生物学开始成为一门独立的学科。

巴斯德还认为：①每一种传染病都是一种微生物在生物体内的发展，由于发现并根除了一种侵害蚕卵的细菌，巴斯德拯救了法国的丝绸工业。②传染病的微生物，在特殊的培养之下可以减轻毒力，使他们从病菌变成防病的疫苗。最早的炭疽、鸡霍乱、狂犬病疫苗就是巴斯德研究的直接结果。

巴斯德创用的加温（加热60℃作用30分钟）处理以防酒类变质的消毒法，是至今仍沿用于酒类和乳类的巴氏消毒法。在巴斯德的影响下，英国外科医生李斯德（Joseph Lister，1827～1912年）创用石炭酸喷洒手术室和煮沸手术用具，为防腐、消毒以及无菌操作打下了基础。

3. 微生物是传染病因子的确立

微生物学的另一奠基人是德国学者郭霍（Robert Koch，1843～1910年）。他创用固体培养基，可将细菌从环境或病人排泄物等标本中分离成单一菌落，便于对各种细菌分别研究。同时又创用了染色方法和实验性动物感染，为发现各种传染病的病原体提供了有利条件。郭霍相继发现了炭疽芽胞杆菌（1876年）、结核分枝杆菌（1882年）和霍乱弧菌（1883年）。在研究炭疽病时，郭霍提出了著名的法则：①从患者的机体能分离出纯种细菌。②将此细菌接种于易感健康动物能引起相同疾病。③能从感染的动物体内分离出同一种细菌。④在同样的特殊疾病中能发现同一种病原菌。郭霍法则证实了微生物的致病系统。在19世纪末到20世纪初的20年中，大多数细菌性传染病的病原体由郭霍和在他带动下的一大批学者发现并分离培养成功，是发现病原菌的黄金时代。（表10－1）

4. 病毒的发现

1884年法国微生物学家尚柏朗（Charles Chamberland）发明了一种细菌无法滤过的过滤器，他利用这一过滤器就可以将液体中存在的细菌除去。

1892年俄国学者伊凡诺夫斯基（Dmitrii Ivanowski，Nвановский）证明了烟草花叶病的烟草叶通过过滤器后的滤液仍有传染性，提出这种感染性物质可能是细菌所分泌的一种毒素；1899年荷兰微生物学家贝杰林克（Martinus Beijerinck）重复了伊凡诺夫斯基的实验，并相信这是一种新的感染性物质，还观察到这种病原只在分裂细胞中复制。由于他的实验没有显示这种病原的颗粒形态，因此他称之为可溶的活菌并进一步命名为virus（病毒）。由此第一种病毒即烟草花叶病病毒被发现。1897年Friedrich Loeffler和Paul Frosch发现了动物口蹄疫病毒。1901年美国学者Walter－Reed首先分离出对人类致病的黄热病毒。1915年英国学者Twort发现了细菌病毒（噬菌体）。以后相继分离出人类和动、植物的许多病毒。

表 10－1　主要病原菌的发现（19 世纪末到 20 世纪初）

时间	疾病	细菌名称	发现人
1873	麻风	麻风分枝杆菌（*Mycobacterium leprae*）	汉森（G. A. Hansen）
1877	炭疽	炭疽芽孢杆菌（*Bacillus anthracis*）	郭霍（R. Koch）
1878	化脓	葡萄球菌（*Staphylococcus*）	郭霍（R. Koch）
1879	淋病	淋病奈瑟菌（*Neisseria gonorrhoeae*）	奈瑟（A. L. S. Neisser）
1880、1884	伤寒	伤寒沙门菌（*Salmonella typhi*）	艾博斯（K. J. Eberth）、郭霍（R. Koch）和伽夫基（G. T. A. Gaffky）
1881	化脓	链球菌（*Streptococcus*）	阿格斯通（A. Ogston）
1882	结核病	结核分枝杆菌（*Mycobacterium tuberculosis*）	郭霍（R. Koch）
1883	霍乱	霍乱弧菌（*Vibrio cholerae*）	郭霍（R. Koch）
1883	白喉	白喉棒状杆菌（*Corynebacterium diphtheriae*）	吕弗来（F. Loffler）和克瑞布斯（T. A. E. Krebs）
1884	破伤风	破伤风梭菌（*Clostridium tetani*）	尼可奈尔（A. Nicolaier）
1885	腹泻	大肠埃希菌（*Escherichia coli*）	埃希（T. Escherich）
1886	肺炎	肺炎链球菌（*Streptococcus pneumoniae*）	佛兰克尔（A. Franenkel）
1887	脑膜炎	脑膜炎奈瑟菌（*Neisseria meningitidis*）	威克塞保（A. Weichselbaum）
1888	食物中毒	肠炎沙门菌（*Salmonella enteritidis*）	格尔特内（A. A. H. Gaertner）
1892	气性坏疽	产气荚膜梭菌（*Clostridium perfringens*）	伟克（W. H. Welch）
1894	鼠疫	鼠疫耶尔森菌（*Yersinia pestis*）	北里柴三郎（Beili Chaisanlang）和耶尔森（A. J. E. Yersin）分别独立发现
1896	肉毒中毒	肉毒梭菌（*Clostridium botulinum*）	埃尔门坚（E. M . P. van Ermengem）
1898	痢疾	痢疾志贺菌（*Shigella dysenteriae*）	志贺（K. Shiga）
1900	副伤寒	副伤寒沙门菌（*Salmonella paratypyi*）	苏特穆勒尔（H. Schttmuller）
1903	梅毒	梅毒螺旋体（*Treponema pallidum*）	夏定（F. R. Schaudinn）和霍夫曼（E. Hoffman）
1906	百日咳	百日咳鲍特菌（*Bordetella pertussis*）	博德特（J. Bordet）和根高（O. Gengou）

1931 年德国物理学家鲁斯卡（Ernst August Friedrich Ruska）和克诺尔（Max Knoll）发明了电子显微镜，使得研究者首次得到了病毒形态的照片。鲁斯卡与扫描隧道显微镜的发明者宾宁（Gerd Binnig）和罗雷尔（Heinrich Rohrer）一同获得了 1986 年的诺贝尔物理学奖。1935 年美国生物化学家和病毒学家斯坦利（Wendell Arse Balls Stanley）发现烟草花叶病毒大部分是由蛋白质所组成的，并得到病毒晶体。随后，他将病毒成功地分离为蛋白质部分和 RNA 部分。斯坦利也因此与另外两位蛋白酶结晶研究者萨姆纳（James Batcheller Sumner）和诺思罗普（John Howard Northrop）共获 1946 年的诺贝尔化学奖。

5. 免疫学的兴起

1796 年英国医生琴纳（Edward Jenner，1749～1823 年）创用了牛痘预防天花，成为近代免疫学的开端。随后巴斯德研制鸡霍乱、炭疽和狂犬病疫苗成功，为免疫学和预防医学开辟了途径。法国细菌学家卡默德（Calmette）和介兰（Guerin）两人经过13年、230次的细菌传代培养，终于在1920年研制成功了能抗御结核病的卡介苗。

人们对抗感染免疫的本质的认识是从19世纪末开始的。德国学者贝林（Emil von Behring）在1891年用含白喉抗毒素的动物免疫血清成功地治愈了一白喉患儿，由此而于1901年获得了历史上第一个诺贝尔生理学或医学奖。动物免疫血清的成功应用，引起科学家们注意从血清中寻找杀菌物质，促进血清学的发展。由于各人研究的领域和重点有别，当时关于机体抗感染免疫的解释存在两种不同的学术观点：以德国的欧立希（Poul Ehrlich）为代表的体液免疫学派认为机体的免疫力与血液及其他体液中的杀菌物质有关，主要是特异性抗体的作用；而以俄国的梅契尼科夫（Мечников и. и）为代表的细胞免疫学派则认为吞噬细胞的作用才是机体免疫力的主要因素。欧立希和梅契尼科夫共同获得了1908年的诺贝尔生理学或医学奖。不久，Wright在血清中发现了调理素，并证明吞噬细胞的作用在体液因素参与下可大为增强，两种免疫因素是相辅相成的，从而使人们对免疫机制有了较全面的认识，促进了免疫学的进一步发展。

6. 化学治疗剂和抗生素的发明

1910年德国的欧立希合成了治疗梅毒的砷凡纳明，后又合成新砷凡纳明，开创了微生物感染性疾病的化学治疗途径。1935年德国多马克（Gerhard Domagk）发现了磺胺药物百浪多息，以后又有一系列其他磺胺药相继合成，在治疗传染性疾病中广泛应用，他获得了1939年的诺贝尔生理学或医学奖。1929年弗莱明（Alexander Fleming）首先发现青霉菌产生的青霉素能抑制金黄色葡萄球菌的生长，但直到1940年弗洛里（Howard Walter Florey）和钱恩（Ernst Boris Chain）将青霉菌培养液加以提纯，才获得青霉素纯品，并用于治疗感染性疾病，取得了惊人的效果。3人一起分享了1945年的诺贝尔医学或生理学奖。青霉素的发现和应用极大地鼓舞了微生物学家，随后链霉素、氯霉素、金霉素、土霉素、四环素、红霉素等抗生素相继被发现并广泛应用于临床。链霉素的发现者瓦克斯曼（Selman Abraham Waksman）获得了1952年的诺贝尔生理学或医学奖。上述抗生素均为陆地微生物（放线菌或真菌）的代谢产物，而20世纪50年代发现的头孢菌素类抗生素则来源于海洋微生物（真菌）。抗菌药物包括化学治疗剂和抗生素的发现和临床应用，使许多由细菌引起的感染性疾病得到了控制和治愈。

（三）现代医学微生物学时期

1. 现代医学微生物学的成就

近几十年来，由于生物化学、遗传学、细胞生物学、分子生物学等学科的发展，以及电子显微镜、气相与液相色谱技术、免疫学技术、单克隆抗体技术、分子生物学技术的进步，促进了医学微生物学的发展，并产生了新的学科分支，如医学分子细菌学、医学分子病毒学等。人们得以从分子水平上探讨病原微生物的基因结构与功能、致病与免疫的物质基础以及诊断与防治方法，使人们对病原微生物的活动规律有了更深刻的认识。

（1）新的病原微生物的发现　20 世纪下半叶是发现病毒的黄金时代，大多数能够感染动物、植物或细菌的病毒在这数十年间被发现。1957 年马动脉炎病毒和导致牛病毒性腹泻的病毒被发现。1963 年美国科学家布隆伯格（Baruch Samuel Blumberg）发现了乙型肝炎病毒的澳大利亚抗原，继而发现乙型肝炎病毒，他与研究库鲁病（Kuru disease）的美国科学家盖杜谢克（Daniel Carleton Gajdusek）一起获得了 1976 年的诺贝尔生理学或医学奖。1965 年美国科学家特明（Howard Martin Temin）发现并描述了第一种逆转录病毒；逆转录酶在 1970 年由特明和美国科学家巴尔得摩（David Baltimore）分别独立鉴定出来；他俩与同样研究肿瘤病毒与细胞遗传物质之间相互作用的美国科学家杜尔贝科（Renato Dulbecco）一起分享了 1975 年的诺贝尔生理学或医学奖。1983 年法国巴斯德研究院的蒙塔尼（Luc Montagnier）和巴尔 – 西诺西（Francoise Barre – Sinoussi）分离得到了一种逆转录病毒，即人类免疫缺陷病毒（HIV），他们也因此与研究发现人乳头状瘤病毒能导致子宫颈癌的德国科学家豪森（Harald zur Hausen）一起分享了 2008 年的诺贝尔生理学或医学奖。

近几十年来，人们从一些新发和原因不明的突发传染病中相继发现了更多新的病原微生物，如军团菌、弯曲菌、拉沙热病毒、马尔堡病毒、埃博拉病毒、SARS 冠状病毒、甲型 H1N1 病毒等。

1967 ~ 1971 年美国植物病毒学家 Diener 等发现马铃薯纺锤形块茎病的病原是一种不具有蛋白质的 RNA，分子量约为 100,000，这类致病因子被称为类病毒（Viroid）。随后又发现一种引起苜蓿等植物病害的拟病毒（Virusoid）。1982 年发现引起羊瘙痒病的病原为一分子量 27kD 的蛋白，称朊病毒（Virino）。1983 年将这些病原因子统称为亚病毒（Subvirus）。人类中亦可能存在亚病毒，例如人类的克 – 雅病（Creutzfeldt – Jakob disease）、库鲁病等可能由朊病毒或蛋白侵染因子/朊粒（Prion）引起。美国科学家普鲁西纳（Stanley B. Prusiner）由于发现研究朊粒而获得了 1997 年的诺贝尔生理学或医学奖。表 10 – 2 为 20 世纪 70 年代以来新发现的重要病原微生物。

（2）微生物基因组和蛋白质组的研究

① 微生物基因组的研究　微生物全基因组测序研究，不仅是人类最早开始和首先完成的第一种生物的全基因组分析，也是迄今为止完成测序基因组种类最多的领域。自从 1995 年第一个微生物流感嗜血杆菌被测序以来，现在已经有将近 300 个原核生物已经被测序完成，而且大约还有 750 个物种正在进行全基因组测序。研究结果极大地拓宽了研究人员采用遗传学、生物化学和生物信息学工具进行研究的思路，并且诞生了许多全新的微生物后基因组学研究领域，包括微生物功能基因组学、比较基因组学、模式微生物研究、最小基因组研究、生物信息学研究等。这些进展为理解那些可用于人类基因组研究的关键原理奠定了基础。

表 10-2　20 世纪 70 年代以来发现的重要病原微生物

时间	病原微生物	所致疾病
1970	乙型肝炎病毒（Hepatitis B virus，HBV）	乙型肝炎
1972	空肠弯曲菌（*Campylobacter jejuni*）	腹泻
1973	轮状病毒（Rotavirus）	婴儿腹泻
1973	甲型肝炎病毒（HAV）	甲型肝炎
1975	星状病毒（Astrovirus）	腹泻
1975	细小病毒 B19（Parvovirus B19）	慢性溶血性贫血、再生障碍危象
1976	埃博拉病毒（Ebola virus）	埃博拉出血热
1977	嗜肺军团菌（*Legionella pneumophila*）	军团菌病
1977	丁型肝炎病毒（HDV）	丁型肝炎
1978	汉坦病毒（Hantaan virus）	肾综合征出血热
1979	嗜人 T 淋巴细胞白血病病毒 I 型（human T lymphotropic virus type 1，HTLV-1）	成人 T 淋巴细胞白血病/淋巴瘤
1982	嗜人 T 淋巴细胞白血病病毒Ⅱ型（HTLV-2）	毛细胞白血病
1982	伯氏疏螺旋体（*Borrelia burgdorferi*）	莱姆病
1982	大肠埃希菌 O157（*Escherichia coli* O157）	出血性结肠炎、溶血尿毒综合征
1982	幽门螺杆菌（*Helicobacter pylori*）	胃炎、胃溃疡、胃癌
1983	人类免疫缺陷病毒（human immunodeficiency virus type 1，HIV）	艾滋病（AIDS）
1983	肺炎嗜衣原体（*Chlamydophila pneumoniae*）	急性呼吸道感染
1986	人类疱疹病毒-6（human herpesvirus 6，HHV-6）	幼儿急疹（婴儿玫瑰疹）
1986	牛海绵状脑病朊粒（BSE Prion）	牛海绵状脑病（疯牛病，牛群）
1988	埃利希体（Ehrlichia）	人类埃利希体病
1989	戊型肝炎病毒（HEV）	戊型肝炎
1989	丙型肝炎病毒（HCV）	丙型肝炎
1990	人类疱疹病毒-7（HHV-7）	幼儿急疹
1992	霍乱弧菌 O139（*Vibrio cholerae* O139）	新类型霍乱
1992	汉塞巴尔通体（*Bartonella henselae*）	猫抓病、细菌性血管瘤
1993	辛诺柏病毒（Sinnombre virus）	汉坦病毒肺综合征（四角病）
1994	人类疱疹病毒-8（HHV-8）	卡波肉瘤、体腔淋巴瘤
1995	Nendravirus	脑膜炎、脑炎
1995	GB 病毒-C/庚型肝炎病毒（GBV-C/HGV）	输血后非甲-戊型肝炎
1996	新型变异克-雅病朊粒（new variant CJD Prion，v-CJD Prion）	新型变异克-雅病（疯牛病，人类）
1997	高致病性甲型 H5N1 禽流感病毒（high pathogenic influenza A H5N1）	高致病性（人）禽流感
1997	TT 病毒（TTV）	输血后非甲-戊型肝炎

续表

时间	病原微生物	所致疾病
1997	肠道病毒 71（enterovirus 71，EV71）	流行性脑炎、手足口病
1998	尼派病毒（Nipah virus）	脑膜炎、脑炎
1999	高致病性甲型 H9N2 禽流感病毒（high pathogenic influenza A H9N2）	高致病性（人）禽流感
1999	西尼罗病毒（West Nile virus，WNV）	脑炎
2003	SARS 冠状病毒（SARS coronavirus，WNV）	严重急性呼吸道综合征（SARS）
2009	甲型 H1N1 流感病毒（influenza A H1N1）	甲型 H1N1 流感

在病原微生物基因组研究方面，重点主要集中在以下几个方面：在深化认识微生物之间关系的基础上寻找对付感染的新措施；利用微生物基因组寻找新的药物作用靶位，利用比较基因组技术对抗微生物药物进行靶向设计；寻找新的诊断试剂和诊断标记；研制新的疫苗。以微生物基因组为平台，应用生物信息学技术预测毒力因子、分泌及表面相关抗原，应用蛋白质组学技术寻找外膜抗原，应用体内表达技术、信号标签诱变技术、DNA 芯片等寻找侵袭及毒力相关抗原。对上述抗原基因进行高通量克隆、表达，纯化重组蛋白。然后，再对纯化后的抗原进行体内、体外评价，筛选出保护性抗原，进行疫苗研究。

②微生物蛋白质组的研究　微生物蛋白质组学研究的基本目标是鉴定微生物活动相关的蛋白质在不同的环境条件下，微生物相关功能基因组得到表达。对微生物蛋白质组学尤其是病原微生物蛋白质组学的研究将对生命科学及人类疾病的防治起到关键性的作用。

对于病原微生物尤其是基因组已经得到测序的病原微生物的蛋白质组学研究有助于深入了解病原微生物的致病机制，将对新药的开发和新疫苗的研制带来革命性的变化。比较蛋白质组学、功能蛋白质组学在蛋白质组学研究中占据重要地位，研究的主要目标是发现与病原微生物致病性、免疫性、抗菌药物靶点、耐药性有关的功能蛋白和基因，为开发病原微生物诊断与治疗新靶标和新方法、研制和筛选新的抗菌药物与新疫苗、阐明病原微生物致病与免疫机制、监测疾病进展等方面提供新的思路和基础。目前在许多病原微生物种类获得了有用的结果。

(3) 病原微生物快速检验诊断方法的发展　近十几年来，病原微生物快速检验诊断方法发展很快。ELISA、免疫凝集、免疫沉淀、免疫印迹等快速检测抗原及抗体技术已被广泛应用，简化了过去繁琐的微生物学检验手续，特别是通过采用单克隆抗体，进一步提高了检测的特异性和敏感性。目前已制备出许多诊断试剂盒，其中病毒快速诊断试剂盒的广泛应用，使过去长期难以实现的病毒病的快速实验室诊断成为现实。目前许多实验室正在探索将基因探针和聚合酶链反应（PCR）用于微生物的快速检验中。新的免疫学检测方法如 ELISPOT、流式细胞分析法正在不断得到完善和实际应用。

(4) 病原微生物疫苗的发展　在微生物感染性疾病预防方面，目前大多数严重危害人类健康的病原微生物均已研制出相应的疫苗，出现了各种类型的疫苗，包括灭活疫苗、减毒活疫苗、亚单位疫苗、基因工程疫苗等，有些还研制成由两种或两种以上病原微生物疫苗混合的“二联疫苗”、“三联疫苗”或“四联疫苗”等。1980 年世界卫生组织宣布在全球消灭了天花，这是人类完全依靠自身力量彻底消灭的第一种烈性传染病，其最根本即是由于牛痘苗普遍接种的结果。由于疫苗的接种，脊髓灰质炎将可能在不久的将来成为第二种被消灭的传染病。而其他如麻疹、白喉、流行性脑脊髓膜炎、流行性乙型脑炎、伤寒、霍乱等许多传染病，已通过每年定期的疫苗接种，才制止了它们在社会上广泛流行和蔓延。各种疫苗的广泛接种，已成为当今人类对付许多传染病的最有效和最经济的手段。

在医学微生物学及其相关学科的发展中，全球有近 60 位科学家因有突出贡献而获得诺贝尔奖，尤其是占了诺贝尔生理学或医学奖相当的比例（表 10－3），可见医学微生物学在生命科学中的重要地位。我国科学家也为此作出了重大贡献。如在 20 世纪 30 年代，黄祯祥（1910～1987 年）在研究马脑炎病毒时，发现并首创了病毒体外培养技术，为现代病毒学奠定了基础。在这一发现的基础上，1948 年恩德斯（John Franklin Enders）与其同事韦勒（Thomas Huckle Weller）和罗宾斯（Frederick Chapman Robbins）成功地在非神经组织中培养出脊髓灰质炎病毒；进一步索尔克（Jonas Edward Salk）和沙宾（Albert Bruce Sabin）分别在 1955 年、1961 年研制出了影响巨大的脊髓灰质炎灭活疫苗、减毒活疫苗。恩德斯、韦勒和和罗宾斯获得了 1954 年的诺贝尔生理学或医学奖（恩德斯在获奖者报告会上还特别提及了黄祯祥的有关工作）。汤飞凡（1897～1958 年）是我国第一代病毒学家。1955 年汤飞凡与助手黄元酮在张晓楼等协助下，经数百次试验，成功分离出世界上第一株沙眼病毒（以后被定名为沙眼衣原体）。为证实所分离的病毒就是沙眼病原体，1958 年元旦，汤飞凡命助手将沙眼病毒种入自己眼里，引起典型的沙眼症状与病变，继而从自己眼里分离出这种病毒，在其后的 40 天内，坚持不治疗，直至证实所分离培养沙眼病毒的致病性确定无疑。从此，沙眼病毒被称为“汤氏病毒”。汤飞凡被称为世界上第一个分离出沙眼病毒的人，为世界上发现重要病原体的第一个中国人，其工作也是迄今为止中国医学生物学家被世界承认的最高成就。朱既明（1917～1998 年）是我国的另外一位著名的微生物学家和病毒学家。1945 年朱既明采用我国自己分离的菌种研制青霉素成功。发现甲型流感病毒丝状体，并首次在国际上将流感病毒裂解为有生物活性的亚单位，提出了病毒结构图像，为以后研究亚单位疫苗提供了原理和方法；发现流感病毒的 β 抑制素，被命名为“朱氏抑制素”，后又发现 β 抑制素；先后于 1957 年、1968 年及 1977 年发现引起世界性流行的甲型流感病毒的三个亚型。他还在副流感病毒、腺病毒和麻疹病毒的研究中作出了重大贡献。

表 10-3　与医学微生物学发展有关的诺贝尔奖获得者

年份	获奖者	获奖原因	备注*
1901	Emil von Behring（德国）	1890 年制成白喉抗毒素，建立血清治疗方法	
1905	Robert Koch（德国）	1882 年结核方面的研究和发现	
1908	Paul Ehrlich（德国）	抗体形成的体液学说及其在免疫中的作用	
	Ilya Ilyich Mechnikov（俄国）	吞噬作用及其在免疫中的作用	
1912	Alexis Carrel（法国）	血管缝合以及血管和器官移植方面的研究	
1913	Charles Robert Richet（法国）	过敏反应	
1919	Jules Bordet（比利时）	补体结合和免疫	
1928	Charles Jules Henri Nicolle（法国）	1910 年发现斑疹伤寒的传播媒介是体虱	
1930	Karl Landsteiner（奥地利）	发现人类血型	
1939	Gerhard Domagk（德国）	1935 年发现磺胺类药物百浪多息（Prontosil）的抗菌作用	
1945	Alexander Fleming（英国） Ernst Boris Chain（英国） Howard Walter Florey(澳大利亚)	1929 年 Fleming 首先发现青霉菌产生的青霉素能抑制金黄色葡萄球菌的生长；1940 年 Florey 和 Chain 将青霉菌培养液加以提纯，获得青霉素纯品，并用于治疗感染性疾病成功	
	Wendell Meredith Stanley（美国）	1935 年制出烟草花叶病毒蛋白质和病毒蛋白酶纯结晶，发现烟草花叶病毒结晶仍然有感染性	
1946	James Batcheller Sumner（美国）	发现脲酶和其他酶结晶	化学奖
	John Howard Northrop（美国）	提取到纯的蛋白酶晶体和合成了胰蛋白酶和胰凝乳蛋白酶的结晶，又首次精制了晶状白喉抗毒素等工作。	
	Hermann Joseph Muller（美国）	发现 X 线辐照引起变异	
1948	Arne Wilhelm Kaurin Tiselius（瑞典）	用电泳技术发现血清蛋白组成多样性，分析病毒蛋白成分	化学奖
1951	Max Theiler（南非）	1937 年将黄热病病毒经鼠传代制成黄热病疫苗	
1952	Selman Abraham Waksman（美国）	1944 年发现链霉素，第一种有效的结核病菌抗生素	
	John Franklin Enders（美国）		
1954	Thomas Huckle Weller（美国） Frederick Chapman Robbins（美国）	1949 年建立了脊髓灰质炎病毒非神经组织体外培养方法	
1958	Joshua Lederberg（美国）	21 岁（1946 年）时建立和通过细菌接合（conjugation）试验发现细菌遗传物质及基因重组现象	
	George Wells Beadle（美国）	发现基因受到特定化学过程的调控	
	Edward Lawrie Tatum（美国）		
1960	Frank Macfarlane Burnet（澳大利亚）	发现获得性免疫耐受性	
	Peter Brian Medawar（英国）		
1965	Francois Jacob（法国） Jacques Monod（法国） Andre Michel Lwoff（法国）	发现了酶和病毒的合成的遗传调节，1960 年 Jacob 和 Monod 确立了细菌蛋白质合成的 Jacob - Monod 操纵子遗传调控模型（乳糖操纵子模型即 Lacoperon），解释了原核基因调控的原理	

续表

年份	获奖者	获奖原因	备注*
1966	Peyton Rous（美国）	1911 年发现了 Rous 鸡肉瘤病毒，证明可引致肿瘤	
	Charles Brenton Huggins（美国）	发现了前列腺癌的激素治疗方法	
1969	Max Delbrück（美国）	1943 年通过噬菌体研究发现病毒的感染复制机制和遗	
	Alfred D. Hershey（美国）	传结构	
	Salvador E. Luria（美国）		
1972	Gerald Edelman)（美国）	发现抗体的化学结构	
	Rodney R. Porter（英国）		
1975	David Baltimore（美国）	1970 年发现肿瘤病毒与细胞遗传物质之间的相互作	
	Renato Dulbecco（美国）	用，发现逆转录酶在引起细胞癌变开始阶段的作用	
	Howard Martin Temin（美国）		
1976	Baruch Samuel Blumberg（美国）	1963 年发现乙型肝炎病毒的澳大利亚抗原，继而发现病毒	
	Daniel Carleton Gajdusek（美国）	发现库鲁病系由慢病毒感染所致	
1977	Roger Guillemin（美国）	发现大脑分泌的多肽类激素	
	Andrew Victor Schally（美国）		
	Rosalyn Yalow（美国）	开发多肽类激素的放射免疫分析法	
	Werner Arber（瑞士）		
1978	Daniel Nathans（美国）	发现和提纯细菌限制性酶及其在分子遗传学方面的	
	Hamilton O. Smith（美国）	应用	
	Paul Berg（美国）	1972 年将 λ 噬菌体基因和 E. coli 的半乳糖操纵子插入到 SV40 DNA 中，开创了基因重组先河	
	Walter Gilbert（美国）	核酸 DNA 序列的确定方法，Sanger 曾因测定了胰岛素	化学奖
1980	Frederick Sanger（英国）	的分子结构、为人工合成胰岛素作出了重要贡献而在 1958 年获得过诺贝尔化学奖。	
	Baruj Benacerraf（美国）	发现免疫反应细胞表面调节的遗传基础（主要组织兼	
	Jean Dausset（法国）	容性复合物）	
	George Davis Snell（美国）		
1984	Georoes Jean Franz Kohler（德国）	研制出了单克隆抗体	
	César Milstein（英国）	确立了免疫网络学说（免疫抑制机制的理论）	
	Niels Kaj Jerne（丹麦）		
	Ernst August Friedrich Ruska（德国）	1939 年发明了第一台电子显微镜	物理
1986	Gerd Binnig（德国）	1981 年发明了扫描隧道显微镜	学奖
	Heinrich Rohrer（瑞士）		
1987	Susumu Tonegawa（日本）	发现抗体多样性的遗传学原理	
1989	John Michael Bishop（美国）	1976 年发现动物肿瘤病毒的致癌基因源于细胞基因，即	
	Harold Elliot Varmus（美国）	所谓原癌基因（逆转录病毒原癌基因在细胞中的产生）	
1993	Kary Banks Mullis	1985 年发明聚合酶链反应	化学奖
	Michael Smith	开创了“寡核苷酸基因定点诱变”的方法	
1996	Peter Charles Doherty（澳大利亚）	发现细胞介导的免疫保护特性	
	Rolf Martin Zinkernagel（瑞士）		

续表

年份	获奖者	获奖原因	备注*
1997	Stanley Ben Prusiner（美国）	发现新的蛋白致病因子朊蛋白	
2005	Barry J. Marshall（澳大利亚） J. Robin Warren（澳大利亚）	发现幽门螺杆菌以及该细菌对消化性溃疡病的致病机制	
2008	Luc Montagnier（法国） Francoise Barre－Sinoussi（法国）	1983 年首次分离人类免疫缺陷病毒	
	Harald zur Hausen（德国）	发现人乳头状瘤病毒能导致子宫颈癌	

*：未说明的均为生理学或医学奖

2. 医学微生物学的发展方向

目前，由病原微生物引起的多种传染病仍严重威胁人类的健康。传染病发病率和死亡率在所有疾病中居第一位。新现和再现的微生物感染不断发生；迄今仍有一些传染病的病原体尚未完全认识或未发现，某些疾病还缺乏有效的防治方法；某些病原体致病和免疫机制还未阐明；大量广谱抗生素滥用，使许多菌株发生变异，导致耐药性产生，人类健康受到新的威胁；某些微生物快速变异给疫苗设计和治疗造成了很大障碍。因此，医学微生物学需继续研究发展，其中需加强研究的方向至少包括以下 6 个方面：

（1）加强传染性疾病和感染性疾病的病原学和标准化检测技术的研究，不断提高发现新的病原微生物、应对突发公共卫生事件包括生物恐怖应对的能力。

（2）深入开展重要病原微生物的基因组学、蛋白质组学和重要基因与蛋白质功能的研究，为病原微生物的致病和免疫机制、诊断和防治方法的研究提供基础。

（3）加强抗感染免疫的分子机制的研究，寻找或人工合成能调动和提高机体防御机能的非特异性和特异性物质，研制开发免疫原性好、副作用小的新型疫苗和改进原有疫苗，以提高防治效果。

（4）加强病原微生物治疗剂的发现和结构改造，不断寻找抗病原微生物作用靶点及耐药位点，开发和利用新的抗病原微生物活性微生物（包括陆地和海洋微生物）代谢产物和合成化合物。

（5）加强微生物基因工程学的研究，除制备供诊断、预防、治疗及研究用的制剂外，并能对一些与微生物感染有关的遗传性疾病采用基因疗法，以彻底治愈这类病症。加强与免疫学、生物化学、遗传学、细胞生物学、组织学、病理学等学科的联系和协作，采用先进技术，尤其是分子生物学技术进行研究。

（6）加强其它微生物的研究，例如极端环境微生物、难培养微生物和海洋微生物的调查和研究，提升微生物产业，为深入研究病原微生物提供参考。

三、主要的病原微生物与传染病

（一）我国法定的传染病与病原微生物种类

病原微生物可通过各种相应方式感染人体，进而导致感染性疾病，感染性疾病在临床各科都能见到。在病原微生物感染性疾病中，许多疾病病原体可经患者、健康带菌者或其他媒介传播给周围个体和人群，导致个体、局部人群发生或区域甚至广泛流行感染性疾病，此即为传染病。

《中华人民共和国传染病防治法》规定了在我国发生的重要传染病种类，其中包括近几十年在我国已出现的新发或再发传染病，但并不包括已在国外出现的种类。根据疾病严重程度、对社会、经济影响等因素分为甲、乙、丙类，具体包括甲类2种、乙类26种（包括新归入的甲型H1N1流感）和丙类11种共39种，由病原微生物引起的就有34种。

1. 甲类传染病的微生物病原体

（1）鼠疫　是由啮齿动物和蚤将病原体传给人和动物的一种特殊的人兽共患病。病原体为鼠疫耶尔森菌，于1894年在香港首次分离，属肠杆菌科耶尔森菌属，为革兰染色阴性短小杆菌，兼性厌氧。是能被用于制造生物恐怖的病菌之一。

历史上首次鼠疫大流行发生于公元6世纪，起源于中东，流行中心在近东地中海沿岸。公元542年经埃及南部塞得港沿陆海商路传至北非、欧洲，几乎殃及当时所有著名国家。这次流行疫情持续了五六十年，高峰流行期每天死亡万人，死亡总数可能近一亿人。这次大流行导致了东罗马帝国的衰落。第二次大流行发生于公元14世纪，其起源众口不一。此次流行此起彼伏持续近300年，遍及欧亚大陆和非洲北海岸，尤以欧洲为甚。直到一场大火（史称"伦敦大火灾"），烧毁了伦敦的大部分建筑，老鼠也销声匿迹，鼠疫流行随之平息。这次鼠疫大流行就是历史上称为"黑死病"的那一次。第三次鼠疫大流行始于19世纪末，它是突然暴发的，至20世纪30年代达最高峰，总共波及亚洲、欧洲、美洲和非洲的60多个国家，死亡达千万人以上。此次流行传播速度之快、波及地区之广，远远超过前两次大流行。

目前，鼠疫在北美、欧洲等地几乎已经绝迹。但在亚洲、非洲的一些地区人鼠共患状况还时有出现。在我国一些地区也仍有感染发生。

（2）霍乱　是由O1（古典生物型和埃尔托生物型）和O139血清群霍乱弧菌引起的烈性肠道传染病，发病急，传播快，属国际检疫传染病。霍乱弧菌为革兰染色阴性弧菌，耐碱，也是能被用于制造生物恐怖的病菌之一。

自古以来，印度恒河三角洲是古典生物型霍乱的地方性流行区，有"人类霍乱的故乡"之称。1817～1923年间发生的6次世界性霍乱大流行是由古典生物型霍乱弧菌引起的。第一次大流行始于1817年，是从传统的流行地属于当时印度的孟加拉开始，向东通过东南亚传播到中国，又向西从波斯即今天的伊朗直至北非埃及。第二次始于1826年，除又波及到第一次的流行区之外，已传播到俄罗斯，1831年继续向西穿过欧洲大陆进入英国，先是从东北的森德兰港登陆，4个月后抵达300英里外的伦敦；然后于1832年越过大西洋席卷北美洲，1833年又经加勒比海到达南美洲。约有2000万人染病，近500万死亡。第三次始于1839年，疾病从印度随同英国军队进入阿富汗，又传到波斯和中亚，经阿拉伯半岛到欧洲，1840年进入中国，1848年从欧洲越过大西洋到南北美洲。到1854年，整个东西半球无幸免之地，人们甚至很难说清这是一次新的流行，还是第一次流行的继续。在欧洲，历史最悠久的哈布斯堡王朝就是在这场大疫情以及当时的社会巨变打击下颓然倾覆的。第四次流行开始于1865年，平息于1875年，又是在以前的疫区再次流行。第五次流行从1881～1896年，其流行广泛分布于远东的中国、日本、近东及埃及、欧洲的德国及俄国，在美国纽约因采取了有效的预防措施而使霍乱得以制止，但却传到了南美洲。第六次流行从1899～1925年，西半球和欧洲大部分地区幸免于难，斯拉夫人居住的巴尔干半岛、匈牙利、俄罗斯等地为疫区，但得到了控制，在远东的中国、日本、朝鲜及菲律宾等疾病宿寄国家却没有幸免。死亡千百万人。

1961年开始的第七次世界性霍乱大流行，是由埃尔托生物型霍乱弧菌引起的，开始从印度尼西亚的苏拉威西岛向毗邻国家和地区蔓延，至今已波及五大洲140个以上的国家和地区，报告病例数在400万以上，目前尚无停息的迹象。其中非洲也不能幸免（1970年传入），并发展为当今的严重传染病之一。世界卫生组织统计说，2001年非洲霍乱患者占了全球的94%。

1992年10月印度和孟加拉相继发生由O139群霍乱弧菌引起的新型霍乱暴发和较大流行。随后在亚洲许多国家传播。这型霍乱有取代埃尔托生物型的可能，有人将其称为霍乱的第八次世界性大流行。

受1961年和1992年两次世界性霍乱流行的影响，目前我国也存在多菌群（型）混合流行的局面。

2. 重要的乙类传染病的微生物病原体

（1）SARS冠状病毒　SARS是一种传染性、病死率极强的呼吸道传染性疾病，为我国甲类管理的乙类传染病。WHO命名为严重急性呼吸道综合征（severe acute respiratory syndrome，SARS），其病原体为一种新型冠状病毒即SARS冠状病毒（SARS coronavirus，SARS CoV），属冠状病毒科冠状病毒属，核酸为非分节段的单正链RNA。

2002年11月，我国广东省发现并报告首例，迅速向北京、香港及其他地区传播。全世界共有26个国家（包括3个地区）报告临床诊断病例8098例，死亡774例，平均病死率约为10%左右。中国内地总发病人数5327例，死亡349例。由于可能有储存宿主，并存在季节性暴发流行的可能性，因此应警惕、预防SARS再度袭来，并提高应对SARS的能力。

（2）人类免疫缺陷病毒　获得性免疫缺陷综合征（Acquired Immunodeficiency Syndrome，AIDS）是由人类免疫缺陷病毒（Human immunodeficiency virus，HIV）引起的一种病死率极高的恶性传染病。HIV为一种逆转录病毒，核酸为两条相同的线状正链RNA。传染源为患者和无症状病毒携带者，传播途径有性接触、血液传播和母婴传播。HIV主要感染$CD4^+$ T淋巴细胞、单核吞噬细胞等免疫细胞，破坏人的免疫系统，使人体丧失抵抗各种疾病的能力，最后导致死亡。目前还没有疫苗可以预防，也没有治愈这种疾病的有效药物或方法。艾滋病于1982年定名，1983年发现其病原体，是当前最棘手的医学难题之一。

1981年6月，美国疾病控制中心首先报道了5例病例，他们都是同性恋者。随后在其他国家都陆续发现了类似症状的病人，后在全世界大规模传播开来。

联合国艾滋病规划署在2009年7月29日发表的《2008年全球艾滋病疫情报告》中指出，经过国际社会多年来为防治艾滋病做出的积极努力，全球艾滋病防治在2007年首次出现了“明显的重要进展”，HIV新感染人数和死亡人数都有所下降。报告显示，2007年新增HIV感染者为250万人，低于1998年的320万人；2007年约有200万人死于艾滋病，比2001年少20万人。但是，全球艾滋病疫情蔓延的趋势还没有得到逆转。目前全球共有3320万名HIV感染者，其中2250万名感染者分布在撒哈拉沙漠以南的众多非洲国家；亚洲有近500万名感染者；东欧和中亚地区约150万名；拉美地区约170万名；北美、西欧和中东欧地区约200万名，其中美国约120万名。

（3）肝炎病毒　病毒性肝炎是由多种肝炎病毒引起的常见传染病，具有传染性强、传播途径复杂、流行面广泛，发病率较高等特点。我国是个肝炎大国，病毒性肝炎发病数位居法定管理传染病的第一位，仅慢性乙型肝炎病毒感染者就达1.2亿。主要的肝炎病毒包括甲型肝炎病毒、乙型肝炎病毒、丙型肝炎病毒和戊型肝炎病毒等。

（4）脊髓灰质炎病毒　脊髓灰质炎的病原体为27～30nm大小的小核糖核酸病毒，为20面体球形、无包膜的裸体颗粒，基因组为单正链RNA。主要通过粪－口途径传播。因脊髓灰质炎多发生在儿童时期，故俗称为小儿麻痹症。发生麻痹症的儿童多数留下跛行，终身致残。

脊髓灰质炎呈全球性分布，温、热带的发病比严寒地区为多，是一种古老的疾病。世界各国曾有流行。在一块公元前1500年到公元前1300年之间的埃及浮雕，可能提供了关于脊髓灰质炎的最早记录。在浮雕上的那个年轻僧侣的一条腿萎缩了，其脚呈内翻姿位、呈现松弛麻痹特征，这一特征与脊髓灰质炎发病后的症状很相似。显示出脊髓灰质炎可能自远古时代即威胁人类。在欧美，19世纪末至20世纪初，脊髓灰质炎由一地方性疾病变成流行性的疾病。

20世纪50年代成功地研制了疫苗以后，本病得到了有效的控制，鉴于病毒的自然宿主是人，除灵长类动物可以感染外，无其他宿主或媒介昆虫，故只要做好人群的疫苗免疫接种工作有可能消灭本病。因此1988年世界卫生大会通过目标要求在2000年全球消灭脊髓灰质炎。

我国脊髓灰质炎在无疫苗预防的年代是一种常见病，自解放后将其列入传染病报道以来，最多的一年报告发病人数为1964年的4万余例。在疫苗推广应用后，发病率从60年代的每年万例左右降至70年代每年数千例。在提高常规免疫接种率的同时，1993年以来开展全国免疫日为形式的强化免疫活动，从1994年10月以后我国未再发现由脊髓灰质炎本土野毒引起的病例，在全球消灭脊髓灰质炎的进程中取得了举世瞩目的成绩。

（4）人感染高致病性禽流感病毒　“高致病性禽流感”，是由甲型流感病毒H5和H7亚型（以H5N1和H7N7为代表）中的一些高致病性毒株所引起。甲型流感病毒呈多形性，其中球形直径80～120nm，有包膜；基因组为分节段单股负链RNA。禽流感病毒与人流感病毒均属于正粘病毒科流感病毒属。

高致病性禽流感主要发生于禽中，尤其家禽，有时也可发生在哺乳类动物中，在人间仅有偶发病例，在一些情况下病可传染给人。人感染高致病性禽流感是我国甲类管理的乙类传染病。

自 1878～1996 年的 100 多年间，没有人感染禽流感发病的报道。1997 年香港禽流感事件发生，引起 18 人感染 6 人死亡，这是人类感染 H5N1 亚型高致病性禽流感病毒的首次报道，并由此引起了全世界的广泛重视。到目前为止全球共有 15 个国家和地区的 393 人感染，其中 248 人死亡，死亡率 63%。中国从 2003 年至今有 31 人感染高致病性禽流感，其中 21 人死亡。因此人感染高致病性禽流感成为继 SARS 以后另外一个严重威胁人类健康的新发传染病。

应引起注意的是，纵然有人类患上禽流感的个案存在，但目前并无证据显示病毒能有效传播，大部分人类患病个案，均由于患者接触受感染家禽或受污染对象所致。但由于禽流感病毒的不断变异，有由人传染给人方向发展的可能。到目前为止，已有 1 例可疑病例报道，越南 1 例女孩感染禽流感死亡，其母亲和姨妈在护理过程中，与其接触密切，随后母亲也感染禽流感死亡。

（5）甲型 H1N1 流感病毒　2009 年 3 月底，从北美开始出现的新（亚）型——甲型 H1N1 流感病毒，首次在人体内发现。研究表明，病毒是由两个猪流感病毒基因片段（欧洲和亚洲）以及禽流感病毒基因片段和人流感病毒基因片段重组构成的“四重重配病毒”。

我国卫生部已发布公告，将甲型 H1N1 流感纳入《中华人民共和国传染病防治法》规定的乙类传染病，并采取甲类传染病的防控措施。

世界卫生组织 2009 年 8 月 19 日通报说，全球甲型 H1N1 流感感染人数已经超过 182,166 人，已造成 1799 人死亡；其网站上公布截至 8 月 13 日的最新统计数据说，目前美洲仍然是甲型 H1N1 流感最严重的地区，北美和南美共计已有 1579 人死于甲型 H1N1 流感，紧随其后的是东南亚和欧洲地区，分别有 106 人和 53 人死亡；而截至 8 月 6 日，这种新型流感已扩散到世界各大洲的 170 多个国家和地区。

截至 2009 年 8 月 21 日，我国内地累计报告 2976 例确诊病例，已治愈 2651 例；香港累计报告 8535 例；澳门累计报告 555 人；均无因甲型 H1N1 流感所致的死亡病例。

从目前的统计数据表明，新出现的甲型 H1N1 流感病毒呈现传染性高、致死率较低的特点，但应警惕由于病毒已在全球广泛传播，有与高致病性禽流感病毒、季节性流感病毒等重组而导致毒力升高的可能。

（6）流行性乙型脑炎病毒　流行性乙型脑炎是由乙型脑炎病毒引起、由蚊子（库蚊、伊蚊等）传播的一种急性传染病。乙脑的病死率和致残率高，是威胁人群特别是儿童健康的主要传染病之一。在 20 世纪 60 年代和 70 年代初期全国曾发生大流行，70 年代以后随着大范围接种乙脑疫苗，乙脑发病率明显下降，近年来维持在较低的发病水平。近几年全国乙脑报告病例数每年在 5000～10000 例之间，但局部地区时有暴发或流行。

乙脑病毒为一种虫媒病毒，归属于被膜病毒科黄病毒属。毒粒为球形，有包膜，直径 20～30nm，为二十面体结构。基因是正链单股 RNA。主要传染源为带毒的猪等动物，蚊为主要传播媒介。

（7）登革病毒　登革热是由1~4型登革病毒引起、经伊蚊传播的急性传染病。登革一词源于西班牙，语意为装腔作势，乃为描写登革热患者由于关节、肌肉疼痛、行走步态好像装腔作势的样子。登革病毒属披膜病毒科黄病毒属，为有包膜的单链RNA病毒。

登革热是一种古老的疾病。20世纪登革热在世界范围内发生过多次大流行，患病人数达数百万之多。至1998年，登革热已成为仅次于疟疾的最重要的热带传染病。亚洲、大洋洲、美洲和非洲均有本病发生，是热带、亚热带地区的一个非常严重的公共卫生问题。在东南亚地区呈地方性流行趋势，我国东南沿海地区及华南各省因输入性病例出现不同程度的流行。

（8）炭疽芽胞杆菌　炭疽是一种由炭疽芽胞杆菌（Bacillus anthracis）导致的人畜共患的急性传染病，属乙类传染病，其中肺炭疽为甲类管理的乙类传染病。炭疽芽胞杆菌为革兰阳性大杆菌，需氧兼性厌氧，有芽胞；是能被用于制造生物恐怖的主要病菌之一。

人间炭疽病例以皮肤炭疽最为常见，多为散发病例，肺炭疽及肠炭疽病死率高。牛、羊等食草动物为主要传染源，人类主要通过接触炭疽病畜毛皮和食肉而感染，也可通过吸入含有炭疽芽胞的粉尘或气溶胶而感染。我国自然疫源地分布广泛，炭疽病例时有发生，近五年来，全国每年发病数波动在400~1000人，主要集中在贵州、新疆、甘肃、四川、广西、云南等西部地区。

（9）结核分枝杆菌　结核病的主要致病菌是结核分枝杆菌（*Mycobacterium tuberculosis*），牛结核分枝杆菌可引起牛发生结核病，也可以感染人发生结核病；其他的致病菌还包括主要引起免疫功能低下人群如艾滋病人群结核病的鸟－胞内分枝杆菌等非结核分枝杆菌菌种。典型的结核分枝杆菌的形态为细长稍弯曲或直的，两端圆钝的杆菌。痰标本涂片经抗酸染色呈红色。结核病是一种再发的传染病，全身各脏器组织都可感染发病，以肺结核比例最高。

据资料介绍，自1882年柯霍发现结核菌以来，迄今因结核病死亡人数已达2亿。而今日重提防治结核病，是因为最新资料表明全世界结核病人死亡人数已由1990年的250万增至2000年的350万。75%的结核病死亡发生在最具生产力的年龄组（15~45岁）。目前全球有近1/3的人已感染结核菌，也就是20亿人口感染了结核菌。全球有活动性肺结核病人约2000万，每年新发结核病人约800~1000万，每年约有300万人死于结核病。结核病已成为全世界成人因传染病而死亡的主要疾病之一。

我国是全球22个结核病高负担国家之一，活动性肺结核病人数居世界第二位。2000年全国第四次结核病流行病学调查结果表明：我国有近半人口（5.5亿）感染了结核菌，明显高于全球1/3人口的感染水平；全国有活动性肺结核病人500万，其中传染性肺结核病人约150万例。近几年我国卫生部发布的“全国法定传染病月度报告”中显示结核病与肝炎（各种类型合计）的月发病数均在11万~15万左右，两者在不同月份发病数交替排在一、二位。这些数据表明我国的结核病疫情十分严峻，是现阶段我国面临的严重公共卫生问题之一。

（10）汉坦病毒　在我国，流行性出血热主要为肾综合征出血热（以下简称出血热），是由汉坦病毒引起的一种自然疫源性疾病。该病毒属布尼亚病毒科汉坦病毒属，基因组为单股负链 RNA，有多种。鼠类为其自然宿主和主要传染源。根据我国出血热的主要传染源种类不同，本病可分为姬鼠型和家鼠型两种主要类型，其中黑线姬鼠为姬鼠型出血热的主要宿主动物和传染源；褐家鼠为家鼠型出血热的主要宿主动物和传染源。

世界上已有 30 多个国家发现肾综合征出血热，主要分布在欧亚大陆。我国每年肾综合征出血热发病人数占世界报道的汉坦病毒感染病例的 90% 以上，是受汉坦病毒危害最为严重的国家。我国年发病数最高曾超过 11 万，近十年来我国年报告发病人数一直在 2 万 ~5 万左右，新疫区不断出现，并时有暴发流行，老疫区的类型也有所变化。近年来个别省份出血热发病率明显升高，形势不容乐观。出血热病例以农村青壮年人群为主，不仅对人民身体健康和生命安全造成危害，而且对社会经济发展造成严重影响，已经成为一个重要的公共卫生问题。

（11）狂犬病病毒　狂犬病是由狂犬病病毒引起的一种人兽共患传染病。病毒为弹状病毒，有包膜，基因组为单负股 RNA。许多种类的哺乳动物都与狂犬病的传播有关，犬是发展中国家狂犬病最主要的储存宿主和传播宿主。人感染狂犬病最常见的方式是通过感染狂犬病病毒的犬、猫、野生食肉动物以及食虫和吸血蝙蝠的咬伤、挠抓、舔舐皮肤或黏膜破损处而感染。病毒主要通过破损的皮肤或黏膜侵入人体，经神经末梢上行进入中枢神经系统，临床表现主要为急性、进行性、几乎不可逆转的脑脊髓炎，病死率 100%。

早在 1566 年，疯狗咬人致病的案例已经被记录下来，但直到 1885 年人们还不知道狂犬病到底是由什么引起的。在细菌学说占统治地位的年代，法国著名科学家巴斯德的试验为狂犬病的防治开辟了新的路径。巴斯德从实践中发现，将含有病源的狂犬病延髓提取液多次注射兔子后，再将这些毒性已递减的液体注射于狗，以后狗就能抵抗正常强度的狂犬病病毒的感染。

狂犬病在世界范围内广泛分布。据 1999 年世界狂犬病调查报告，145 个国家和地区中仅有 45 个无狂犬病报告。近年来，我国狂犬病疫情一直呈上升趋势，病死数居我国 37 种法定报告传染病首位。1996 年全国报告狂犬病发病数曾一度较低，为 159 例，而 2004 年全国狂犬病报告发病数上升至 2660 例，与 2003 年同期相比上升 30.58%。2004 年狂犬病死亡人数占我国法定报告传染病总死亡构成的 35.72%。我国的广西、湖南、江苏、安徽、湖北、广东和贵州等省近年来疫情持续上升，疫情形势十分严峻。

（12）伤寒和副伤寒杆菌　是由肠杆菌科沙门菌属肠热症沙门菌（数种）引起的肠道传染病。

历史上，“伤寒”由于“伤寒玛丽”事件而著名。

玛丽·梅隆，由爱尔兰移居到美国，在纽约找到了一份厨师的工作。在当时医学不发达的 20 世纪初，玛丽一直“健康”地生活。伤寒沙门菌在 1880 年被发现。在

1906 年以前，据统计仅只美国每年就有 2.5 万人死于伤寒病。玛丽曾得过伤寒病，但随后很快就恢复了健康。但是一件“怪事”发生了，她到哪家给人做饭哪家就有人被查出得了伤寒病。在 10 年间她换了 8 个东家，被她传染而得病的人达到 50 多人，也有记载称有 200 多人。纽约市卫生官员最终查出是由这位健康的厨娘传播的伤寒病后就以危害公共健康罪而逮捕了玛丽，玛丽被判监禁，被隔离在一个孤岛上长达 20 多年，直到 65 岁时得中风死去。但玛丽自己并不知道为什么会传播这种疾病，而且她也不知道后人给她冠以“伤寒玛丽”的绰号而被世代铭记。

“伤寒玛丽”事件使公众首次发觉，健康人也能传播致命的疾病，这样的人被称作“健康带菌者”。“健康带菌者”感染后本身并不发病（“隐性感染”）或发病后恢复健康，却可以把病传染给别人。从预防角度讲，他们比病人更危险。因此这种人也给预防带来了一定的困难。

2. 其他乙类、丙类传染病的微生物病原体

（1）流行性感冒　为流行性感冒病毒引起的呼吸道传播丙类传染病。

早在公元前 412 年的古希腊时期，希波克拉底就已经记述了类似流感的疾病。到了 19 世纪，德国的 Hirsch 详细列表记述了自公元 1173 年以来的历次类似流感的流行病暴发情况。明显由流感引起的第一次流行病发生在 1510 年的英国。后来在 1580 年、1675 年和 1733 年也曾出现过流感引起大规模流行病的情况。而对流感大流行最早的详尽描述是在 1580 年。自此以后，文献中共记载了 31 次流感大流行。其中，1742 ~ 1743 年由流感引起的流行病曾涉及 90% 的东欧人。1889 ~ 1894 年席卷西欧的“俄罗斯流感”，发病范围广泛，死亡率很高造成严重影响。

1918 年是第一次世界大战终结的年份，然而当年一次更大的灾难悄悄袭击人类，一场致命的流感席卷全球。尽管这场流感在美国被称为“西班牙女士”（Spanish Lady），但是它似乎首先起源于美国，因接着在西班牙出现大规模患者死亡而得名“西班牙流感”。1918 年 3 月 11 日午餐前，美国堪萨斯州的芬斯顿军营的一位士兵感到发烧、嗓子疼和头疼，医生认为他患了普通的感冒。到了中午，100 多名士兵都出现了相似的症状。几天之后，军营里已经有了 500 名以上的“感冒”病人。在随后的几个月里，美国全国各地都出现了这种“感冒”的踪影。接着流感传到了西班牙，造成 800 万人死亡。9 月，流感出现在美国波士顿，这是“西班牙流感”最严重的一个阶段的开始。10 月，美国国内流感的死亡率达到了创纪录的 5%。在那一年近 1/4 的美国人得了流感，导致 50 多万人死亡，几乎一半的死者是健康的年轻人。据估计，在这场流感之后，美国人的平均寿命下降了 10 年。这次流感呈现出了一个相当奇怪的特征。以往的流感主要引起年老体衰的人和儿童死亡，但这次的死亡曲线却呈现出一种“W”型，20 ~ 40 岁的青壮年人也成为了死神追逐的对象。到了来年的 2 月份，“西班牙流感”迎来了它相对温和的第三阶段。数月后，“西班牙流感”在地球上销声匿迹了。不过，它给人类带来的损失却是难以估量的。这是人类史上最具破坏力的一次流感暴发，也是历史上死亡人数最多的一次瘟疫，在全球范围内约有一半人（7 亿以上）感染患病，发病率约 20% ~ 40%，死亡人数达 2000 万 ~ 4000 万人；相比之下，第一次世界大战造成的

850 万~1000 万人死亡只有它的 1/4~1/2。

20 世纪中期至 21 世纪初，世界上又出现过三次以上流感大流行，即：1957~1958 年由甲型 H2N2 流感病毒所致的“亚洲流感”、1968~1969 年由甲型 H3N2 流感病毒所致的“香港流感”以及 1977~1978 年由甲型 H1N1 流感病毒所致的“俄罗斯流感”。

1957 年 2 月 22 日，“亚洲流感”首发于中国贵州，3、4 月间席卷中国。5~6 月袭击了日本及东南亚各国，7~8 月流行于中东、非洲，美国在 9 月开始流行，10 月加拿大和前苏联也遭侵袭。这次世界性的大流感发病率高达 15%~30%，全球至少 100 万人死于这场灾难。

1968 年 7 月，“香港流感”在香港突然暴发流行，发病人数多达 50 万。8 月，传入新加坡、印度、澳大利亚、日本和美国。接着又传入前苏联和欧洲。这次流感至少波及世界 55 个国家和地区，造成全球 150 万~200 万人死亡。

1977 年 11 月至 1978 年 1 月，“俄罗斯流感”在前苏联暴发流行，1978 年 1 月开始在美国在校学生及征募的新兵中暴发流行，至 1978 年冬，其他许多国家也纷纷出现感染流行。

在“亚洲流感”及“香港流感”暴发流行期间，各年龄组均易感染，死亡率高，65 岁以上老年人和具有高危因素如心肺疾病的人尤为显著。据美国公布的统计数字，在“亚洲流感”流行期间，美国共有 7 万人因此死亡；而在“香港流感”流行期间，共有 3.4 万人因感染致死。“俄罗斯流感”大大不同于以往历次流感。引发此次流感流行的病毒为 1950 年流行的 H1N1 病毒株的变异体。因此，在 50 年代病毒株流行期生活过的人，对于再次出现的感染具有免疫力和抵抗力。此外，与 1957 年及 1968 年的流感流行不同，此次出现的病毒新亚型并未取代以前流行的病毒株。

到目前为止，由 1977 年的病毒株进化出的甲型 H1N1 病毒与从 1968 年的流行株中产生的甲型 H3N2 病毒已流行了 20 多年，而且仍然在引起流感流行。

我国是流感的多发地，每年流感发病数估计可达上千万人。1957 年、1968 年和 1977 年三次大流行毒株均首发于我国。1997 年在中国香港人群中发现禽流感 H5N1 感染病例。1988 年以来，世界卫生组织每年公布的流感疫苗病毒株约一半来自中国。中国已成为世界流感监测的前哨。

流感大流行与两次大流行之间因病毒亚型内的变异所引起的局部地区流行相比，危害后果明显不同。20 世纪人类曾发生过的 4 次流感大流行，都给人类生命财产和经济发展带来灾难性打击。

作为一种由病毒引起的传染病，流感没有特效药可治，可以注射流感疫苗预防，有效率为 70%~90%。由于甲型流感病毒极容易发生变异，每年流行的流感病毒类型不一样，因此必须每年注射相应疫苗才能发挥作用。

（2）其他乙类、丙类传染病　相应微生物病原体的简要特点见表 10-4。

表 10-4 我国法定传染病的微生物病原体

病名	病原体	
	名称	主要生物学特性
甲类传染病		
鼠疫	鼠疫耶尔森菌	革兰阴性短小杆菌，属肠杆菌科，耶尔森菌属
霍乱	O1 和 O139 血清	革兰阴性弧菌，耐碱群霍乱弧菌
乙类传染病		
传染性非典型肺炎	SARS 冠状病毒	属冠状病毒科冠状病毒属，核酸为非分节段的单正链 RNA
艾滋病	人类免疫缺陷病毒	属逆转录病毒科，核酸为两条相同的线状正链 RNA
病毒性肝炎		
甲型肝炎	甲型肝炎病毒	属小核糖核酸病毒科肝病毒属，核酸为单正链 RNA
乙型肝炎	乙型肝炎病毒	属嗜肝 DNA 病毒
丙型肝炎	丙型肝炎病毒	有包膜的单链 RNA 病毒，属被膜病毒科黄病毒属
戊型肝炎	戊型肝炎病毒	为无包膜球形颗粒，核酸为单正链 RNA
肝炎未分型		
脊髓灰质炎	脊髓灰质炎病毒	小核糖核酸病毒，无包膜，基因组为单正链 RNA
人感染高致病性禽流感	高致病性禽流感病毒	属正粘病毒科流感病毒属，有包膜，基因组为分节段单股负链 RNA，以甲型 H5N1、H7N7 等亚型为代表
甲型 H1N1 流感	甲型 H1N1 流感病毒	属正粘病毒科流感病毒属，有包膜，基因组为分节段单股负链 RNA，新出现的甲型 H1N1 亚型
麻疹	麻疹病毒	属副粘病毒科麻疹病毒属，有包膜，基因组为单股负链 RNA
流行性出血热	汉坦病毒	属布尼亚病毒科汉坦病毒属，基因组为单股负链 RNA，有多种
狂犬病	狂犬病病毒	属弹状病毒，有包膜，基因组为单股负链 RNA
流行性乙型脑炎	乙型脑炎病毒	属披膜病毒科黄病毒属，有包膜，基因组为正链单股 RNA
登革热	登革病毒	属披膜病毒科黄病毒属，分四个血清型，基因组为正链单股 RNA
炭疽	炭疽芽胞杆菌	革兰性大杆菌，需氧兼性厌氧，有芽胞
细菌性和阿米巴性痢疾	细菌性病原体主要为志贺菌	贺氏菌为革兰阴性杆菌，属肠杆菌科志贺菌属，血清型繁多
肺结核	结核分枝杆菌	属分枝杆菌属，抗酸染色阳性，革兰染色阳性，多呈分散排列
伤寒和副伤寒	肠热症沙门菌（数种）	属肠杆菌科沙门菌属，革兰阴性杆菌，有周身鞭毛
流行性脑脊髓膜炎	脑膜炎奈瑟菌	属奈瑟菌属，革兰阴性双球菌
百日咳	百日咳鲍特菌	短杆状或椭圆型，革兰染色阴性
白喉	白喉棒状杆菌	革兰阳性，一端或两端膨大呈鼓槌状，有异染颗粒
新生儿破伤风	破伤风梭菌	属厌氧芽胞梭菌属，圆形顶端芽胞使细菌鼓槌状，革兰阳性，有鞭毛，严格厌氧

续表

病名	病原体	
	名称	主要生物学特性
猩红热	A 群链球菌	革兰阳性链球菌，通过产生致热外毒素而致病
布鲁氏菌病	布鲁氏菌（数种）	布氏菌属的细菌是一组微小的球杆状的革兰阴性菌，有多个种和生物型
淋病	淋病奈瑟菌	属奈瑟菌属，革兰阴性双球菌
梅毒	梅毒螺旋体	属螺旋体科密螺旋体属，螺旋细密规则，两端尖直，革兰染色阴性，但不易着色，镀银染色呈棕褐色
钩端螺旋体病	钩端螺旋体	属螺旋体科钩端螺旋体属，螺旋细密规则，菌体一端或两端弯曲呈钩状，革兰染色阴性，但不易着色，镀银染色呈棕褐色
血吸虫病(寄生虫病)		
疟疾（寄生虫病）		
丙类传染病		
流行性感冒	甲型、乙型等流感病毒	属正粘病毒科流感病毒属，甲型以 H1N1、H2N2、H3N2 等亚型为代表，乙型亚型较少
流行性腮腺炎	腮腺炎病毒	属副粘病毒科德国麻疹病毒属，有包膜，基因组为单股负链 RNA
风疹	风疹病毒	属披膜病毒科风疹病毒属，有包膜，基因组为单正链 RNA
急性出血性结膜炎	EV70、柯萨奇病毒等肠道病毒	属小核糖核酸病毒科肠道病毒属，无包膜，基因组为单正链 RNA
麻风病	麻风分枝杆菌	属分枝杆菌属，抗酸染色阳性，革兰染色阳性，数量多时排列成束或集聚成团
斑疹伤寒	普氏立克次体和莫氏立克次体	属立克次体科立克次体属斑疹伤寒群，革兰染色阴性，但不易着色，姬姆萨染色呈红色，以节肢动物为传播媒介
黑热病（寄生虫病）		
包虫病（寄生虫病）		
丝虫病（寄生虫病）		
其他感染性腹泻病	多种细菌或病毒病原体	
手足口病	多种肠道病毒（包括 EV71）	属小核糖核酸病毒科肠道病毒属，无包膜，基因组为单正链 RNA

（二）我国无流行或未蔓延的重要微生物感染性传染病

许多传染病自远古时代就存在，在历史上，危害过人类的传染病有鼠疫、天花、霍乱、肺结核等数十种之多（表 10－5），其中天花已在全球消灭。但一直到现在依旧有一些以前的传染病存在，而在现今的社会也衍生了新的传染病，其中一些尚未传入我国（表 10－6）。

表 10－5 传染病在人类历史上重要的流行及影响

时间	主流行区	别称	传染病名称	病原	感染人数	死亡人数	暴发次序/影响备注
前430年	希腊		伤寒	伤寒沙门菌		500万	伤寒1*
165～180年	罗马	安东大瘟疫	未知			500万	
165～180年	罗马	西普瑞安大瘟疫	未知			500万	
540～590年	地中海	查士丁尼瘟疫	鼠疫	鼠疫耶尔森菌		约2500万	淋巴腺鼠疫1
1347～1352年	欧洲	黑死病	鼠疫	鼠疫耶尔森菌		约2500万	鼠疫2，人口剧降、宗教势力削弱及宗教改革、人民生活水平提高（仅欧洲）
1518～1568年	墨西哥		天花 麻疹 伤寒	天花病毒 麻疹病毒 伤寒沙门菌		1700万	伤寒2，欧洲人航海引入
1556～1560年	欧洲		流感	流感病毒		2500万	流感1，致死率20%
1665年	英国	伦敦大瘟疫	鼠疫	鼠疫耶尔森菌		约6万	鼠疫3，欧洲最后一个传染病大流行之一
1775～1782年	北美洲		天花	天花病毒		约13万	
1817～1823年	亚洲、欧洲边界		霍乱	O1古典生物型霍乱弧菌			霍乱1
1826～1837年	亚洲、欧洲、美洲		霍乱	O1古典生物型霍乱弧菌		500万	霍乱2
1839～1863年	东、西半球		霍乱	O1古典生物型霍乱弧菌			霍乱3
1865～1875年	东、西半球		霍乱	O1古典生物型霍乱弧菌			霍乱4
1881～1896年	亚洲、欧洲、南美		霍乱	O1古典生物型霍乱弧菌			霍乱5
1899～1923年	亚洲、俄国、巴尔干半岛		霍乱	O1古典生物型霍乱弧菌			霍乱6
1855～1896年	亚洲大陆		鼠疫	鼠疫耶尔森菌		约1000万（仅中国和印度）	鼠疫4
1918～1919年	全球	西班牙流感	流感	甲型流感病毒H1N1株	10亿	约2500万	流感2，间接导致第一次世界大战的结束

续表

时间	主流行区	别称	传染病名称	病原	感染人数	死亡人数	暴发次序/影响备注
1957~1958年	全球	亚洲流感	流感	甲型流感病毒H2N2株		约100万	流感3，流感疫苗被研发
1961~	南亚、苏联开始	El Tor霍乱	霍乱	O1 ElTor生物型霍乱弧菌			霍乱7
1968~1969年	全球	中国香港流感	流感	甲型流感病毒H3N2株		150万~200万	流感4
1977~1978年	全球	俄罗斯流感	流感	甲型流感病毒H1N1株			流感5
1992~	南亚开始	新型霍乱	霍乱	O139霍乱弧菌			霍乱8
2002~2003年	中国及周边	非典型肺炎	严重急性呼吸道综合征	SARS冠状病毒（SARS coronavirus）	8098	774	公共卫生体系问题的暴露及改进

*：2006年2月由雅典大学分析雅典城下当年伯罗奔尼撒战争后的万人冢发现之牙齿确认了伤寒沙门菌的存在。

表10-6　1973年以来中国已发现和未发现的重要新发微生物感染性传染病

已发现	未发现
SARS	埃博拉出血热
HIV感染	拉萨出血热
O157大肠埃希菌感染	马尔堡出血热
O139霍乱	尼巴病毒脑炎
军团病	人类克雅病（疯牛病）
空肠弯曲菌肠炎	西尼罗脑炎
莱姆病	人猴痘（Monkey B virus感染）
丙型肝炎	裂谷热
庚型肝炎	委内瑞拉出血热
戊型肝炎	阿根廷出血热（1957年发现）
肾综合症出血热	玻利维亚出血热
B组轮状病毒腹泻	巴西出血热
巴尔通体感染	侵袭性链球菌感染
单核细胞李司特菌感染	
小肠结肠炎耶尔森菌感染	
猪链球菌感染	
肠道病毒71型感染（手足口病等）	
基孔肯亚热	

1. 天花

天花是一种极其古老的疾病，原来只在“旧世界”（亚洲、欧洲和非洲）流行。古埃及法老拉米西斯五世的木乃伊和其他古埃及木乃伊上，发现有天花留下的疤痕。公元3世纪和公元4世纪，罗马帝国都曾流行大规模天花。在17和18世纪，欧洲大陆流行多种传染病，其中以天花的危害尤甚，但是在历史上的影响却比不上鼠疫。这可能是因为其受害者以儿童为主（约1/10的儿童因天花夭折），活下来的成年人大多已有免疫力。欧洲殖民者还把天花带到新大陆，给生活在那里的印第安土著带来毁灭性打击。在我国历史上，天花有许多名称，如虏疮、豆疮、天行斑疮、天疱疮等。大约出现于汉代，晋代有流行的记载，唐宋时亦多，元明以来尤为猖獗。

1977年，最后一例自然发生的天花在索马里被治愈。1980年世界卫生组织宣布天花已在全世界彻底消灭，这是人类在与传染病的斗争中所取得的最辉煌战果。

2. 西尼罗病毒

2002年的夏季，由西尼罗病毒导致的“西尼罗热”在美国再次暴发，从1999年到2002年四年间，这种由蚊子传播的疾病，夺去了几十人的生命，100多人受到感染。西尼罗病毒是在1937年从乌干达西尼罗河区的一位妇女身上分离出来的，近年出现在欧洲和北美的温带区域；1999年，西尼罗病毒由非洲传入美国纽约市，在3年内散布到全美国内。

专家认为每200个感染病毒的人中只有1个可能引发致命疾病，但对老人和慢性病患者等免疫系统较为脆弱的人，感染可能引发脑炎直至死亡。

3. 埃博拉出血热

埃博拉是刚果（金）北部的一条河流的名字，1976年，一种不知名的病毒光顾这里，疯狂地残杀埃博拉河沿岸55个村庄的百姓，致使数百人死亡，有的家庭甚至无一幸免，埃博拉病毒（Ebola virus）也因此得名。1979年，埃博拉病毒肆虐苏丹，一时横尸遍野。经过两次攻击后，埃博拉病毒随之神秘地销声匿迹15年，消失得无影无踪。1994年12月又出现在加蓬，1995年1月起在刚果（金）及1996年2月起在加蓬暴发流行：在刚果（金）Kikwit市发病316例，死亡245例；在加蓬Ogooue Ivindo发病46例，死亡31例。2000年10月14日，在乌干达北部的古卢地区突发埃博拉病，有51人被感染，其中31人已经死亡，这是有史以来第一次在乌干达出现。

这种病由埃博拉病毒通过身体接触传染。感染病毒的人出现高烧、肌肉剧烈疼痛、鼻腔、口腔和肛门出血等症状，有可能在24时内死亡。世界卫生组织将埃博拉病毒列为对人类危害最严重的病毒之一。根据其公布的数据显示，目前全世界已有1100人感染这一病毒，其中793人丧生。

4. 拉沙热

为一种人畜共患疾病，可由动物携带病毒。拉沙热首次被发现是在20世纪50年代，但直到1969年2位传教士护士在尼日利亚的沙沙因感染该病毒而丧生，才确定病原体为拉沙热病毒（Lassa virus）。拉沙热病毒为沙粒病毒科（Arenaviridae）的一种，属于单股RNA病毒。

拉沙热的主要发生地区为非洲西部，属尼日利亚到塞拉利昂一带的地方性传染病，几内亚、利比里亚、塞拉利昂、尼日利亚皆为疫区。但是因为传播病毒的啮齿类动物种类遍及非洲西部，因此也许已传播到其他非洲西部区域。拉沙热病毒传染的病例数每年在西非估计在10万~30万人，大约5000人死亡。在塞拉利昂及尼日利亚一些地区，约10%~16%至医院寻求医疗的患者有拉沙热病，这显示了拉沙热对这个区域的民众造成了严重的冲击。大约80%民众感染拉沙热病毒时，症状可能不明显，其余20%感染拉沙热病毒时，出现严重多系统疾病。致死率可能高达50%。致命病例发病14天内通常发生死亡。该病在妊娠后期尤其严重，在妊娠末3个月期间超过80%的病例发生孕产妇死亡和（或）胎儿死亡。

5. 马尔堡热

马尔堡病毒（Marburg virus）是马尔堡出血热的病原体。通过体液，包括血液、排泄物、唾液及呕吐物传播。目前没有任何疫苗或医治的方法。通常病发后一周死亡。病发死亡率为25%~100%。

2004年10月起，马尔堡热在非洲安哥拉暴发，至2005年7月才平息，312人死亡。2005年内，病症个案以每天3%速度增加。这次暴发的发病死亡率维持高达99%，首5个月更高达100%。

马尔堡出血热最先有记载的暴发是在1967年的德国马尔堡，病症亦因此得名，之后在法兰克福及贝尔格莱德亦有病例。患病的31人中，25人是直接感染，当中7人死亡。直接染病的人多是因为接触当地实验室内染病的猴子而致病。另外6人是二次感染，包括2名医生、1名护士、1名解剖助理、1名兽医的妻子，都与直接感染的患者有密切接触。2名医生是在抽血时不慎接触患者血液染病。经调查后，发现感染源来自非洲乌干达一种品种为 Cercopithecus aethiops 的猴子。德国的一家公司进口该批染有病毒的猴子，原意是用来研制脊髓灰质炎的疫苗。1975年，1名从津巴布韦回到南非的人，感染了另外3名南非人。但该次小规模暴发只引致了1人死亡。1980年及1987年在肯尼亚亦有小规模暴发。之后最大的暴发发生在1998~2000年的刚果（金），149宗个案中123人死亡。

6. 尼巴病毒脑炎

1997年10月，位于马来西亚北部尼巴地区的猪农陆续出现发烧、头痛、恶心、四肢无力等症状，由于此等病症疑似流行性乙型脑炎病例，而当地亦是乙脑疫区，故当时误以为这些患者感染了乙脑病毒。但后来发现，即使采取多项预防乙脑的措施，不但无法遏止疫情，更蔓延至马来西亚南部、新加坡和其他邻近国家。马来西亚政府感到事件极不寻常，于是向国际卫生组织寻求帮助。

1999年3月马来西亚暴发猪场及屠宰场工人脑炎死亡病例，此病原经澳大利亚及美国疾病预防控制中心的专家确认后遂以第1个病例发生地命名为尼巴病毒（Nipah virus）。此次疫情造成马来西亚、新加坡及印尼将近300人感染病例，其中100多人死亡。同时造成马来西亚近900个猪场90多万头猪遭扑杀。

7. 基孔肯亚热

1952 年基孔肯亚热首次暴发于坦桑尼亚南部尼瓦拉州。“基孔肯亚”是坦桑尼亚南部的土语“Chi kungunya”的译音，意即身体弯曲形同折叠，是关节剧痛引起的，故本病可意译为“曲屈病”。到了 20 世纪 60 年代以后，基孔肯亚热东移至东南亚地区。本病多次发生于热带非洲以及亚洲的印度尼西亚、菲律宾、泰国、越南、缅甸和印度等地。仅 1965 年在印度马德拉斯的一次流行中，200 万人口中就有 30 万病人。基孔肯亚热也正在逼近我国，1987 年云南西双版纳发现基孔肯亚热病人，并从其血液中分离出病毒。

基孔肯亚热的病原体是基孔肯亚病毒。属于披膜病毒科的甲病毒属。在疾病流行地区，这种病毒可存在于绿猴、狒狒、黑猩猩、牛、马、猪、兔等多种动物体内，受感染的动物宿主和病人都是传染源。由于是由蚊虫传播的，这种传染病主要是在冬季温度在 18℃以上的地区流行。目前尚未研制出有效疫苗和治疗方法。我国应提高警惕，加强检疫，消灭蚊子，严防基孔肯亚热在我国蔓延。

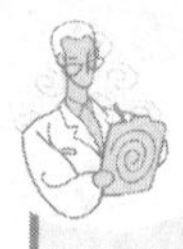

第二节　医学微生物学课程教学安排

一、课程学习目的、在医学中的地位及与其他课程的联系

1. 课程学习目的

通过对医学微生物学的基础理论、基本知识和基本技能的系统教学，使学生了解与医学有关的病原微生物的种类及其所致疾病，掌握重要病原微生物的生物学特性、致病与免疫机制、特异性诊断及防治措施，以控制和消灭感染性疾病及与之有关的免疫性疾病，达到保障和提高人类健康水平的目的。

2. 在医学中的地位及与其他课程的联系

医学微生物学是微生物学的一个分支，是生命学科的前沿学科，其理论和技术已在生物医学领域中广泛应用，是医学院校各专业的专业基础课和桥梁课程及执业医师执照国家统考课程之一；是现代医学的基础，与医学专业的其他基础课程如免疫学、寄生虫学、生物学、病理学、药理学、生物化学、分子生物学以及分子遗传学等关系密切，不仅涉及内科、外科、妇产科、儿科、传染科等临床各科，亦与卫生防疫、护理、保健医学、生物制品等领域密切相关，为学习临床各科的感染性疾病、超敏反应性疾病、肿瘤等奠定重要的理论基础。

医学微生物学是各层次临床医学及医学相关专业如五年制医学各专业，四年制护理学、康复治疗学等医学本科生，以及长学制医学生（八年制临床医学和七年制口腔医学）课程计划中的必修课，包括理论教学和实验教学两部分。要求学生具有生物化学、医学免疫学、细胞生物学、人体解剖学、组织胚胎学、生理学等医学基础知识。

二、课程性质、授课对象、教学安排和考核方式

1. 课程性质及内容简介

医学微生物学是生命科学中的一门重要学科，是高等医学教育的医学基础主干课程之一。课程的教学目标是通过对医学微生物学的基础理论、基本知识和基本技能的系统教学，使学生了解与人类疾病有关的病原微生物的种类及其所致疾病，掌握重要病原微生物的生物学特性、致病与免疫机制、特异性的诊断和防治措施等，为后续的传染病及临床各科的感染性疾病的学习奠定基础。课程内容主要包括总论和各论两大部分。总论部分主要学习原核细胞型微生物、真核细胞型微生物和非细胞型微生物的形态结构、生长繁殖、遗传变异等基本生物学性状和医学微生物学的基本原理。各论部分则充分联系我国的疾病流行特点分别学习各种病原性细菌、病毒、真菌、立克次体、衣原体、支原体和螺旋体等微生物的生物学特性、病原微生物与宿主的相互关系和微生物学检查法和防治原则。

2. 授课对象与教学安排

课程属性：基础医学必修课。

学时学分：八年制、七年制及五年制总学时 72，总学分 4，其中实验学时 27；四年制总学时 36，总学分 2，其中实验学时 9。

先修课程：细胞生物学、人体解剖学、组织胚胎学、生理学、生物化学、免疫学。

开课时间：除括号说明外均为 2 年级第 5、6 学期。

适用专业：八年制临床医学（4 年级第 7 学期）；七年制口腔医学；五年制临床医学、法医学、麻醉学、医学影像学、预防医学、预防医学营养、预防医学妇幼卫生、口腔医学、视光学、医学检验；五年制预防医学卫生事业管理（2 年级第 3 学期）；四年制护理学、公共卫生管理学、康复治疗学（2 年级第 3 学期）。

3. 考核方式

所有学制学生在课程学习结束后进行一次笔试，八年制、七年制及五年制笔试内容包括理论考核（100 分题，按 85% 比例计入总成绩）、实验考核（10 分题，直接计入总成绩）两部分，四年制笔试只进行理论考核（100 分题，按 95% 比例计入总成绩），总成绩剩余的 5% 根据实验报告成绩、理论和实验课表现及不定期小测验成绩综合打分。

三、教学方法、教学手段、教学内容改革实践

通过 PPT、投影、板书、录像、教学图片、实验操作等手段分别进行理论课和实验课教学，完成医学微生物学的基础理论、基本知识和基本技能的系统教学。在教学过程中，还不断进行教学方法、教学手段、教学内容的改革，以提高教学质量和效果。

1. 教学方法的改革

理论联系实际，在教学过程中，全面推广问题引导式教学法，即以问题为基础、以问题定向、问题解决为主要内容。让学生带着问题听课，教师围绕问题步步深入地进行讲解，启发学生思维，使学生在探索和回答问题的过程中掌握基础知识。

注意激发学习兴趣。如把讲授的理论与临床实践相结合，穿插介绍重要微生物的发现背景，中外微生物学家的事迹及其推动学科发展的意义，他们敏感的感觉、巧妙的构思、创造性的方法、严密的逻辑等，同时结合致病微生物的特点与传染病流行的关系，紧扣一些流行事件，进行组织教学，如SARS，禽流感，生物恐怖、细菌战、疯牛病等。将这些历史事件及与临床实践相结合贯穿于整个教学中，增强对本学科重要性的认识，调动学生学习积极性，激发医学生的使命感、责任心和学习兴趣。

在实验教学中全面实施以病例讨论为引导，以自学、讨论和实践为主体的综合性实验教学模式。目的是让学生学以致用，用所学理论进行临床病例讨论，并亲自实践未知标本的病原学检查。在病例讨论和设计实验检查的过程中，学生对病原微生物的生物学特性、致病机制、临床表现及微生物学检查之间的相互关系进行逻辑的科学思维，并对所学过的知识加以综合应用，使学生在分析问题和解决问题的过程中获得成功感和自信心。

开展多种形式的课外自学活动，培养学生的自学能力。多年来一直充分利用专门的学习橱窗作为第一课堂教学的延续和补充，开展焦点问题讨论，如“如何学习细菌各论”，“哪些病原体可通过性接触传播”，“哪些病原体可引起食物中毒”等；还登载一些引起社会广泛关注的新出现的传染病的有关知识，如疯牛病、Ebola出血热、O157大肠埃希菌、O139霍乱弧菌及新型肝炎病毒，生物恐怖和预防等，帮助学生自学和拓宽知识面。此外，还印发一些配有思考题的典型病例供学生自学，学生可根据所附的解析及标准答案来进行自我检验。

2. 教学手段的改革

所有课室和学生实验室都配置了电脑、投影仪并与网络连接。所有教师全部受过现代教育技术的培训，能很好地利用学校良好的数字化教学设施，进行多媒体授课。除制作了《医学微生物学》理论课全套演讲课件外，还自行开发了一些网络课件、视频教材及网络资源，如《引起中枢神经系统感染的微生物》、《病毒的基本性状》、《细菌的遗传与变异》、《医学微生物学实验多媒体教学图片库》、《消化道途径传播微生物》学习网站等，并已运用于理论和实验课的辅助教学，大大提高了教学质量和教学水平。

3. 教学内容的改革

密切结合临床实际，逐步更新了实验内容，及时修订学生实验指导和实验报告。紧跟学科发展方向并与临床诊断新技术相衔接，开设了病原微生物的快速诊断实验，如细菌数码分类法、性接触传染病原体的检测等，使专业基础实验更能适应临床的实际需要。

以病例讨论的形式设计了一批综合性实验。实验课教学彻底改变了以往教师示教，学生跟着做的单纯验证性实验模式，而是将一些相互关联的实验内容放在一起，紧紧围绕一些典型病例来展开。在此过程中，不仅要求学生要对病原体—致病机制—微生物学诊断之间的相互关系进行科学逻辑思维，而且要求学生的所学过的知识加以创造性应用，从而培养学生分析问题和解决问题的能力。此综合性实验教学模式除可帮助学生巩固理论课知识外，还加强了基础与临床的联系，有利于学生早期接触临床，学以致用，提高学习兴趣。

四、如何学好医学微生物学

本课程按系统可分为细菌学、病毒学和其他微生物学三部分。又分为总论和各论。总论部分介绍微生物的共性，属于基本知识。各论内容介绍各种微生物的个性。由于微生物的种类非常繁多，所以会感到微生物学的知识比较庞杂和零散，难以记忆。学生在学习时要注意按教学大纲要求，按系统掌握重点内容，以总论内容为纲，将各论知识有机地串在总论知识的纲上，进行理解和记忆，并从横向和纵向的角度提出问题，综合分析、理解和记忆。教师在辅导时应注意联系临床病例帮助理解和记忆。

参考教材和网络资源

1. 参考教材

（1）贾文祥．医学微生物学．北京：人民卫生出版社，2005.

（2）贾文祥．Medical Microbiology. 北京：人民卫生出版社，2008.

（3）David Greenwood，et al. Medical Microbiology. 17ed. London：Churchill Livingstone（Elsevier），2007.

（4）赖小敏．医学微生物学．北京：科学技术文献出版社，2006.

（5）李凡，刘晶星．医学微生物学．北京：人民卫生出版社，2008.

2. 网络资源

（1）中山大学中山医学院微生物学教研室网址：http：//zssom. sysu. edu. cn/department/microbiology/gb/

（2）网络课程教学网站：http：//elearning. sysu. edu. cn/Medical－Microbiology/html/microbio. htm

（3）多媒体 CAI 课件园地：《医学微生物学实验多媒体课件》、《细菌耐药性》、《细菌的分离培养和菌落观察》等，网址：http：//etcer. gzsums. edu. cn/courseplay/kjcatview. php3？op＝view&page＝1

（4）中山大学“医学微生物学广东省精品课程”申报网址：http：//jpkc. sysu. edu. cn/2006/weishengwu/bg. htm

（5）中国微生物信息网络：http：//micronet. im. ac. cn/chinese/chinese. html

（6）中国微生物资源数据库：http：//www. micro. csdb. cn/

（7）微生物学报：http：//www. im. ac. cn/journals/xuebao/index. htm

（8）微生物学通报：http：//www. im. ac. cn/journals/tongbao/index. htm

（9）中华微生物学和免疫学杂志：http：//zhwswxhmyx. periodicals. net. cn/default. html

（10）美国微生物协会系列杂志：http：//www. journals. asm. org/

(11) The Big Picture Book of Viruses: http://www.virology.net/Big_ Virology/BVFamilyGroup.html#I

(12) Microbiology Network: http://microbiol.org/index.htm

1. 何谓微生物、病原微生物、微生物学、医学微生物学?
2. 医学微生物学是怎样发展起来的?
3. 在医学微生物学及其相关学科的发展中，国内外有哪些科学家作出了突出贡献?
4. 医学微生物学的发展方向如何?
5. 我国法定传染病的微生物病原体有哪些?
6. 历史上由病原微生物导致的重要传染病有哪些?
7. 现阶段由病原微生物导致的重要新发、再发传染病有哪些?
8. 医学微生物学课程性质、学习目的以及与其他课程的关系如何?

（赖小敏）

第十一章 人体寄生虫学

人体寄生虫学又称医学寄生虫学，是一门研究与医学有关的寄生虫及其与宿主关系的科学，也被称为寄生虫病的病原学。寄生虫病是由寄生虫感染引起的人类常见病或多发病，对人类健康危害严重，是全球性的公共卫生问题之一。因此，人体寄生虫学知识是医学生必须学习和掌握医学基础知识作为病原生物学的重要组成部分，人体寄生虫学是临床医学和预防医学专业的一门重要的基础课程，内容包括医学原虫、医学蠕虫和医学节肢动物三部分。

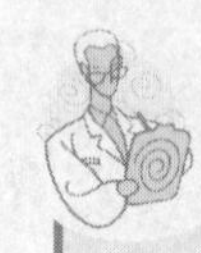

第一节 寄生虫病的流行与危害

一、寄生虫病是人类最古老的疾病

(一) 早期人类的主要疾病

从智人 (homo sapiens) 出现开始，寄生虫就与人类共存。

在大约四五百万年以前，原始人类 (pre－homind) 还主要是依靠打猎和采集为生。这时的人类部落人数一般在 50～100 人左右，过着游牧生活。由于人口少、密度低，且居住分散，因此，这时人类很少受到像天花等病毒性疾病的侵袭，人类的活动和生活也不会造成对环境和水源的污染。这时人类的第一类疾病主要是来源于野生动物的疾病，也称动物源性疾病 (zoonoese)，如旋毛虫病、非洲锥虫病 (睡眠病)、血吸虫病等。原始人类主要是通过饮食或与动物接触而感染这些动物源性疾病。

随着生产力的发展，人类逐渐开始定居，生产活动以养殖和种植为主。12000 年前，狗可能已经成为人类首先饲养的家畜，随后，人类开始饲养牛、羊、猪、马等家畜以及家禽，家畜和家禽的排泄物污染人类居住的环境以及水源，造成人类与动物源性疾病病原体的密切接触。这些病原体在与人类的密切和反复的接触过程中，许多病原体逐渐适应在人体的生活并与人类共进化 (co-evolution)，成为了人类的疾病，如蛔虫病和钩虫病、人虱病等。

1. 古代人类的常见病

保存完整的木乃伊提供了古代人类的确切信息。从埃及木乃伊中钙化的虫卵反映了血吸虫病在古埃及的流行情况，表明血吸虫病在尼罗河流域至少在公元前 1500 年已经存在，并广泛流行。我国 20 世纪重要的考古发现，如湖南长沙马王堆的西汉女尸和湖北江陵的西汉男尸体内均发现日本血吸虫虫卵，证明远在 2000 多年前，我国的长江流域已有血吸虫病流行。

在国外，希腊人亚里士多德 (公元前 384～公元前 322 年) 就提到过绦虫；希波克拉底 (公元前 460～公元前 377 年) 描写过包虫病患者的摘除手术。塔吉克医生阿维辛那 (981～1037 年) 记载了三类寄生虫及治疗方法：①长虫 (可能是牛带绦虫) 或扁虫 (可能是指牛带绦虫的体节)，用山道年及绵马治疗；②小虫 (可能指蛲虫)，用盐水灌肠治疗；③圆虫 (可能是指蛔虫)，用绵马等药治疗。

在我国古代的各种医书中，有关寄生虫各种名称有十多种，如伏虫、蛔虫 (长虫、食虫)、寸白虫、肉虫、肺虫、胃虫、弱虫/膈虫、赤虫、蛲虫等。内经是我国古医书，写于秦汉年间，在内经中就有蛔虫记载。内经还有关于疟疾症候及致病机制的记载。如《素问》中有“帝曰：疟先寒后热，何也，岐伯曰：夏伤于暑其汗大出、腠理开发，因遇夏气凄凉之水，寒藏于腠理皮肤之中，秋伤于风，则疾成矣”。表明疟疾在我国的流行至少有2000多年的历史。

二、目前的流行形势

（一）全球疫情

寄生虫病如疟疾、血吸虫病、丝虫病、利什曼病、锥虫病等疫情仍然严重，是许多国家特别是发展中国家的常见病、多发病，也是造成了儿童死亡和严重疾病负担的主要原因之一。在非洲，每年死于疟疾的人数高达2000万，每小时有150～300名儿童因疟疾死亡。此外，麦地那龙线虫病、肠道寄生虫病、食源性寄生虫病以及弓形虫病、隐孢子虫病等机会性寄生虫病对人类的健康危害不容忽视，例如，在HIV感染者中，隐孢子虫感染可达83%。

但是，寄生虫病的疫情常被忽略，其危害性也不被关注，被称为“被忽略的热带病”（neglected tropical diseases，NTD）。为此，世界卫生组织专门制定了《全球预防控制NTD（2008～2015）规划纲要》，以加强对寄生虫病的控制。

（二）我国的疫情现状

寄生虫病曾经在我国广泛流行。新中国成立后，经过60多年的积极防治，寄生虫病的流行和危害已得到相当程度的控制，防治工作取得了举世瞩目的成就。1958年，我国宣布基本消灭了黑热病；2006年，我国达到根除丝虫病标准；此外，钩虫病、血吸虫病和疟疾的疫区范围不断缩小，感染人数和患病人数总体上均呈下降趋势。但由于我国各地经济发展水平的不平衡，再加上许多人体寄生虫病是人兽共患病或自然疫源性疾病，防治难度很大。近年来，一些已被控制的寄生虫病疫情出现回升或复燃，食源性寄生虫病和机会性寄生虫病的发病人数也呈现增多的趋势。

据最新资料，我国人群寄生虫感染率为62.63%，估计全国有7亿人感染寄生虫，其中，蛔虫、钩虫和鞭虫等土源性寄生虫感染率分别为44.59%、14.78%和17.38%。江苏、安徽、江西、湖北、湖南、云南等省的血吸虫病疫情仍较的严重，急性病人时有发生。云南、海南、安徽、湖北、河南及江苏等省仍然有疟疾的流行，近年来，局部地区还出现暴发流行。包虫病是内蒙古、吉林、青海、甘肃、新疆、西藏等西北部12省（区）市最严重的寄生虫病，受威胁人口达7千万，部分乡镇的感染率高达14.99%。我国人群弓形虫血清阳性率约为5%，估计感染人数为6000万。估计全国肝吸虫感染人数达1000万，部分地区呈上升趋势，如广东省华支睾吸虫平均感染率从1988年的1.82%上升至1997年4.07%。新疆、甘肃、四川、陕西、山西和内蒙古等西部省（区）存在黑热病新发病例，部分地区的疫情还有上升趋势。

近年来，一些新出现的食物源性寄生虫病病例报道增多，如棘颚口线虫感染、阔节裂头绦虫感染、广州管圆线虫病、喉兽比翼线虫感染和舌形虫病等。隐孢子虫是重要的机会致病原虫，是肿瘤患者或免疫低下患者腹泻的主要病原体之一。此外，流动人口的增多、宠物的饲养、国际交流的频繁等也给我国寄生虫病防治带来了许多新问题，如输入性恶性疟的防治和监测。

因此，寄生虫病防治仍然是我国不容忽视的公共卫生问题。

（三）寄生虫的危害

寄生虫对人体的损害包括：机械性损伤、夺取和损失营养、毒素作用、超敏反应、免疫低下等。

1. 机械性损害

机械性损害是指在寄生虫侵入、移行、定居等过程中，宿主的细胞、组织器官遭受到的破坏或损伤。如钩虫的感染期幼虫在穿过皮肤侵入人体过程中，均可造成皮肤的局部损伤，引起皮炎或局部出现点状丘疹和充血斑点。

2. 夺取和损失营养

包括：① 夺取营养，如大型寄生虫蛔虫以人体肠腔内半消化物为食，引起感染者的营养不良，重度感染的儿童甚至出现发育障碍；②损失营养　如钩虫吸血时，咬附肠黏膜伤口不断渗血，同时，钩虫经常更换咬附部分，原伤口在凝血前仍可继续渗血，致使感染者长期慢性失血，蛋白质和铁不断耗损，导致缺铁性贫血。

3. 毒性及免疫损害

寄生虫在人体内生长、发育和繁殖过程中，其分泌的代谢产物、组织溶解酶及死亡虫体的分解产物均可造成寄生部位细胞和组织的炎症、坏死、增生等损害，甚至癌变。如华支睾吸虫寄生在肝胆管，其分泌代谢产物可引起胆管内膜及胆管周围的炎症及上皮增生和纤维化。

寄生虫及代谢产物作为抗原还能诱导宿主产生免疫病理反应，包括速发型、细胞毒型、免疫复合物型和迟发型超敏反应，造成人体组织的损伤。如日本血吸虫虫卵沉积在肝脏，引起迟发型超敏反应，形成虫卵肉芽肿，造成肝脏的纤维化和肝硬化。

寄生虫的许多代谢产物或抗原成分可下调或抑制机体的免疫应答，如血吸虫感染者常表现为细胞免疫水平低下。

因此，寄生虫是危害人类健康的重要病原体。

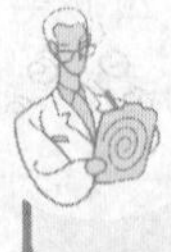

第二节　寄生虫病与人类社会

寄生虫病是人类古老的疾病，与人类社会发展关系密切。因此，许多重大历史事件或人物与寄生虫病有一定的关系。

（一）影响世界的发现

1. 诺贝尔奖获得者：研究疟疾的科学家

诺贝尔生理学和医学奖，是根据阿尔弗雷德·诺贝尔逝世前立下的遗嘱设立的，目的是为了表彰在生理学或医学领域有重要的发现或发明的科学家。在诺贝尔生理或医学奖获得者的名单中，有两位从事疟疾研究的科学家，他们是罗纳德·罗斯勋爵和C. L. A. 拉夫伦博士。

（1）疟原虫发现者罗斯　罗纳德·罗斯勋爵（Sir Ronald Ross）1857 年 5 月 13 日出生于印度北部喜玛拉雅山西麓的阿尔莫拉，在疟疾疫区度过了他的童年。后返英国求学。1881 年他从伦敦圣巴洛缪医学院毕业后，自愿赴印度当军医，从此深入疫区开始致力于疟疾研究。1898 年罗斯服役期满，接受利物浦大学医学院的聘书再返英国。1890 年 6 月 17 日，船过地中海在亚历山大港靠岸时，他改变了主意，上岸去西非，立志探明疟疾病因。通过 3 个月的研究，他先在显微镜下发现叮吸过疟疾病人的蚊胃中有疟原虫；随后，他通过观察人疟及鸟疟在蚊胃壁的发育变化，阐明了蚊体内疟原虫的生活史，从而证实疟疾是由蚊子传给人的。1900 年，罗斯兼任英国皇家医学院热带病专科主任，并著有《疟疾预防》一书。1932 年 9 月 16 日，罗斯逝世于伦敦。1902 年，罗斯因发现了疟疾的病原体而荣获诺贝尔生理学和医学奖。

（2）疟疾病原体学说创建者拉夫伦　C. L. A. 拉夫伦（Charles Louis Alphonse Laveron），1845 年 6 月 18 日出生于巴黎。他家境贫寒，通过勤工助学完成了在斯特拉斯堡（Strasbourg）医学院的学业。1879 年，他作为军医在阿尔及尔军医院工作。这里是疟疾流行区，1880 年夏天，几乎全镇的人都染上了恶性疟疾，拉夫伦也未能幸免。他决心查清究竟是什么引起了疟疾发病，通过显微镜对疟疾病人血液标本的观察，他发现了各发育阶段的疟原虫形态，并提出“疟原虫是疟疾病原体”的学说，1907 年他荣获了诺贝尔生理和医学奖。1922 年 5 月 18 日，拉夫伦病逝于巴黎。他在世时把所获得的全部诺贝尔奖金连同多年的积蓄捐献出，用于非洲昏睡病等传染病的研究。

此外，还有两位科学家因为有关的研究获得了诺贝尔生理和医学奖，他们分别是：①Julius Wagner－Jauregg（奥地利），因发现利用接种疟疾原虫治疗麻痹性痴呆症，而获得 1927 年诺贝尔生理和医学奖；②保罗·赫尔曼·穆勒（Paul Hermann Müller，瑞士），因发现高效杀虫剂 DDT，而获得 1948 年诺贝尔生理和医学奖。

2. 青蒿素：中国献给世界的“神药”

2004 年 12 月 21 日世界卫生组织驻中国代表处代表在北京祝贺 Coartem（复方蒿甲醚）被世界卫生组织列入第 12 版基本药物核心目录 10 周年，以感谢中国对世界疟疾治疗的重大贡献。蒿甲醚（Artemether）是青蒿素的衍生物，复方蒿甲醚片则是蒿甲醚与苯芴醇的复方制剂。没有青蒿素，就没有 Coartem，就没有治疗抗药性恶性疟疾的特效药物。

青蒿素（Artemisinin）也称黄花蒿素，是从中药青蒿中提取的有过氧基团的倍半萜内酯药物。早在 20 世纪 60 年代越战期间，交战双方均因疟疾而大量“非战斗减员”，且大多数患者使用氯喹等传统抗疟药物治疗无效。1967 年 5 月 23 日，在毛泽东主席和周恩来总理的亲自支持下，我国组织了第一个抗疟药物开发全国大协作项目，简称

"523"项目。1971～1972年间，京、鲁、滇三地科研人员在大量筛选、验证中医抗疟方剂、中草药及民间"验方"的基础上，从黄花蒿中提取了抗疟有效成分"青蒿素"。随后，中科院上海药物所和军事医学科学院先后研制出蒿甲醚和新化学结构药物苯芴醇。从80年代中期起，国内就开始研制青蒿素衍生物及复方制剂。我国又研制成功青蒿琥酯、蒿甲醚和双氢青蒿素3个一类新药，青蒿琥酯、蒿甲醚可以口服和注射，而双氢青蒿素则用于口服制剂和栓剂中。还开展了抗疟复方的研制，研制出了复方双氢青蒿素和复方蒿甲醚。目前已上市品种有双氢青蒿素制剂、青蒿琥珀酸酯制剂、蒿甲醚制剂和复方蒿甲醚等。青蒿素类药物已成为当今世界治疗抗药性恶性疟的首选药物。此外，青蒿素类药物还具有广泛的临床应用前景，已证明可以作为血吸虫病的早期预防药物，对其他寄生虫及肿瘤也具有一定的治疗作用。因此，青蒿素被称为中国神药。

青蒿素已经被国际社会认为是中国继麻黄素之后的第二大医学贡献，其突出贡献是突破了60多年来西方学者对"抗疟药化学结构不含氮（原子）就无效"的传统医学观念，是由中国人发明的具有自主知识产权的创新性药物，被世界卫生组织誉为"是近50年来人类治疗疟疾的最大进步"。2007年，"青蒿素"与"杂交水稻"、"汉字激光照排"和"人工合成牛胰岛素"一起被评选为我国的"新四大发明"。

（二）寄生虫病防治的政治意义

1. 毛泽东主席的决心：一定要消灭血吸虫病

血吸虫病在我国流行已久，遍及南方12个省市，解放初期患病的人数约1000多万，受感染威胁的人口超过1亿人，对于人民健康和社会发展造成严重危害。1955年11月，在杭州召开的中央会议上，毛泽东主席说："共产党人的任务就是要消灭危害人民健康最大的疾病，防治血吸虫病要当作政治任务，各级党委要挂帅，要组织有关部门协作，人人动手，大搞群众运动。一定要消灭血吸虫病！"他特别强调，要发动群众，要依靠群众，要使科学技术和群众运动相结合。1956年1月23日，中央政治局讨论通过了《全国农业发展纲要（草案）》。在《农业十七条》和《全国农业发展纲要（草案）》四十条中，都把防治和基本消灭危害人民严重的疾病，首先是消灭血吸虫病，做为一项重要内容。毛主席对当时广大农民和疾病作斗争的豪情壮举非常重视，在《中国农村的社会主义高潮》一书的序言中指出"许多危害人民最严重的疾病，例如血吸虫病等，过去人们认为没有办法对付的，现在也有办法对付了。总之，群众已经看见了自己的伟大的前途"。

1956年3月3日，毛主席接到中国科学院水生动物专家秉志写给他的信：建议在消灭血吸虫病工作中，对捕获的钉螺应采用火焚的办法，才能永绝后患，土埋灭螺容易复出。毛主席看了非常高兴，当即指示卫生部徐运北同志照办。1956年，毛主席接见了在广东省从事血防工作的中山医学院教授陈心陶教授，听取了他对防治血吸虫病的意见。1957年7月7日，毛主席在上海各界人士座谈会上，又特意向有关专家询问了防治血吸虫病的情况。1958年，毛主席在安徽视察工作时，专门到省博物馆察看了防治血吸虫病的规划图，查询进展情况，促其实现。周恩来总理在1957年4月20日发布了国务院《关于消灭血吸虫病的指示》。中共中央随即于 1957 年 4 月 23 日发出了《中共中央关于保证执行国务院关于消灭血吸虫病指示的通知》。

在党中央的领导下，我国的血吸虫病防治工作全面开展。1958 年 6 月 30 日，《人民日报》报道了江西省余江县首先消灭了血吸虫病的喜讯。毛主席在看到《人民日报》的消息后，心情激动不已。于是以诗言志，欣然命笔，一挥写成《送瘟神》七律二首的不朽诗篇。

七律二首　送瘟神

（一九五八年七月一日）

读六月三十日人民日报，余江县消灭了血吸虫。浮想联翩，夜不能寐。微风拂煦，旭日临窗。遥望南天，欣然命笔。

绿水青山枉自多，华佗无奈小虫何！
千村薜荔人遗矢，万户萧疏鬼唱歌。
坐地日行八万里，巡天遥看一千河。
牛郎欲问瘟神事，一样悲欢逐逝波。

春风杨柳万千条，六亿神州尽舜尧。
红雨随心翻作浪，青山着意化为桥。
天连五岭银锄落，地动三河铁臂摇。
借问瘟君欲何往，纸船明烛照天烧。

经过 50 多年的努力，我国的血吸虫病疫情得到了有效的控制。广东省和上海市于 1985 年宣布消灭血吸虫病，随后福建、广西、浙江等省（区）宣布消灭血吸虫病，四川省和云南省分别于 2008 年宣布达到了血吸虫病疫情控制的标准。

2. 疟疾防治：中国发展外交、提升国家形象的重要手段

2006 年 11 月 4 日，中非合作论坛北京峰会在人民大会堂隆重开幕。中国国家主席胡锦涛同论坛共同主席国埃塞俄比亚总理梅莱斯等 48 个非洲国家元首、政府首脑等及国际组织代表出席开幕式。胡锦涛发表了重要讲话，并代表中国政府表示，为推动中非新型战略伙伴关系发展，促进中非在更大范围、更广领域、更高层次上的合作，中国政府将采取 8 个方面的政策措施。其中第八项措施包括为非洲援助 30 所医院，并提供 3 亿元人民币无偿援款帮助非洲防治疟疾，用于提供青蒿素药品及设立 30 个抗疟中心等内容。提供防治疟疾的技术和经费支援是中非合作的具体行动之一，具有重要的政治意义。

目前，全球约 25 亿人生活在疟区，以非洲、东南亚和拉丁美洲最为严重。每年临床病例数达 3 亿 ~5 亿人，其中非洲占 90%，是威胁非洲百姓的第一死因。美国华盛顿大学等机构开展的一项研究甚至表明，疟疾可能加速艾滋病在非洲的传播。长期以来，疟疾严重威胁着非洲百姓的生命安全，也严重阻碍了非洲国家的经济发展。非洲各国政府非常重视疟疾防治工作，国际社会也给予了高度的关注，并正在付诸积极的行动，2000 年 4 月非洲国家首脑会议通过了《阿布贾宣言》，提出到 2010 年使非洲疟疾年死亡人数减少五成。降低疟疾发病率，减轻疟疾疾病负担也已列入《联合国千年发展目标》。

2007 年 2 月 1 日，正在利比里亚进行国事访问的国家主席胡锦涛和利比里亚总统瑟利夫共同出席中国－利比里亚疟疾防治中心揭牌仪式。该中心是中国落实中非合作论坛北京峰会成果，在非援助设立的第一个疟疾防治中心。2009 年 2 月 13 日，再次访问非洲的胡锦涛主席在马里总统杜尔陪同下到卡地市出席中国—马里疟疾防治中心揭牌仪式。这是中国在非洲建立的第十三个疟疾防治中心。

中国作为当今世界上最大的发展中国家，与发展中国家最集中的非洲大陆之间建立合作共赢的新型战略伙伴关系的意义已经不仅仅局限于中非双边关系本身，而是具有更广阔的世界意义。疟疾防治中心的建立和防治疟疾的青蒿素类药品，已成为中国发展外交、提升国家形象和体现软实力的的重要手段。

3. 丝虫病的根除：新中国的伟大成就

丝虫病是严重危害人类健康的寄生虫病，是通过蚊子传播的，丝虫寄生在人体淋巴系统，急性期为反复发作的淋巴管炎、淋巴结炎和发热，慢性期为淋巴水肿和象皮肿，严重危害流行区居民的健康和经济发展。据世界卫生组织估算，全球有 11 亿人有被淋巴丝虫病感染的危险，1.2 亿人已被感染，其中大多数生活在亚洲和太平洋地区。中国曾是全球丝虫病流行最严重的国家之一，有 16 个省是丝虫病流行区，影响地区的人口达 3 亿人。建国以来，党和政府十分重视丝虫病防治，将其列入优先防治的疾病之一，开展了大规模的调查和防治工作。在疫情严重且缺乏可资借鉴防治经验的情况下，我国寄生虫病防治研究工作者，针对丝虫病传播与流行的重要环节，以丝虫病的病原与媒介生物学、流行病学特点与传播规律的研究为基础，深入现场，结合防治开展科学研究，在阻断丝虫病传播的策略和技术措施的研究中取得一系列有理论价值和实际意义的成果，经大规模推广应用，取得了十分显著的防治效果。我国阻断丝虫病传播的策略和技术措施研究的主要成果有：①确立以消灭传染源为主导的防治策略；②制定乙胺嗪群体防治的 3 种方案，特别是普服乙胺嗪药盐；③揭示防治后期丝虫病传播规律，提出阻断丝虫病传播指征；④建立纵、横向结合的主动监测系统；⑤制订我国基本消灭和消灭丝虫病的标准和技术指标，以指导全国分阶段达到阻断传播和消除丝虫病的目标。

以上研究成果在全国推广应用后，丝虫病的防治取得显著进展。1994 年，全国 864 个流行县、市均已达到基本消灭丝虫病标准。2006 年，我国向第四届全球消除淋巴丝虫病联盟大会递交了《中国消除淋巴丝虫病国家报告》，2007 年 5 月 9 日获世界卫生组织批准认可。我国防治丝虫病的策略、乙胺嗪药盐普服群体防治方案、阻断丝虫病传播的指征以及监测系统均已被世界卫生组织采纳，并写入有关的文件和技术方案。2000 年，“中国阻断淋巴丝虫病传播的策略和技术措施的研究”获得了国家科技进步一等奖。

根除淋巴丝虫病是新中国在疾病控制领域取得的一项伟大成就。我国丝虫病防治研究的成就从理论和实践上证实，在当前的技术和经济条件下，采取正确的防治策略和有效的技术措施，实现大面积消除丝虫病是完全可能的，从而促进了全球消灭淋巴丝虫病工作的开展。世界卫生组织总干事陈冯富珍说，中国的成就是全球淋巴丝虫病消除项目的里程碑，希望其他流行该病的国家学习中国的做法。世界卫生组织西太平洋地区主任尾身茂指出，中国所取得的成功“证明如果有政策和资金支持，这种疾病是可以根除的”。

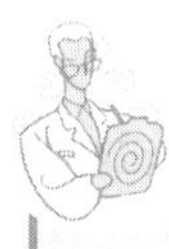

第三节　寄生虫的生物学

自19世纪中叶以来，科学家对人体常见寄生虫的形态、生活史、生态及致病性等进行系统的研究，为寄生虫学学科的形成和寄生虫病防治工作的开展奠定了基础。其中寄生现象是寄生虫学研究的核心。寄生虫与各类宿主的关系及其重要性也逐渐被其他学科的研究人员所注意及认识。随着基因组计划的实施，寄生虫也成为研究生命基本现象和规律的模式生物。

一、寄生现象

（一）有关概念

在自然界，生物之间相互作用、相互依存、相互联系，逐渐形成了暂时的或永久的生态关系，其中两种生物在一起生活的生态现象称为共生（symbiosis）。生物共生的方式有四种类型，即共栖（commensalism）、携带（phoresis）、互利共生（mutualism）和寄生（parasitism）。

1. 共栖

也称片利共生。两种能独立生存的生物生活在一起，其中一方受益，另一方不受益也不受害。例如海洋中具有背鳍吸盘的鲫鱼吸附在大型鱼类的体表，附着大鱼的游动而到处觅食，这对鲫鱼有益，而对大鱼既无益亦无害。有些自由生活的原虫，如寄生在人口腔的齿龈阿米巴，能利用口腔中细菌、食物颗粒和死亡的上皮细胞为食，既不对口腔组织造成损伤，也不被宿主伤害，这种现象实际上也是共栖关系，而不是寄生关系。

2. 携带

携带（phoresis）也称携播，一词是希腊语”to carry”的意思。在共生关系中，携带关系是指一个种小型生物被另一种大型生物（宿主）机械携带。与共栖关系不同的是，“携带”不存在生理学的相互作用，也不存在相互依赖，只是一种空间关系（spatial）。如某些原虫和细菌被黏附在家蝇的体表，被携带或扩散。

实际上，携带与共栖很难区分，因此，国内教材仍将两者合在一起，统称为共栖。

3. 互利共生

两种生物生活在一起，双方均受益。例如白蚁消化道内的鞭毛虫依靠白蚁消化道内的木屑作为食物，而鞭毛虫合成和分泌的酶能将纤维素分解成能被白蚁利用的复合物。

4. 寄生

两种生物生活在一起，其中一方受益，而另一方受害。得益的生物称为寄生物，包括微生物（microbe）和寄生虫（parasite）。寄生虫是一类动物性寄生物的总称，包括单细胞的原生动物，多细胞的环节动物、扁形动物、棘头动物、线形动物和节肢动物等。寄生虫暂时或永久性地寄生在人体或其他宿主的体内或体表，小则 2～3μm，大则 10m 以上。受害的一方称为宿主（host），为寄生物提供寄居场所和营养。寄生虫与宿主共同生活的这种关系被称为寄生关系（parasitism）。

（二）寄生关系的起源和进化

寄生关系是寄生虫和宿主在长期的共进化过程中形成的结果。寄生和互利共生都是历史上形成的生物之间在空间上和食物上的联系。寄生关系的起源有以下三条途径。

1. 由空间联系发展到食物联系

先有简单的共栖，再过渡到宿主体上，进而进到体内共栖，不同程度的共栖为发展营养联系建立基础。食物联系可能开始时只是一种对一方有利另一方无害的偏利共生。进一步发展可能出现一方依赖于另一方体液及组织成分来维持生活，即发展为寄生关系；也可能双方彼此利用代谢产物，发展为互利共生关系。

2. 通过捕食过渡到寄生

在自然界中尚保存过渡的痕迹。例如欧洲蛭纲中的平扁舌蛭（Glossiphonia complanata）是营自由生活的捕食者，能吞食完整的小无脊椎动物；黄蛭（naemopis）在吞食小动物时和平扁舌蛭一样，但对大动物的攻击和吸血是暂时性的。居住在灌木丛中的山蛭（Hameadipsa）不再采用其他营养方式，而只依赖不时吸吮宿主血液的专性、暂时性寄生生活。尺蠖鱼蛭（Piscicola geometrica）的全部生命活动均在鱼的体躯上，只在繁殖期离开宿主。

3. 偶然潜入是未来的宿生物

偶然的潜入体内，虽然寄主体内是暂时的生活地点，但对寄生物十分有利，成功为兼性寄生物。

寄生关系从上述共栖、捕食和偶然寄生三条途径产生后，可以往不同的方向演化。寄生物和宿主的协同进化，常是使有害的“负作用”减弱，甚至于演变为互利共生关系。宿主和寄生物的协同进化可能有 3 种模式：① 相互攻击性模式；② 精明寄生性模式；③ 早期互利型模式。

宿主和寄生物都进化产生互利的特征，以致能加强相互间的持续存在，这是一种由寄生向互利共生的模式发展。

二、寄生虫的种类和类别

（一）种类与命名

寄生现象在生物界中是相当普遍的，从原生动物门到脊索门，均有寄生性动物出现，包括原生动物门、扁形动物门、线性动物门、棘头动物门和节肢动物门等。

1. 寄生虫的种类

按照动物分类系统，寄生虫分别隶属于动物界的无脊椎动物的 7 个门：原生动物亚界中的肉足鞭毛门，顶复门和纤毛门，扁形动物门，线形动物门，棘头动物门和节肢动物门。习惯将单细胞的原生动物称为原虫，扁形动物、线形动物和棘头动物合称为蠕虫。人体寄生虫的种类繁多，在我国有记载的人体寄生虫虫种多达229种，其中原虫41种、线虫35种、吸虫47种、绦虫16种、其他寄生虫90种。

表11－1　常见医学寄生虫虫种

	门	纲	虫名
原虫	肉足鞭毛门	动鞭纲	杜氏利什曼原虫、阴道毛滴虫、蓝氏贾第鞭毛虫、非洲锥虫、美洲锥虫
		叶足纲	溶组织内阿米巴
	顶复门	孢子纲	疟原虫、弓形虫、隐孢子虫
	纤毛门	动基裂纲	结肠小袋纤毛虫
蠕虫	扁形动物门	吸虫纲	华支睾吸虫、布氏姜片虫、肝片吸虫、并殖吸虫、血吸虫、异形吸虫、棘口吸虫
		绦虫纲	曼氏迭宫绦虫、链状带绦虫、肥胖带绦虫、细粒棘球绦虫、多房棘球绦虫
	线形动物门	尾感器亚纲	似蚓蛔线虫（蛔虫）、蠕形住肠线虫（蛲虫）、十二指肠钩口线虫和美洲板口线虫（钩虫）、粪类圆线虫、班氏吴策线虫和马来布鲁线虫（丝虫）、广州管圆线虫、结膜吸吮线虫、棘颚口线虫、美丽筒线虫
		无尾感器亚纲	旋毛形线虫（旋毛虫）、毛首鞭形线虫（鞭虫）
	棘头动物门	后棘头虫纲	猪巨吻棘头虫
节肢动物	节肢动物门	蛛形纲	蜱、恙螨、革螨、疥螨、蠕形螨、尘螨
		昆虫纲	蚊、蝇、白蛉、蚤、虱、臭虫、蜚蠊（蟑螂）

* 肺孢子虫（Pneumocystis jiroveci）已称肺囊菌，过去认为属原虫，现证实为真菌。

1. 寄生虫的命名

根据国际动物命名法规定，寄生虫的学名采用双名制表示，即属名在前、种名在后，有的种名之后还有亚种名，种名或亚种名之后是命名者姓名和年份。学名在印刷文件上要用斜体字，例如日本血吸虫的拉丁名是 *Schistosoma japonicum* Katsurada，1904。

（二）寄生虫和宿主的类别

1. 寄生虫类别

由于寄生虫与宿主关系的历史过程的长短、相互适应程度不同，以及特定环境差异等，寄生虫可分为以下类别：

（1）专性寄生虫（obligatory parasite）　生活史各阶段或某一阶段营寄生生活。大多数人体寄生虫为专性寄生虫，如旋毛虫、血吸虫、蛔虫、猪带绦虫、疟原虫等。

（2）兼性寄生虫（facultative parasite）　成虫和幼虫既可在外界环境营自生生活并完成生活史，但如有机会侵入宿主体内也可营寄生生活，如粪类圆线虫。

（3）偶然寄生虫（accidental parasite）　因偶然机会侵入非正常宿主体内寄生的寄生虫，如某些蝇蛆进入人体消化道寄生。

(4) 机会致病寄生虫 (opportunistic parasite) 某些寄生虫，在宿主体内通常处于隐性感染状态，不表现显著致病性。当宿主免疫力低下时（如艾滋病患者、长期使用免疫抑制剂的患者等)，可出现异常增殖，致病力增强，使感染者表现明显的临床症状和体征或致死亡，这类寄生虫被称为机会致病寄生虫，例如隐孢子虫等。

(5) 体内寄生虫 (endoparasite) 寄生在宿主细胞内和组织器官内的寄生虫。大多数人体寄生虫为体内寄生虫，如日本血吸虫成虫寄生在宿主门脉－肠系膜静脉系统；蛔虫成虫寄生在宿主肠道；弓形虫寄生在宿主的有核细胞内。

(6) 体外寄生虫 (ectoparasite) 多为吸血性节肢动物。某些长期寄生在宿主体表，如虱子、疥螨等；某些只在吸血时在宿主体表作短暂停留，如蚊、臭虫、蜱等。后者也被称为暂时性寄生虫 (temporary parasite)。

2. 宿主的类别

宿主 (Host) 是能为寄生虫提供营养和场所的生物，包括人和动物。在完成生长发育的整个生活史过程中，寄生虫至少需要一个宿主。寄生虫不同发育阶段所需要的宿主可分为以下类别：

(1) 终宿主 (definitive host) 寄生虫成虫或有性生殖阶段寄生的宿主，如蛔虫的成虫寄生在人的小肠内，所以人是蛔虫的终宿主。

(2) 中间宿主 (intermediate host) 寄生虫幼虫或无性生殖阶段寄生的宿主。若有两个宿主，则按生活史的顺序分别称为第一中间宿主和第二中间宿主。例如，淡水螺为华支睾吸虫的第一中间宿主，淡水鱼为第二中间宿主。

(3) 保虫宿主 (reservoir host) 有些寄生于人体的寄生虫，也可寄生于脊椎动物，这些寄生虫在一定条件下可以传给人。从流行病学的角度看，这些动物被称为保虫宿主或储蓄宿主，例如牛、猪、鼠等动物是日本血吸虫的保虫宿主。

(4) 转续宿主 (paratenic host or transport host) 有些寄生虫的幼虫能侵入非适宜宿主，但不能继续发育，仅保持幼虫状态，当此幼虫有机会进入正常宿主体内，能继续发育为成虫。这类非适宜宿主被称为转续宿主，例如野猪可作为卫氏并殖吸虫的转续宿主。

一种寄生虫只能与某种或某些宿主建立寄生关系，这种现象称为宿主特异性 (host specificity)。例如人是阴道毛滴虫的惟一宿主；人和大多数哺乳动物是日本血吸虫的终宿主，而湖北钉螺 (Oncomelania hupensis) 是中国大陆日本血吸虫的唯一中间宿主。宿主特异性是寄生虫和宿主长期共进化形成的，与遗传有关。

三、生活史

寄生虫生活史 (life cycle) 是指寄生虫完成一代生长、发育和繁殖的整个过程，包括感染阶段侵入宿主的途径、在宿主体内移行和在正常寄生部位的定居、离开宿主机体的方式或途径以及发育过程需要的宿主种类及环境条件等。对寄生虫生活史的了解，是有效防治寄生虫病的先决条件。

（一）生活史类型和阶段

1. 类型

寄生虫的生活史类型多种多样。从与宿主的关系来看，寄生虫的生活史可分为两类：①直接型；② 间接型。

（1）直接型寄生虫　或称单宿主寄生虫。只需要一个宿主，完成生活史不需要中间宿主。例如蛔虫、钩虫、鞭虫、蛲虫等土源性线虫，溶组织内阿米巴、蓝氏贾第鞭毛虫、阴道毛滴虫等原虫均属直接发育型寄生虫，此类寄生虫分布较广泛。

（2）间接型　或称复宿主寄生虫。除终宿主外，完成生活史还需要中间宿主。例如，人和哺乳动物是日本血吸虫的终宿主、钉螺是其中间宿主；人是班氏丝虫的终宿主，库蚊是其中间宿主。间接发育型寄生虫，生活史复杂，特别受中间宿主生态的需求所限，其分布常出现明显的地方性、季节性。

2. 生活史阶段

不同的寄生虫，其生活史阶段各有不同。

（1）直接型寄生虫　只有一个宿主，其生活史阶段仅有在宿主体内的寄生阶段［包括生长、发育和繁殖（增殖）过程］，如阴道毛滴虫；或包括宿主体内寄生和在宿主体外自由生活两个阶段，如蛔虫。

（2）间接型寄生虫　一般包括终宿主体内和中间宿主体内寄生，以及短暂的宿主体外自由生活阶段，如血吸虫的生活史包括在人或哺乳动物体内的发育及有性生殖阶段、虫体在体外的发育阶段（虫卵在水中孵出毛蚴）以及在中间宿主（钉螺）体内的无性增殖阶段。

在生长发育过程中，寄生虫的形态、结构及功能不断变化，为此，可将各阶段的虫体分为不同的发育阶段（虫期），如包囊、滋养体、虫卵、幼虫、成虫等。

（二）感染阶段、侵入途径和寄生部位

1. 感染阶段

寄生虫在侵入人体或脊椎动物宿主之前，必须发育至感染阶段（infective stage），即具有在宿主体内继续生存、发育和繁殖的能力。不同种的寄生虫，其感染阶段各异，例如溶组织内阿米巴、弓形虫、蓝氏贾第鞭毛虫等原虫的感染阶段是成熟包囊，而阴道毛滴虫的感染阶段是滋养体。

2. 侵入途径

感染阶段的寄生虫能通过多种途径侵入人体，包括经口感染、皮肤感染、经血液感染、自身感染、逆行感染和经胎盘感染等，经输血也可感染某些寄生虫病如疟原虫。经口、经皮肤和通过媒介叮咬进入血液是寄生虫侵入人体最常见的途径。

（1）经口感染　许多寄生虫的感染阶段可以通过食物、饮水等进入人体，也可通过污染的手指、玩具或其物品将寄生虫的感染阶段携带入口腔后进入人体，例如蛔虫和鞭虫的虫卵、华支睾吸虫的囊蚴、阿米巴原虫和隐孢子虫的包囊等。

（2）经皮肤感染　这也是一个重要的感染方式。有的寄生虫能主动地侵入人体的

皮肤，如疥螨、钩虫幼虫和血吸虫尾蚴等。

（3）经血液感染　有些寄生虫是通过媒介昆虫的叮咬而被接种到人体血液中或组织中，例如疟原虫子孢子是在按蚊吸血时，被直接注入血液中的。

经过皮肤感染的寄生虫必须先经过皮肤，但经过血液感染的寄生虫是通过媒介昆虫的口器而直接进入血液或组织中的。

（4）自身感染　有些寄生虫可以在宿主体内引起再次感染，如猪带绦虫成虫寄生于人体的消化道时，其孕节由于肠道逆行蠕虫的结果，进入胃而被消化，虫卵由胃到达小肠后，从虫卵孵出的六钩蚴钻入肠壁，侵入血管而到达身体其他部位。

（5）逆行感染　蛲虫雌虫是在肛门周围产卵，虫卵在湿润的肛门周围孵化，幼虫可逆行进入肛门，经直肠回到小肠寄生。

（6）经胎盘感染　有此寄生虫可以经过胎盘侵入胎儿，造成先天性感染，如弓形虫。

3. 寄生部位

寄生虫感染阶段进入宿主后，有的直接到达寄生部位，如蛲虫和鞭虫的感染期虫卵经口进入人的消化道后可直接在肠内发育为成虫；有些寄生虫则需要经过体内移行最后到达寄生部位，如蛔虫的感染期虫卵经口进入人的消化道后，孵出的幼虫需要穿过肠壁并循一定的途径在体内移行，然后再返回到小肠内定居和发育为成虫。

体内寄生虫的寄生部位可大致分为消化系统（如肠道、肝和胆管等）、循环系统（如血管和淋巴管等）、神经系统、呼吸系统、皮肤与肌肉、泌尿和生殖系统、眼部和细胞内等。

（四）生殖方式

生殖方式是指寄生虫到达终宿主的寄生部位后，继续发育到成熟期，便开始繁衍子代。寄生虫的生殖方式有以下几种类型：

（1）无性生殖（asexual reproduction）　二分裂、多分裂和出芽生殖是原虫常见的生殖方式，多胚生殖或蚴体生殖是吸虫幼虫和绦虫棘球蚴的繁殖方式。

（2）有性生殖（sexual reproduction）　原虫有性生殖的方式包括接合生殖（conjugation）和配子生殖（gametogany）；雌雄虫交配，雌虫产卵或产幼虫是蠕虫和节肢动物的有性生殖方式。

（3）世代交替（alternation generation）　无性生殖和有性生殖的交替进行，称为世代交替。例如日本血吸虫成虫在终宿主体内进行有性生殖，其幼虫阶段在中间宿主钉螺体内进行无性生殖，从而完成一代生活史。

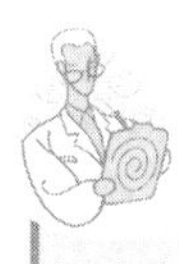

第四节 寄生虫学课程简介

一、寄生虫学

寄生虫学（parasitology）是从生物学的角度研究一类在生活中需要寄生于另一生物才能生存的动物（称寄生虫）的一门科学，包括原虫学、蠕虫学和昆虫学三个组成部分。

寄生虫学的研究对象包括寄生原虫、蠕虫、节肢动物及寄生物媒介。动物界中的环节动物门、扁形动物门、棘头动物门和线形动物门所属的各种营自由生活和寄生生活的动物，因其可借助肌肉伸缩而蠕动，习惯称这一类动物为蠕虫。狭义的蠕虫学是以寄生蠕虫为研究对象。而昆虫学研究对象实际上也包括节肢动物门内与昆虫地位相等的甲壳纲及蛛形纲等动物。

根据研究目的的不同，寄生虫学又分为动物寄生虫学或兽医寄生虫学（animal parasitology or veterinary parasitology）、植物寄生虫学（plant parasitology）、人体寄生虫学（human parasitology）或医学寄生虫学（medical parasitology）等。人体寄生虫学是一门研究与医学有关的寄生虫及其与宿主相互关系的科学，其研究内容包括医学寄生虫的生物学特性、致病性、免疫学特性，以及寄生虫病的实验诊断、流行规律与防治原则等。

二、人体寄生虫学课程

人体寄生虫学课程是病原生物学的重要组成部分，是临床医学和预防医学的一门重要的基础课程，与免疫学、病理学、生物化学、遗传学、分子生物学、流行病学及传染病学有密切的关系。

（一）课程教学

1. 本课程教学理念

传授人体寄生虫学核心知识、突出基础与临床紧密联系的学科特点、注重学生综合素质和能力的培养，为学生进行传染病学和流行病学等课程的学习打下前期基础。

2. 教学内容选择

按照教学大纲的要求，并结合我国寄生虫病防治的实际，重点讲授主要人体寄生虫的生活史、主要形态特点、致病机制、实验室诊断方法、流行与防治。本课程共56学时，理论32学时、实验24学时。长学制专业增加设计性的业余科研项目（以小组为单位进行），并完成1篇寄生虫病病例分析（英文综述）。

3. 授课对象

《人体寄生虫学》为限定选修课或必修课，面向长学制临床医学、五年制临床医学、视光学、麻醉学、影像学、口腔医学、预防医学专业等医学专业开设。此外，为医学检验本科生开设的《临床寄生虫学检验》为专业课，总学时数为72学时。

4. 教学方法和手段

采用国际上最新版《Medical Parasitology》和人卫版长学制规划教材《人体寄生虫学》进行备课，理论讲授时为全英文PPT并全英文讲解，但重点概念和单词配合中文讲解；学生使用全国规划的长学制教材《人体寄生虫学》和自编的《Textbook of Huamn Parasitology》，以互联网上的英文教学资料为参考；教学过程中，除教师讲授外，还按排以学生学习小组为单位的讨论式教学，学生通过课外阅读和查找资料，对教师指定的学习内容进行自主学习，在讨论的基础上，选出代表上讲台作英文讲解这部分内容，最后由老师对所讲内容进行点评。对于五年制专业，选用人民卫生出版社《人体寄生虫学》作为教材，采用中文授课形式，并辅以部分内容的双语教学。

实验课时，教师以中文进行指导，重要概念和单词配合英文讲解，学生用英文或中文完成实验报告。要求学生掌握常见人体寄生虫形态特征，并能在显微镜下正确辨认。

5. 考核（考试）方法

考试分理论课和实验课考试，各占80%和20%分；理论考试为闭卷考，实验考试为标本考试（20个标本），长学制同学要求全英文答卷。

（二）如何学习

寄生虫病仍然是我国的常见病和多发病。因此，作为一名医学生应该重视《人体寄生虫学》这门课程的学习，以便为今后的工作打下坚实的基础。学好本课程的基本要求是：

1. 掌握人体寄生虫学的基本理论

包括人体寄生虫的生活史、致病和诊断阶段的形态特征、致病性和免疫学特性等基本知识和相关概念。在学习的过程中，应以生活史为主线条，将各个知识点连接起来，科学地归纳总结。

2. 掌握寄生虫病检验的实验技能

认真做好每项实验，掌握常见人体寄生虫病病原学的诊断技术，能正确辨认常见寄生虫虫卵或虫体标本。

3. 熟悉有关寄生虫病的流行病学知识

熟悉标本采集和制作、常用染色技术、显微镜的使用、操作规范和质量控制等实验技术。

了解常规寄生虫病免疫学检测方法敏感性、特异性，正确评价其优缺点，以及最适应用范围和临床意义。

参考教材和网络资源

1. 参考教材

（1）詹希美．人体寄生虫学．北京：人民卫生出版社，2006.

（2）汪世平，叶嗣颖．Textbook of Medical Microbiology and Parasitology. 北京：科学出版社，2005.

（3）吴忠道．临床寄生虫学检验．2 版．北京：中国医药科技出版社，2010.

（4）Burton J.，Bogitsh，et al. Human Parasitology. Third Edition. Elsvier Academic Press，2005.

（5）David T. John. Willian A. Petri. Jr. Medical Parasitology. Ninth Edition. Elsvier Academic Press，2007.

2. 网络资源

（1）中山大学《人体寄生虫学》精品课程网站：http：//202. 116. 65. 193/jinpinkc/jishengchong/

（2）《人体寄生虫学》双语教学现场录像：http：//res. sysu. edu. cn/resource/main/source_search. jsp？source_ title = 寄生虫

（3）人体寄生虫学双语教学资源网站：http：//202. 116. 102. 10/biology/news/home. aspx

（4）The Parasitology Images List：http：//www. life. sci. qut. edu. au/LIFESCI/darben/paramast. htm

（5）CDC Division of Parasitic diseases：http：//www. cdc. gov/ncidod/dpd/search/default. htm

（6）Microbiology online：http：//www. msu. edu/course/zol/316/help. htm

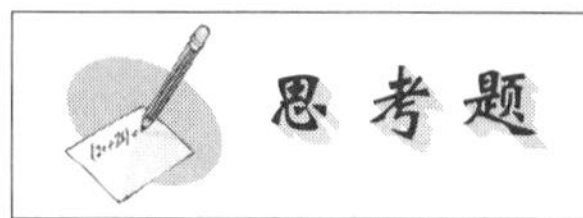

思考题

1. 为什么要学习和掌握人体寄生虫学知识？
2. 为什么寄生虫病既是人类古老的疾病，又是现代社会不容忽视的疾病？
3. 什么是寄生关系？阐明寄生关系对于疾病防治有什么意义？

（吴忠道）

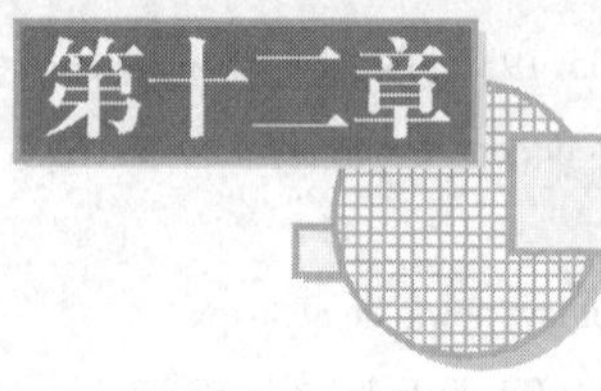

第十二章 医学遗传学

医学遗传学（medical genetics ）是应用遗传学的理论与方法研究遗传因素在疾病的发生、流行、诊断、预防、治疗和遗传咨询等中的作用机制及其规律的遗传学分支学科，也被称为人类遗传学。医学遗传学不仅与生物学、生物化学、病原生物学与免疫学、病理学、药理学、组织胚胎学等基础医学学科关系密切，而且已渗入各临床学科之中。因此，医学遗传学是与临床医学紧密联系的桥梁课程。

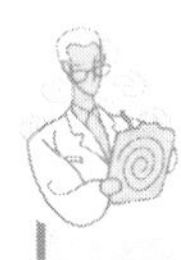

第一节　医学遗传学发展史中的几个重要事件简介

一、孟德尔的分离定律和自由组合定律

19 世纪奥地利的僧侣孟德尔（Mendel）选用了 22 个豌豆品种，按种子是圆的还是皱的，茎是高的还是矮的，颜色是黄的还是绿的等外观特征。把豌豆分成了 7 对相对的性状。然后，按一对相对性状和两对相对性状，分别进行了杂交实验。

在一对相对性状的杂交实验中，孟德尔通过人工授粉使高茎豌豆与矮茎豌豆进行杂交。子 1 代全是高茎的。他又通过自花授粉（自交）使子 1 代杂种产生后代，结果子 2 代的豌豆有 3/4 是高茎的，1/4 是矮茎的，比例为 3∶1。孟德尔对所选的其他 6 对相对性状，也分别进行了上述的实验，同样获得性状分离 3∶1 的结果。孟德尔认为，高茎豌豆的茎所以是高的，是因为受一对高茎的遗传因子（DD）来控制。同样，矮茎豌豆的矮茎受一对矮茎遗传因子（dd）来控制。高茎豌豆和矮茎豌豆杂交后，子 1 代的遗传因子是 Dd。因为 D 为显性因子，d 为隐性因子，故子 1 代都表现为高茎。子 1 代自交后，雌雄配子的 D、d 是随机组合的，因此子 1 代在理论上应有大体相同数量的 4 种结合类型：DD，Dd，dD，dd。由于显性隐性关系，于是形成了高、矮 3∶1 的比例。根据上述实验结果，孟德尔提出了生物遗传性状的分离规律：遗传性状是由成对的遗传因子决定的。在生殖细胞形成时，成对的遗传因子彼此分开，分别进入到两个生殖细胞中。

孟德尔又用外形具有圆与皱、黄与绿两对相对性状的豌豆做了杂交实验，结果发现，黄圆种子的豌豆同绿皱种子的豌豆杂交后，子 1 代都是黄圆种子；子 1 代自花授粉所生的子 2 代，出现 4 种类型种子。在 556 粒种子里，黄圆、绿圆、黄皱、绿皱种子之间的比例是 9∶3∶3∶1。如果假设决定豌豆呈黄圆性状的因子为 YY 和 RR，绿皱性状的因子为 yy 和 rr。两种配子杂交后，子 1 代为 YyRr，由于 Y、R 为显性，y、r 为隐性，故子 1 代都表现为黄圆的。自交后它们的子 2 代就将有 16 个个体，9 种因子类型。因有显性、隐性关系，外表上看有 4 种类型：黄圆、绿圆、黄皱、绿皱，其比例为 9∶3∶3∶1。根据这个实验结果孟德尔发现，植物在杂交中不同遗传因子的组合，遵从自由组合规律：在生殖细胞形成的过程中，不同对的遗传因子可以进行自由组合。

虽然孟德尔在 1865 年发表的《植物杂交实验》一文中揭示了生物遗传性状的分离和自由组合规律，这是科学意义上的遗传学诞生的标志。然而这项重大的成果被冷落了 35 年，直到 1900 年其重要价值才被 de Vries H.，Correns Tschermak E 重新发现和证实，并总结成孟德尔第一定律（分离定律）和孟德尔第二定律（自由组合定律）。随后，这两大定律被应用于解释一些人类疾病的遗传现象。例如：在临床上，我们常常碰到表型正常的一对夫妇生育了白化病Ⅰ型的患儿。这样的夫妇往往会问："我孩子患的白化病是不是遗传病？如果是遗传病，是谁把异常基因遗传给了孩子？我们夫妇可都是正常人。"用孟德尔的分离率就可以很好地进行解释。白化病Ⅰ型是一种常染色体的隐性遗传病。患者的父母是表型正常、但是携带了异常基因的杂合子，其基因型为：Aa。A代表正常的等位基因，呈显性遗传；a代表致病的等位基因，呈隐性遗传。在生殖细胞形成的过程中，Aa彼此分离，分别进入到两个生殖细胞中。受精后，形成的个体所具有的基因型分别是：AA、Aa、aA和aa。由于白化病Ⅰ型是一种常染色体的隐性遗传病，故具有AA、Aa、aA基因型的个体表型正常，而具有aa基因型的个体表型异常，为白化病Ⅰ型的患者，比例为3∶1。再如：一个多指的男性患者（杂合子）与一个表型正常的女性结婚后，生出了一个患有多指及白化病Ⅰ型的孩子。如果仅考虑多指一种疾病，由于该病是一种常染色体的显性遗传病，则其后代有50%的概率是患者。此外，这个男孩的父亲母亲都是白化病Ⅰ型的携带者。他们虽然表型正常，但带有异常的致病基因。如果仅考虑白化病Ⅰ型一种疾病，由于该病是一种常染色体的隐性遗传病，则其后代有25%的概率是患者。但这个家系中存在两种单基因遗传病，多数情况下其遗传方式受孟德尔第二定律（自由组合定律）的制约，在生殖细胞形成的过程中，不同对的遗传因子可以进行自由组合。在这个家系的后代中，手指正常，但患有白化病Ⅰ型的概率是：$1/2\times1/4=1/8$；既患多指，又患有白化病Ⅰ型的概率是：$1/2\times1/4=1/8$；手指正常，无白化病Ⅰ型表型的概率是：$1/2\times3/4=3/8$；多指，但无白化病Ⅰ型表型的概率是：$1/2\times3/4=3/8$。

二、连锁与互换定律

1910年左右，美国哥伦比亚大学的摩尔根及其学生用果蝇进行大量的杂交实验，除证实了分离律与自由组合律外，还发现了连锁与交换规律。位于同一条染色体上紧密相邻的等位基因，彼此间是连锁的。在生殖细胞形成的减数分裂期间作为一个整体遗传给子代，这就是连锁定律。但连锁不是绝对的，在减数分裂期间同源染色体上的各对等位基因之间，可以发生互换和重组，这就是交换定律。例如：呈X连锁隐性遗传的甲型血友病和红绿色盲的致病基因均位于X染色体上，彼此间连锁。一个患红绿色盲的男性与一个表型正常的女性结婚后，生出一个女儿是红绿色盲，一个儿子是甲型血友病的患者。这对夫妇是否会生出既患红绿色盲又患甲型血友病的男孩？根据上述资料我们知道，这对夫妇中的男方是一个带有红绿色盲致病基因的半合子。而女方则是既带有红绿色盲致病基因，又带有甲型血友病致病基因的杂合子。从其所生儿子是甲型血友病患者的信息，我们知道该女性所带有的红绿色盲致病基因及甲型血友病致病基因分别位于两条不同的X染色体上。换句话说，它们位于一对X同源染色体上。根据连锁与交换定律，在生殖细胞形成的减数分裂期间这对同源染色体上的红绿色盲致病基因及甲型血友病致病基因可以发生交换和重组，它们之间的重组率是10%。交换和重组发生后，所形成一条X染色体上既带有红绿色盲致病基因又带有甲型血友病致病基因的卵子的概率是5%。因此，这对夫妇会生出既患红绿色盲又患甲型血友病男孩的概率是5%。

三、对人体体细胞染色体数目的认识

1923年，美国遗传学权威、得克萨斯大学校长Paint提出人体体细胞的染色体数目为2n=48。这后来曾作为一条定论充斥于各种教科书和百科全书。20世纪50年代初，美籍华裔科学家徐道觉（Hsu TC，1917～2003）年成功地将低渗透液技术运用到人体染色体的研究上，使染色体得以很好地展开，不发生重叠，得到清晰的图像。他首先观察到人体体细胞的染色体数目为46，但遗憾的是徐道觉始终没有报道这一重要的发现。直到1956年美籍华裔学者蒋有兴（Tjio JH）和Levan通过观察人胎肺组织培养细胞，证实、并首先报道了人类体细胞染色体是2n=46条而不是48条，蒋有兴因此荣获了美国肯尼迪国际奖。在此研究成果的基础上，人类细胞遗传学得到迅猛发展。

1866年英国医生Langdon Down首先对Down综合征（Down syndrome）进行了临床描述。1959年法国Lejeune证实了Down syndrome由一条额外的21号染色体所引起。患者的染色体核型为：47，XX（XY），+21。1960年Edwars等报道了Edwars综合征（Edwars syndrome）的病例。1961年，Patau证实Edwars syndrome患者的染色体核型为：47，XX（XY），+18。1960年Patau首先报道了Patau综合征（Patau syndrome），其核型为：47，XX（XY），+13。1942年，Klinefelter首先对Klinefelter综合征进行了临床报道。1959年，Jacob和Strong发现Klinefelter综合征患者的染色体核型为：47，XXY。1938年，Turner首先描述了Turner综合征。但直到1959年Ford等才证实Turner综合征患者的染色体核型为：45，X。在上述染色体病中，Down综合征的发病率约为1/1000。临床上主要表现为生长发育迟缓、不同程度的智力低下、头面部特征、40%病人有先天性心脏病。该病分为三个遗传学类型：①21三体型（Trisomy 21）：由一条额外的21号染色体所引起，其核型为：47，XX（XY），+21。约占全部患者的92.5%。再发风险率为：1%～2%。②易位型（Translocation Down syndrome）：约占全部患者的5%，由D/G及G/G组染色体易位所引起。例1：14/21易位，患者的染色体核型为：46，XX（XY），-14，+t（14q21q）。如果父母一方为平衡易位的携带者45，XX（XY），-14，-21，+t（14q21q）（q11q11），另一方正常，则所生子女（活婴）中约有1/3正常、1/3为平衡易位的携带者、1/3为易位型唐氏综合征患者。例2：21/21易位，患者的染色体核型为：46，XX（XY），-21，+t（21q21q）。如果父母一方为平衡易位的携带者45，XX（XY），-21，-21，+t（21q21q）（q11q11），另一方正常，则所生全部子女（活婴）为易位型唐氏综合征患者。③镶嵌型（Mosaicism）：患者的染色体核型为：46，XX（XY）/47，XX（XY），+21。其主要病因为受精卵在早期卵裂过程中第21号染色体发生不分离。约占全部患者的2.5%。

由于先进的分子细胞遗传学技术的应用，更多的染色体畸变引起的疾病不断被发现和报道。然而徐道觉利用低渗液处理染色体标本是人类细胞遗传学和脊椎动物细胞遗传学得以发展的一个重要转折，是染色体研究中不可缺少的一个环节，其功不可没。

四、DNA 及 DNA 双螺旋的发现及 DNA 实验技术的发展

1869 年，Miescher 首先分离了 DNA。1944 年，Griffith 和 Avery 用肺炎双球菌转化实验证明了 DNA 是遗传物质。1953 年 Watson 和 Crick 用 X 衍射等技术研究了 DNA 的分子结构，提出了 DNA 的双螺旋模型，使人们认识了遗传物质的化学本质。9 年后，Watson、Crick 与 Wilkins 分享了 1962 年的诺贝尔医学奖。20 世纪 70 年代，限制性内切酶的使用使研究者首次能够对 DNA 进行可控的操作。同时发现了 DNA 分子中存在限制性内切酶酶切片段多态性 。1978 年 Y W Kan（简悦威）运用限制性核酸内切酶酶切片段多态性分析的方法成功地进行了镰状细胞贫血的产前基因诊断。80 年代 Mullis 等建立了聚合酶链反应（PCR）技术，能在体外实现 DNA 分子的快速扩增，从而使某些疾病的 DNA 检测成为临床的常规工作。随后，基因芯片、微阵列比较基因组杂交、飞行时间质谱、高通量 DNA 测序等技术迅猛发展。

五、人类基因组计划促进医学遗传学的迅速发展

人类基因组计划是美国科学家于 1985 年讨论，1986 年 Renato Dulbecco 在 Science 杂志上发表一篇短文率先提出，并着手组织。该计划于 1990 年正式启动，拟用 15 年的时间完成人体 23 对染色体由 3×10^9 核苷酸组成的全部 DNA 序列测定。随后，英、德、法、日相继加入。1999 年我国正式加入，成为其中惟一的发展中国家。人类基因组计划的最终目标：旨在测定人类基因组 30 亿个碱基对的精确序列，注释发现所有人类基因及其他功能因子并确定其在基因组中的位置。2001 年公布了人类基因组图谱及初步分析结果。其研究内容还包括创建计算机分析管理系统，检验相关的伦理、法律及社会问题，进而通过转录物组学和蛋白质组学等相关技术对基因表达谱、基因突变进行分析，可获得与疾病相关基因的信息。

六、人类单体型计划促进医学遗传学的迅速发展

国际人类单体型图计划是一个由日本、英国、加拿大、中国、尼日利亚、美国的科学家和资助机构参与完成的合作项目。旨在确定和编目人类遗传的相似性和差异性。利用 HapMap 获得的信息，研究人员将能够发现与人类健康、疾病以及对药物和环境因子的个体反应差异相关的基因。所产生的全部数据将免费向公众开放。至 2005 年 2 月止，已接近完成第一张含有 1 百万个遗传标记的人类单体型的框架图。2005 年 10 月宣布人类单体型图计划完成。目前人类单体型图 3 期的数据已公布。

七、医学遗传学的分支

由于医学遗传学的迅猛发展，需要在更专业及更精细的范围内进行研究，于是促进了学科的分支。这些分支包括：细胞遗传学、生化遗传学、分子遗传学、群体遗传学、药物遗传学、免疫遗传学、遗传毒理学、体细胞遗传学、发育遗传学、行为遗传学、肿瘤遗传学、临床遗传学、遗传流行病学、辐射遗传学、基因组学、药物基因组学等。

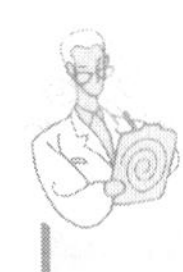

第二节　医学遗传学的研究内容、研究方法及其在医学中的地位

一、医学遗传学的课程（研究）内容

（1）基础知识　遗传病的定义、遗传病的特点、再发风险，遗传因素对疾病发生的作用类型。

（2）遗传的细胞基础　染色质与染色体的组成、结构；细胞有丝分裂与减数分裂的异同点。

（3）遗传的分子基础　DNA 的化学组成和分子结构；基因的基本分子结构；生物基因组序列的多样性；基因突变遗传印记概念。

（4）单基因病　显性基因、隐性基因；常染色体显性遗传（AD）（包括完全显性、不完全显性、共显性、不规则显性、延迟显性）、常染色体隐性遗传（AR）、X 连锁显性遗传（XD）、X 连锁隐性遗传（XR）、Y 连锁遗传常见的婚配型及其系谱特征；限性遗传、从性遗传，半合子、遗传异质性。

（5）线粒体遗传病　线粒体 DNA 的结构特征和遗传学特征；常见的线粒体相关的遗传病；线粒体的起源及其线粒体在研究人类进化上的作用。

（6）多基因遗传病　数量性状、多基因病遗传的特点；多基因遗传病复发风险估计

（7）染色体病　人类染色体的结构形态、类型和数目；三倍体形成机制；非整倍体形成机制；常见染色体结构畸变类型；21 三体综合征的主要临床表现、核型及分型、各型的形成机制及再发风险；Klinefelter 综合征和 Turner 综合征的核型；高分辨显带及 C 显带的概念；常见染色体结构畸变类型的描述；13 三体综合征；18 三体综合征；脆性 X 染色体综合征。

（8）群体遗传学　群体、基因库、基因频率、基因型频率、表现型频率、杂合子频率等基本概念；遗传平衡定律；突变率、适合度、选择系数、突变压力、平衡多态性、遗传负荷、遗传漂变、迁移概念等概念；近交系数的概念，常染色体基因及 X 连锁基因的近交系数和群体平均近交系数的计算，遗传平衡定律的应用；选择对显性基因、隐性基因和 X 连锁基因的作用，选择压力的改变对遗传平衡的影响；突变对遗传平衡的影响；遗传漂变及迁移对基因频率的影响，突变频率的计算；近亲婚配的危害。

（9）生化遗传学　地中海贫血的概念。地中海贫血的分类。α 地中海贫血临床分型及基因型。α 地中海贫血的分子基础（常见基因缺失型和点突变类型）；β 地中海贫血临床分类及基因型。甲型血友病、乙型血友病主要分子发病机制及遗传方式。遗传

性酶病的概念，遗传性酶病与分子病的区别；酶活性降低的原因及一般机制。粘多糖贮积症、半乳糖血症、糖原贮积症（von Gierke 病）、苯丙酮尿症、自毁容貌综合征等常见代谢病的主要发病机制。

（10）人类基因组及人类基因组计划　基因、基因组、基因组的进化、基因组学、罕见变异、常见变异、单体型和连锁不平衡等概念，遗传标记的分类以及标记的意义，人类基因组计划研究内容及其策略。

（11）基因定位与基因克隆　应用连锁和关联分析法进行基因定位的原理、定位克隆、功能克隆。

（12）遗传病的诊断　遗传病临床诊断和生化检查方法、细胞遗传学检查的方法、基因诊断的原理、方法和应用。

（13）遗传病的治疗　遗传病的治疗原则，遗传病基因治疗的基本概念，基因治疗的策略及转基因治疗的技术；基因治疗的临床应用，转基因治疗的问题与风险性。

（14）遗传病的预防　遗传咨询的临床基础及主要步骤；产前诊断的方法及有关技术，在遗传病再发风险率评估的应用；遗传与优生。

二、医学遗传学的研究方法

综合应用细胞遗传学、分子遗传学、遗传统计学、分子生物学、生物化学、生理学、病理生理学等学科的技术、方法和手段。

三、医学遗传学在医学中的地位

医学遗传学是医学与遗传学相结合的一门边缘学科，研究人类遗传性疾病发病原因、发病机制、传递规律以及诊断、治疗与预防。随着人类基因组计划的顺利完成以及人们对于疾病发生机制认识的不断提高，“医学遗传学”已成为生命科学的前沿学科之一，是21世纪的医学教育的重要基础课，被称为现代医学的五大支柱课程之一。本课程是医学生的一门重要的专业基础课程，它不仅与生物学、生物化学、微生物及免疫学、病理学、药理学、组织胚胎学、卫生学等基础医学密切有关，而且已经渗入各临床学科之中，因此它对医学各专业的学习起着承上启下的重要作用。同时在法医学和预防医学领域也起着极为重要的作用。

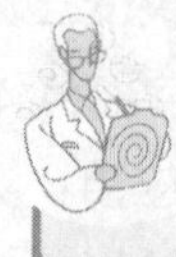

第三节　医学遗传学课程教学

一、授课对象、教学安排及考试要求

（1）授课对象　五年制、七年制及八年制临床医学、口腔专业、麻醉专业、检验等医学相关专业的本科生。

（2）教学安排　五年制医学遗传学教学安排在第三学年第一学期；七年制安排在第三学年第二学期；八年制安排在第四学年第二学期。

（3）考试采取完全闭卷笔试。

二、教学方法及教学手段

（1）教学方法　36 学时理论授课。对不同学制的授课对象使用不同的教材及不同的教学方法。五年制学生使用卫生部五年制规划教材，采用中文教学；七年制使用卫生部七年制教材，采用双语教学；八年制使用原版英文教材，采用全英文教学。

（2）教学手段　采用多媒体。

三、学习方法

好的学习方法可以达到事半功倍的效果。我们主张学生采用主动学习的方式。根据自己已掌握的各种知识提出有关医学遗传学的问题，带着问题进行学习，然后用学习所获得的知识解释和解决你所提出的问题。我们主张学生联系临床实践来学习医学遗传学。带着临床上碰到的医学遗传学的问题进行学习，然后用学习所获得的知识解释和解决临床上碰到的问题。我们主张学生采用互相讨论的方式进行学习，可以仿真地设计科研方案和遗传病的预防方案，从而培养学生的创新性能力。

参考教材和网络资源

1. 参考教材

（1）左伋．医学遗传学．北京：人民卫生出版社，2008.

（2）李璞．医学遗传学．北京：北京大学出版社，2004.

（3）陈竺．医学遗传学．北京：人民卫生出版社，2005.

（4）夏家辉．医学遗传学．北京：人民卫生出版社，2004.

（5）Peter Tumpenny，Sian Ellard. Emery's Elements of Medical Genetics. 13th. Lodon：Churchill Livingstone，2007.

（6）Jorde LB.，Carey，White RL. Medical Genetics. 3nd，St. Louis：Mosby Publishers，2000.

（7）Thomas D.，M. D. Gelehrter，Francis S. Collins，David Ginsburg Principles of Medical Genetics. Lodon：Elesewier. 2007.

（8）Collins PS，Green ED，Guttmacher AE，et al. A vision for the future of genomics research. Nature，2003，422：835－847.

（9）International Human Genome Sequencing Consortium. Finishing the euchromatic sequence of human genome. Nature，2004，431：931－945.

（10）International HapMap Consortium＊ A second generation human haplotype map of over 3. 1 million SNPs. Nature，2007，449：851－862.

2. 网络资源

中国遗传网：http：//www. chinagene. cn/CN/volumn/index. htm

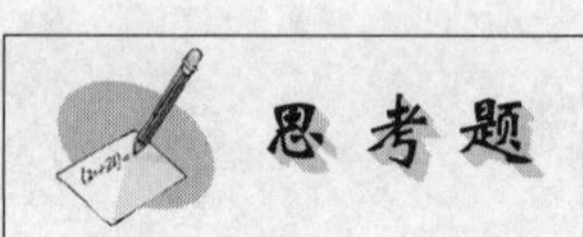

1. 人类基因组计划的完成将会对医学遗传学的发展产生哪些重大影响？
2. 通过本章的学习，你准备怎样进行《医学遗传学》的学习？

（蒋玮莹）

第十三章 药理学

药理学（pharmacology）是研究药物与机体（含病原体）相互作用及作用规律的学科，主要内容包括药物效应动力学（pharmacodynamics，药效学）和药物代谢动力学（pharmacokinetics，药动学）。药理学作为联系基础医学与临床医学与药学的桥梁课程，是医学专业主干课程之一。通过本课程的学习，掌握合理用药的基本理论和基础知识，为临床课程的学习及毕业后的临床实践打下基础。

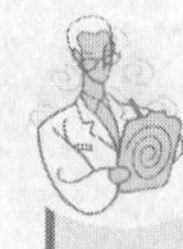

第一节 基本概念和药物的作用规律

一、药理学及相关的基本概念

药理学是由希腊字 Pharmakon 和 Lo－gia 两字合并而成，前者是指药物或毒物，而后者是研究之意。

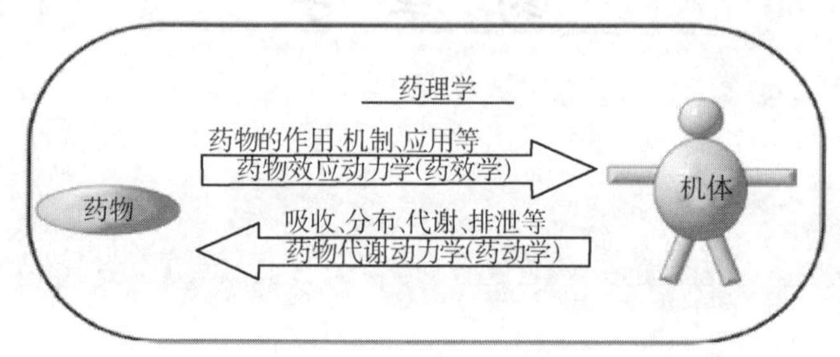

图 13－1 药理学研究内容

药物（drug）是人类与疾病作斗争的重要武器，是用于治疗、预防和诊断疾病或计划生育等的化学物质，这些物质能影响机体（包括病原体）的生理机能及生化过程，并对用药者产生有益的效果。因此，药理学是为临床合理用药、防治疾病提供基本理论、基本知识和科学的思维方法的医学基础学科，也是中介医学和药学、基础医学和临床医学的一门桥梁课程。

每种药物都有通用名（generic name）、化学名和商品名或商标名（trade name）三个名字。通用名是由各国政府规定的、国家药典或药品标准采用的法定药物名，是每种药物唯一的名称。通用名的命名不能暗示该药物的疗效。中文通用名大多系英文通用名的音译，且以四字居多，现在使用的简体中文通用名均收录在由中华人民共和国国家药典委员会编纂的《中国药品通用名称》中，该文件规定中文药物通用名，具有法律效力。化学名表征着药物分子的结构。商品名是药品生产厂商为树立品牌形象而编制的，具有类似商标的性质，也是药物合法的名称，但不是惟一名称。如非甾体抗炎药对乙酰氨基酚的商品名有泰诺林、百服咛、必理通等很多个。2007 年卫生部下发的《处方管理办法》规定，医生开处方只写药品通用名（通用名处方），为遏制“一药多名”而导致的混淆或商业贿赂，也方便患者凭处方去药店选购药品。

药盒上都会包含 10 个信息。作为药品消费者首先要特别关注的就是以下 6 个方面的内容：药品通用名、适应证、有效期、用法用量、批准文号以及某些药物的专用标志。另外，药品的生产厂家、药物成分、存放方法和不良反应这 4 个信息也应该加以留意（图 13-2）。

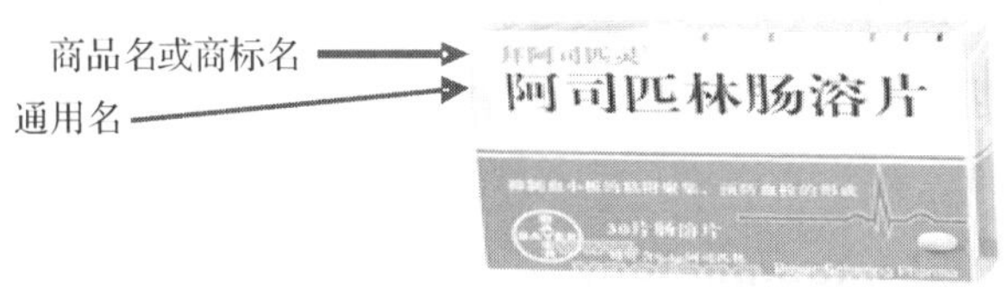

图 13-2　药盒上的通用名和商品名或商标名

药物必须首先经过大量的、极其严格的药理学研究，因为药物主要来源于自然界的天然产物、用化学方法制备的合成化合物和用生物工程技术获得的产品等。药物与毒物（poison）之间是没有明显界限的，但它们的剂量范围不同。毒物是在较小剂量对机体产生毒害作用，损害机体健康的化学物质。世界上没有绝对有毒和绝对无毒的物质。就是人们赖以生存的氧和水，如果超过正常需要进入体内，如输入纯氧过多或输液过量过快时，即会发生氧中毒或水中毒。食盐是人类不可缺少的物质，如果一次摄入 60g 左右也会导致体内电解质紊乱而发病。如一次摄入 200g 以上，即可因电解质严重紊乱而死亡。反之，一般认为毒性很强的毒物，如砒霜、汞化物、蛇毒、乌头、雷公藤等也是临床上常用的药物。由此可见，药物的作用具有两重性，既有治疗作用，同时也有不良反应，因而有"是药三分毒"之说。

二、处方药与非处方药的区别

处方药（prescription drug）是药理作用大、治疗较重病症、容易产生不良反应的各类药品，它是解除疾病的临床用药的主体，必须在医务人员指导下，凭执业医师签发的处方，并在医师的监护下购买使用。处方药通常都具有一定的毒性及其他潜在的影响，用药方法和时间都有特殊要求，必须在医生指导下使用。

非处方药（over the counter，OTC）是方便消费者自我保健，用于快速、有效地缓解轻微病症的药品，不需要凭医生处方，可自行判断、在药店随意购买和自行使用。列入 OTC 的药物，一般都经过了较长时间的全面考察，具有疗效确切、使用方便、毒副作用小、方便贮存等优点。OTC 又分甲乙两类，红底白字的是甲类，绿底白字的是乙类。虽然甲乙两类都可以在药店购买，但乙类非处方药安全性更高。乙类非处方药除了可以在药店出售外，还可以在超市、宾馆、百货商店等处销售。OTC 的标签与说明书要十分详尽，文字简明扼要，通俗易懂，便于病人根据自身症状作出自我判断，然后按照说明书进行自我治疗。OTC 是随着社会发展，人民文化水平和用药知识的提高而诞生，所以要遵循见病吃药、对症吃药、明白吃药、依法（用法、用量）吃药。

目前世界 OTC 的主要类别有以下 6 种：解热镇痛药、镇咳抗感冒药、消化系统药、皮肤病用药、滋补药、维生素、微量元素及添加剂。而下列几类药物可能经转换后上市成为 OTC：止喘药，口服避孕药，肌肉松弛药，心血管药（不包括钙拮抗剂）和抗感染药。1999 年，我国卫生部、国家食品药品监督管理局颁布的第一批《国家非处方药目录》共分上下两篇，上篇收载西药，共 23 类 165 个品种；下篇收载中成药 160 个品种。其中，感冒、呼吸道药品 83 种，占非处方药的 33%；解热镇痛药 43 种，占非处方药的 17%；维生素和钙制剂 71 种，占非处方药的 26%。目前为止，我国 OTC 品种已发展到约 2200 种。

处方药与非处方药，只是职责不同，并无疗效“好”与“差”的区别。如解热镇痛药布洛芬，作为处方药时，主要用于治疗类风湿性关节炎、脊柱炎、腱鞘炎等，最大剂量日服 2400mg，可长期服用；而作为非处方药时，却主要用于治疗头痛、肌肉痛、痛经等症，最大剂量日服 1200mg，只能短期服用。

西方发达国家对药物实行处方药和非处方药已经 20 多年，且制度已经非常完善。仅美国非处方药就高达 3.5 万余种，出现疾病用非处方药治疗的人数比找医生治疗者多 4 倍，而且高达 92% 的病人对非处方药疗效满意。大病到医院找医生，小病到药店购药治疗。2000 年 1 月 1 日，我国《处方药与非处方药》的规定正式施行，从而使 OTC 进入百姓的日常生活，由于尚在起步阶段，而且大众对药物和用药知识的了解缺乏，尤其需要医药工作者大力宣传，提高全民的药物和用药知识。

三、药理学的主要研究内容

（一）药物效应动力学

药物效应动力学是研究药物的效应及其作用机制，以及药物剂量与效应之间的关系的规律的科学。其阐明药物对机体（包括病原体）的作用（action）和作用机制（mechanism of action）、主要临床应用（clinical uses）或适应证（indication）、不良反应（adverse reaction）和禁忌证（contraindication）等，尤其是药物效应随药物剂量（血药浓度）而变化的规律，即量效关系（dose-effect relationship）。

1. 不良反应

是指与用药目的不相符合，并可给病人带来不适或痛苦的反应。不良反应多数为药物效应的延伸，一般是可以预知的，但不一定可避免。少数较严重的不良反应较难恢复，如药源性疾病。各种不良反应参见表 13－1。

表 13－1　各种不良反应的特点和实例

类别	特点	实例
副作用	与治疗目的无关的作用；是因为药物作用的选择性低，涉及多个效应器官；轻微、可恢复、可预知、难以避免	阿托品治疗胃肠平滑肌痉挛所致腹部绞痛时，口干、心悸、便秘等为副作用
毒性反应	剂量过大、时间过长引起药物蓄积；包括急性和慢性毒性。前者多损害循环、呼吸及神经系统的功能，甚至危及生命；而后者则大多损害肝、肾、骨髓及内分泌功能；较严重、可预知、可避免	致癌、致畸胎及致突变的三致作用属于慢性毒性
后遗效应	停药，阈浓度以下残存的生物效应	服安定催眠后第二天出现乏力、困倦

续表

类别	特点	实例
停药反应	停药后原有疾病加剧；严重，应逐步减量	降压药可乐定停药后血压剧烈回升
变态反应	与药物原有效应无关，也与剂量无关；从轻微的皮疹、药热到造血系统抑制，肝、肾功能损害，甚至休克等。致敏物质可能是药物本身及其代谢产物，也可能为药物中的杂质	青霉素过敏
特异质反应	遗传性生化缺陷	还原型谷胱甘肽缺乏者使用磺胺溶血

不良反应与药物浓度的关系参见图 13－3。从图中可知，药物治疗的关键就在于使用部位药物浓度维持在最低有效浓度以上和最低中毒浓度以下。

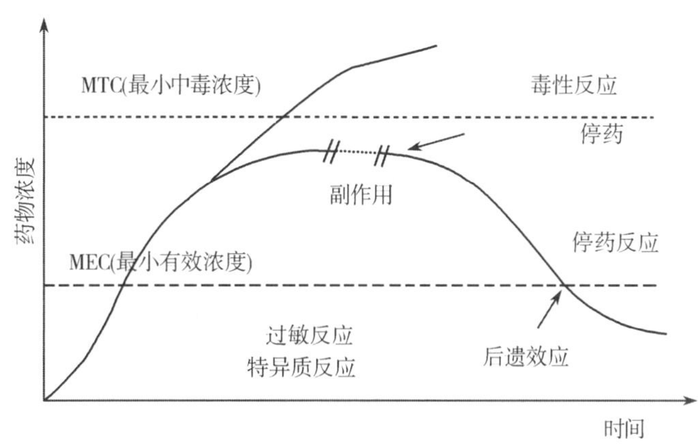

图 13－3　不良反应与药物浓度关系示意图

·········· 代表连续给药维持期间

2. 药物剂量与效应关系（量效关系）

任何一种药物都有一个主要药效，如地西泮主要药效为镇静，芬太尼为镇痛。通过药效学研究，明确药物的作用强度和特点。

在一定范围内药物的药理作用随着药物剂量或浓度的增加而增加，但这种药物的剂量与效应关系是有限制的。当给药后，血药浓度随给药次数增多而缓慢上升，当升至最大效应时，如果再增加用药的剂量，则效应不变，参见图 13－4。因此，当药物的血药浓度已到达最大效应，就没必要再无限制地增加药量。否则，不仅疗效不会增加，反而会产生毒副反应。此外，从开始用药到达到最佳血药浓度，常需多次给药逐步累积，任意增加给药次数或改变给药方案，都会扰乱或破坏药物在体内的代谢过程和效应的发挥，给治疗带来不利的影响。在治疗中，为避免药物剂量过大而引起不良反应增多，剂量不足导致药效不能充分发挥，用药时，必须遵医嘱，按一定的剂量和次数给药，不要擅自减药、停药。

从图 13－4 可知，当对 2 个药物进行比较时，应该比较其纵坐标（效能）和横坐标（效价）这两方面。即比较药物所产生的效应以及药物产生相对应效应时所需要的剂量。

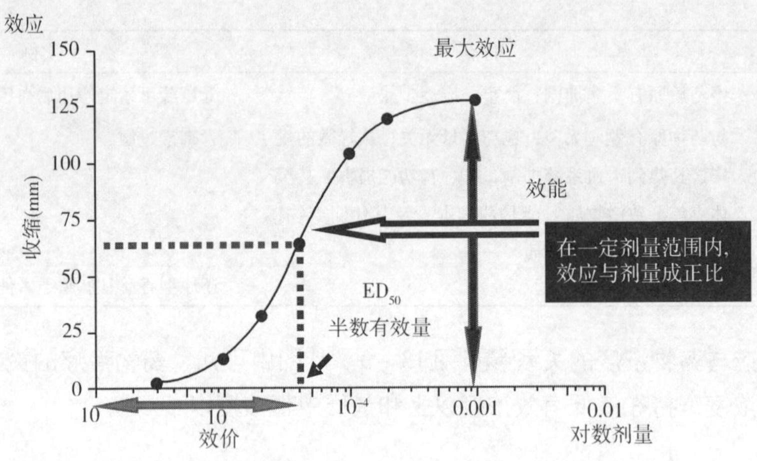

图 13－4　量效关系曲线

（二）药物代谢动力学

药物代谢动力学是研究药物体内药量随时间变化规律的科学。药物在体内的过程，即机体对药物处置（disposition）的动态变化，包括药物在体内的吸收（absorption）、分布（distribution）、代谢（Metablism）和排泄（elimination）的演变过程，尤其是血药浓度随时间而变化的规律，即时量关系（time－concentration relationship）。

人体给药途径包括：口腔、舌下、颊部、胃肠道、直肠、子宫、阴道、尿道、耳道、鼻腔、咽喉、支气管、肺部、皮内、皮下、肌肉、静脉、动脉、皮肤、眼等。

不同给药途径，其吸收速度不同，一般规律是：静脉注射＞吸入＞肌内注射＞皮下注射＞舌下＞直肠＞口服＞贴皮，而其维持时间正好相反。给药途径如静脉注射与口服相比后，静脉注射的血药浓度最高，可立即见效，无潜伏期，但消除快，以致作用维持时间比口服短，用于病人情况紧急时。同一药物不同途径给药的时量关系曲线见图 13－5。

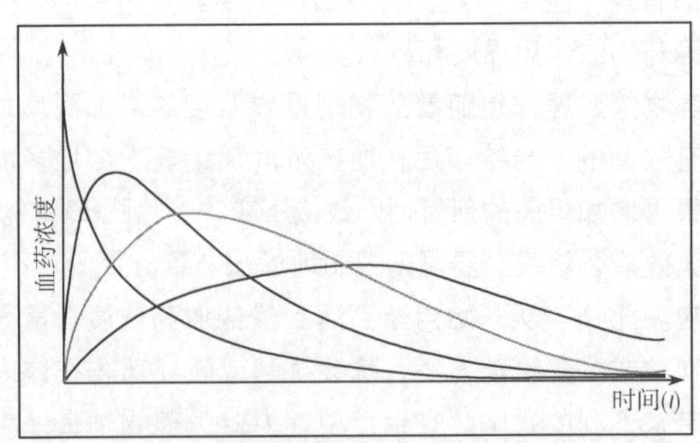

图 13－5　同一药物不同途径给药的时量关系曲线

（三）药物效应动力学与药物代谢动力学之间的关系和意义

药效学和药动学这两个过程在体内是同时进行着，并且有着相互的联系。药动学通过药物动力学特征的研究，以及选择临床治疗所需有效血药浓度的最适剂量、给药周期、负荷剂量计算、连续用药是否会在体内发生蓄积等研究，对指导新药设计，优化给药方案，改进剂型，提供高效、速效（或缓释）、低毒（或低副作用）的药物制剂，以及指导临床合理用药等具有重大的实用价值。

药理学探讨这两方面的问题，其目的在于充分发挥药物的治疗效果，防止不良反应；指导医药卫生工作者合理用药；寻找新药提供线索；阐明药物的作用机制，进一步了解机体功能的生理生化过程的本质。

（四）影响药物作用的因素

影响药物作用的因素包括药物因素和机体因素等（图 13－6）。药物因素包括：①药物用量；②药物剂型；③给药途径；④给药时间、联合用药等。机体因素包括：①生理因素；②病理状态；③心理、行为因素等。药物相互作用（drug interaction）是指两种或两种以上药物同时或先后序贯使用时，药物作用和效应的变化，其可表现为药物作用的增强或减弱、作用时间的延长或缩短，从而导致有益的治疗作用或产生有害的不良反应。如苯海拉明是抗过敏药，用于治疗感冒可抑制流鼻涕和催眠，有利于病人的恢复。但应用两种不同的催眠药可出现嗜睡和头昏。因而在使用两种或两种以上药物时，应在医师、药师指导下用药。

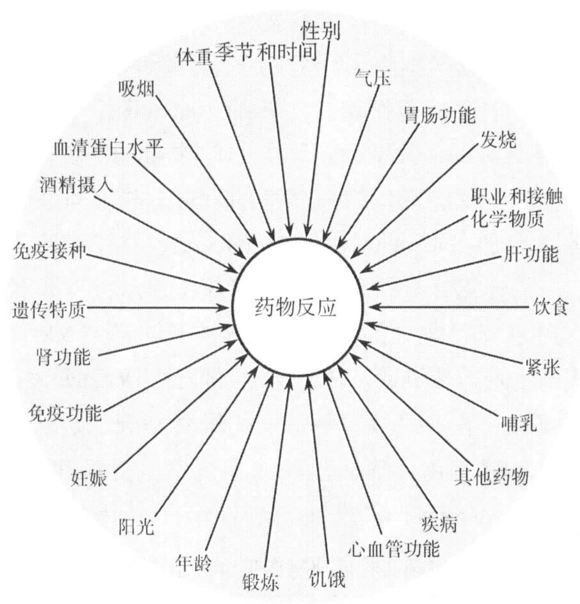

图 13－6　影响药物作用的各种因素

四、药理学与相关学科

药理学与药学（pharmacy）、药剂学（pharmaceutics）是不同的概念，经常被混淆。药学主要研究药物的来源、炮制、性状、作用、分析、鉴定、调配、生产、保管和寻找（包括合成）新药等。主要任务是不断提供更有效的药物和提高药物质量，保证用药安全，使人类能更好地同病害作斗争。药学经历了古典药学－罗马时期－中世纪药学－现代药学时期。

药剂学是研究药物制剂的基本理论、处方设计、制备工艺、质量控制和合理使用等内容的综合性应用技术科学，是以物理学、化学、药理学、药物化学、药材学及中医基础理论为基础，密切与医疗及生产实践相结合来研究药物配制的理论和生产过程的合理化及有关操作技能，确保药物制剂的安全、有效、稳定。药剂学经历了物理药剂学时代（20 世纪 50 年代）、生物药剂学时代（60 ~ 70 年代）、临床药学时代（80 年代）、药物传递系统时代（90 年代及以后）。

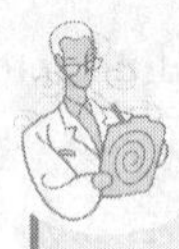

第二节 发展简史及新药研究

一、发展简史

药理学的建立和发展与现代科学技术的发展密切相关。19 世纪初，由于化学、生物学及生理学的发展，为药理学提供了研究的手段。1804 年，德国的 Serturner 从阿片中提出吗啡，用狗实验证明有镇痛作用。法国的 Magendi 和 Bernald 分别在 1819 年和 1856 年，用青蛙做的经典实验，分别确定了士的宁作用于脊髓，筒箭毒碱作用于神经肌肉接头，阐明了它们的药理特点，为药理学的发展提供了可靠的实验方法。在此基础上，1832 ~ 1921 年德国的 Buchheim 和 Schmiedberg 创立了实验药理学，用动物实验方法，研究药物对机体的作用，分析药物的作用部位，从而对现代药理学的建立和发展作出了伟大贡献。1909 年，德国的 Ehrich 发现胂凡纳明（606）能治疗锥虫病和梅毒，从而开始用合成药物治疗传染病。1935 年，德国的 Domagk 发现磺胺类可治疗细菌感染，1940 年英国的 Florey 在 1928 年 Fleming 的研究基础上，从青霉菌培养液中分离出青霉素，并开始将抗生素应用于临床，开始了抗寄生虫病和细菌感染的药物治疗，促进了化学治疗学（chemotherapy）的发展。

表 13 - 2 因发现药物而获得诺贝尔生理或医学奖的事件

时间	获奖人及国籍	获奖原因
1939 年	G. 多马克（德国人）	研究和发现磺胺药百浪多息（Protosil）
1945 年	A. 弗莱明、E. B. 钱恩、H. W. 弗洛里（英国人）	发现青霉素（Penicillin）以及青霉素对传染病的治疗效果
1952 年	S. A. 瓦克斯曼（美国人）	发现链霉素（Streptomycin）

近年来，由于分子生物学等学科的迅猛发展，以及新技术在药理学中的应用，药理学有了很大发展。如对药物作用机制的研究，已由原来的系统、器官水平，深入到细胞、亚细胞、受体、分子和量子水平；已分离纯化得到多种受体（如 N 胆碱受体等）；阐明了多种药物对钙、钠、钾离子通道的作用机制。中医药学源远流长，中药研

究也有长足的进展，提取出的镇痛药颅通定，解痉药山莨菪碱，强心苷类药羊角拗苷、黄夹甙和铃兰毒苷，抗疟药青蒿素，抗癌药高三尖杉酯碱、喜树碱和紫杉醇等，均在临床有广泛应用。

在药理学的深度和广度方面，出现了许多药理学的分支学科：如生化药理学、分子药理学、量子药理学、神经药理学（neuropharmacology）、免疫药理学、遗传药理学、时辰药理学等边缘学科，分别从不同角度研究药物作用的基本理论，大大充实与丰富了药理学的研究内容。

临床药理学（clinical pharmacology）主要研究药物对于人体的临床作用，它将药理学的基本理论和知识推向临床应用，并与临床应用技术结合起来，将药理效应转化为临床疗效，大大丰富了药理学的研究内容。因此，可把临床药理学作为基础药理学的后继部分。毒理学（toxicology）主要研究药物对机体的毒性反应，中毒机制及其防治方法，是药理学不可缺少的部分。

二、新药研究

新药是指化学结构、药品组分或药理作用不同于现有药品的药物。新药研究过程大致可分为临床前研究（preclinical trial）、临床研究（Clinical Trial）和上市后药物监测（post－marketing surveillance）三个阶段。临床前研究由药物化学和药理学两部分内容组成，前者包括药物制备工艺路线、理化性质及质量控制标准等，后者包括以符合《实验动物管理条例》（1998 年，中华人民共和国科技部）的实验动物为研究对象的药效学、药动学及毒理学研究，目的在于保证用药的安全、有效、可控。临床前药理研究是整个新药评价系统工程中不可逾越的桥梁阶段，其所获结论对新药从实验研究过渡到临床应用具有重要价值。

药物研发（图 13－7）是一个高投入、高风险、长周期的过程，一个新药从发明到上市，一般需历时十几年，投资数亿美元。只有通过专利法的保护，享有一段时期独占市场的权利，才有可能使其投资得到丰厚的回报，增加所开发技术的价值，从而更积极地对新药研发投入资金，促进医药工业的发展。我国的药物专利保护期限已与国际接轨，自申请日计算（如有优先权日，则以优先权日计算），发明专利保护期为 20 年。

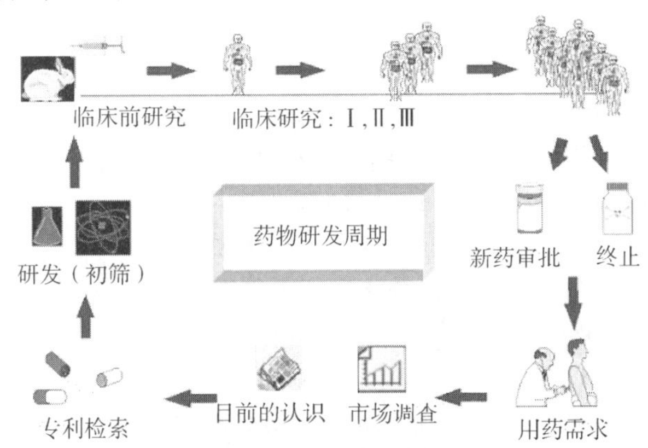

图 13－7　新药研发过程示意图

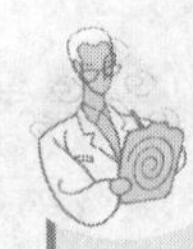

第三节 作用于各系统的药物概述

一、作用于传出神经系统的药物

传出神经系统包括自主神经系统和运动神经系统。自主神经系统又分为交感神经（sympathetic nerve）和副交感神经（parasympathetic nerve），主要支配心肌、平滑肌和腺体等效应器；运动神经系统则支配骨骼肌。

因此，作用于传出神经系统的药物主要影响心肌、平滑肌、腺体以及骨骼肌等效应器。作用机制是通过影响递质的合成、贮存、释放、代谢等环节，或直接与受体结合产生生物效应。

许多传出神经系统药物可直接与胆碱受体或肾上腺素受体结合，如结合后所产生效应与神经末梢释放的递质效应相似，称为激动药（agonist）。如结合后不产生或较少产生拟似递质的作用，并可妨碍递质与受体结合，产生与递质相反的作用，就称为阻断药（blocker）或拮抗药（antagonist）。

传出神经系统药物可按其作用性质（激动受体或阻断受体）及对不同受体的选择性进行分类，见表 13－3。

表 13－3 作用于传出神经系统的药物

拟似药	拮抗药
胆碱受体激动药	**胆碱受体阻断药**
M，N 受体激动药（氨甲酰胆碱）	1. M 受体阻断药
M 受体激动药（毛果云香碱）	非选择性 M 受体阻断药（阿托品）
N 受体激动药（烟碱）	M_1 受体阻断药（哌仑西平）
抗胆碱酯酶药（新斯的明）	2. N 受体阻断药
肾上腺素受体激动药	N_1 受体阻断药（六甲双铵）
1. α 受体激动药	N_2 受体阻断药（琥珀胆碱）
（1）α_1，α_2 受体激动药（去甲肾上腺素）	**胆碱酯酶复活药（碘解磷定）**
（2）α_1 受体激动药（去氧肾上腺素）	**肾上腺素受体阻断药**
（3）α_2 受体激动药（可乐定）	1. α 受体阻断药
2. α、β 受体激动药（肾上腺素）	（1）α_1，α_2 受体阻断药
3. β 受体激动药	短效类（酚妥拉明）
（1）β_1，β_2 受体激动药（异丙肾上腺素）	长效类（酚苄明）
（2）β_1 受体激动药（多巴酚丁胺）	（2）α_1 受体阻断药（哌唑嗪）
（3）β_2 受体激动药（沙丁胺醇）	（3）α_2 受体阻断药（育亨宾）

续表

拟似药	拮抗药
	2. β 受体阻断药 β_1、β_2 受体阻断药（普萘洛尔、吲哚洛尔） β_1 受体阻断药（阿替洛尔） β_2 受体阻断药（艾司洛尔，esmolol，短效） 3. α_1、α_2、β_1、β_2 受体阻断药（拉贝洛尔）

二、作用于中枢神经系统的药物

作用于中枢神经系统的药物与作用于传出神经系统药物一样，主要是影响递质和受体，按常见中枢神经系统疾病分类，包括镇静催眠药、抗焦虑药、抗抑郁药、抗震颤麻痹药、抗老年性痴呆药和抗精神失常药，以及（中枢性）镇痛药。作用于外周部位的解热镇痛药也在这章讲解。这类药物用药时间长，副作用出现频率高，有可能出现不可逆的后遗症；有的药物过量服用，还能引起致死性中毒，对此必须高度重视。

解热镇痛药是一类具有解热镇痛作用的药物，有的还具有抗炎、抗风湿、抗痛风作用。其镇痛作用比较弱，没有成瘾性，仅对头痛、牙痛、肌肉痛、关节痛、神经痛及月经痛等慢性钝痛有效，而对创伤性剧痛、平滑肌痉挛引起的疼痛几乎无效。解热镇痛药不是病因性治疗药物。

水杨酸类：水杨酸钠（阿司匹林）、乙酰水杨酸，显著的解热镇痛作用。

苯胺类：对乙酰氨基酚，仅用于解热镇痛，应用量最大。

吲哚衍生物及类似物：吲哚美辛（消炎痛），抗炎、镇痛和解热作用强大。

丙酸类：布洛芬、萘普生、非诺洛芬，作用强大，抗炎作用突出。

选择性环氧酶-2 抑制剂：塞来昔布、尼美舒利，抗炎作用突出。

吡唑酮类：保泰松、羟基保泰松，仅为抗炎、风湿及急性痛风的备选药。

三、作用于心血管系统的药物

作用于心血管系统的药物主要治疗心血管系统常见的疾病，包括抗心律失常药、抗高血压药、抗心绞痛药、抗动脉粥样硬化药和抗慢性心力衰竭药（表 13-4）。

（1）抗心律失常药　分为四类。Ⅰ类，钠通道阻滞药；Ⅱ类，β 受体阻断药；Ⅲ类，延长动作电位时程药；Ⅳ类，钙通道阻滞药。主要通过影响心肌细胞膜的 Na^+、Ca^{2+} 及 K^+ 转运，影响心肌细胞动作电位各时期，抑制自律性和（或）中止折返而纠正心律失常。

（2）抗高血压药　可分为四类：①利尿药；②肾上腺素受体阻断药；③钙通道阻滞剂（CCB）；④血管紧张素转换酶抑制剂（ACEI）和血管紧张素Ⅱ受体拮抗剂（ARB）。抗高血压治疗的最终目标是减少心脑血管和肾脏疾病的发生率和死亡率。

（3）抗心绞痛药　可分为：①外周血管扩张药：硝酸酯和亚硝酸酯；②钙通道阻滞药；③β 受体阻断药；④血小板抑制药；⑤血管紧张素转换酶抑制剂（ACEI）等。

抗心绞痛药通过增加心肌供血及供氧量和降低心肌耗氧量，产生抗心绞痛作用。

表 13－4　心血管系统的解剖、生理、病理和药理学之间的关系

解剖、生理学基础			疾病	药理学	
心血管系统	心脏	生物电活动 离子通道	心律失常	抗心律失常药	离子通道药 Ca^{2+} 通道阻滞药 K^+ 通道阻滞药 K^+ 通道开放药 Na^+ 通道阻滞药 神经调节药 β 受体激动药 α 受体阻断药 体液调节药 ACE 抑制药 血管扩张药
		机械活动	泵衰竭	抗心力衰竭药	
	血管	压力 容量 离子通道	高血压	抗高血压药 利尿药	
		阻力	心绞痛 粥样硬化 心肌梗塞	抗心绞痛药 抗粥样硬化药	

（4）抗动脉粥样硬化药　可分为：①羟甲基戊二酰辅酶 A（HMG－CoA）还原酶抑制剂（他汀类）；②苯氧芳酸类或称贝特类；③胆酸螯合剂；④烟酸及其衍生物。主要是降低血脂，尤其是 LDL－C 水平。

（5）抗慢性心力衰竭药　有 4 种基本药物：①利尿药；②洋地黄类，地高辛和洋地黄毒苷最常用；③ACEI；④β 受体阻滞药。前两类可改善患者的症状，后两类不但改善症状，更重要的是改善患者的预后。此外，钙通道阻滞药、血管扩张药、抗凝药等也可作为心衰治疗时的选择。

四、作用于内脏和内分泌系统的药物

（一）作用于呼吸系统的药物

根据所需治疗的症状（咳、痰、喘、涕）分为 5 类：

- 镇咳药（antitussives）
  - 中枢性镇咳药
    - 成瘾性：可待因
    - 非成瘾性：右美沙芬、喷托维林、苯丙哌林
  - 外周性镇咳药：苯佐那酯、苯丙哌林
- 祛痰药（expectorants）：氯化胺、碘化钾、愈创木酚甘油醚、吐根糖浆
- 溶痰药（mucolytic）：乙酰半胱氨酸（痰易净）、溴己新（必嗽平）、溴环乙胺醇
- 平喘药（antiasthmatics）
  - β_2 受体激动药：舒喘灵、异丙肾上腺素、特布他林
  - 糖皮质激素：倍氯米松、布比奈德
  - 抗胆碱药：异丙托溴铵、异丙东莨菪碱
  - 茶碱类：氨茶碱、胆茶碱、喘定、二羟丙茶碱
  - 肥大细胞膜稳定药：色甘酸钠、曲帖诺
- 减轻鼻黏膜充血药（decongestants）
  - 口服：伪麻黄碱、麻黄碱
  - 局部：羟间唑啉、赛洛唑啉

（二）作用于消化系统的药物

消化系统常见症状包括上腹饱胀、嗳酸、恶心、呕吐、呃逆、腹泻、便秘、上下腹疼痛、食欲减退等。以消化性溃疡最多见。

- 抗消化性溃疡药
  - 中和胃酸的抗酸药：氢氧化镁或铝、三硅酸镁
  - 抑制胃酸分泌药
    - H_2 受体阻断药：西咪替丁、雷尼替丁、法莫替丁、乙溴替丁
    - 质子泵抑制药：奥美拉唑、兰索拉唑、泮托拉唑、雷贝拉唑
    - M_1 受体阻断药：哌仑西平、替仑西平
    - 促胃液素受体阻断药：丙谷胺
  - 保护胃黏膜的药物：枸橼酸铋钾、米索前列醇、硫糖铝、思密达
  - 抗幽门螺杆菌药：阿莫西林、克拉霉素、甲硝唑
- 解痉药：阿托品、山莨菪碱（654－2）、溴丙胺太林（普鲁苯辛）
- 胃肠动力药
  - 多巴胺受体阻断药：甲氧氯普胺（胃复胺）、多潘立酮（吗寸）
  - 5－HT_3 受体阻断药：昂丹司琼（枢腹宁）、格拉司琼、多拉司琼
- 止吐药
  - 5－HT_3 拮抗剂：昂丹司琼、格拉司琼、托烷司琼、多拉司琼
  - DA2 拮抗剂：多潘立酮、伊托必利
  - 中枢抗胆碱药：东莨菪碱
  - H_1 受体拮抗剂：茶苯海明（乘晕宁）
- 泻药
  - 容积性泻药：硫酸镁
  - 膨胀性泻药：食物纤维素
  - 刺激性泻药
    - 大肠刺激性泻药：蓖麻油、酚酞（果导）
    - 小肠刺激性泻药：甘油
  - 滑润性泻药：液体石蜡、甘油
- 止泻药：吗啡类、地芬诺辛、普鲁苯辛、活性炭、鞣酸蛋白、次碳酸铋
- 助消化药：胃蛋白酶、胰酶、乳酶生

（三）作用于血液系统的药物

抗凝血药是一类干扰凝血因子，阻止血液凝固的药物。溶栓药激活纤溶系统，使血栓溶解，能有效地治疗血栓栓塞症。

（四）作用于内分泌系统的药物

内分泌系统的主要器官有下丘脑、垂体、甲状腺、甲状旁腺、胰岛、肾上腺、睾丸、卵巢。

作用于内分泌系统的药物主要包括肾上腺皮质激素类药物、抗甲状腺药、抗糖尿病药物（口服降糖药和胰岛素）、治疗骨质疏松的药物、性激素等。治疗内分泌疾病就是要调整内分泌功能，对于功能亢进的就要使之降低，功能低下的则要使之升高，恢复正常。

五、抗感染药物

抗感染药系指用于治疗病原体如细菌、真菌、病毒、衣原体、支原体、立克次体、螺旋体、原虫、蠕虫等所致感染性疾病的药。

（一）抗感染药物分类

- 抗菌药
  - β－内酰胺类
    - 青霉素类
      - 天然青霉素：青霉素 G
      - 半合成青霉素
        - 耐酸青霉素：青霉素 V
        - 耐酶青霉素：苯唑西林等
        - 广谱青霉素：氨苄西林等
        - 抗绿脓广谱青霉素：羧苄西林等
        - 窄谱青霉素：美西林等
    - 头孢菌素类
      - 第一代：头孢拉定、头孢噻吩、头孢唑林等
      - 第二代：头孢孟多、头孢呋肟、头孢克洛等
      - 第三代：头孢噻肟、头孢曲松、头孢哌酮等
      - 第四代：头孢匹罗、头孢噻利、头孢唑喃等
    - 其他类
      - 碳青霉烯类：亚胺培南、硫霉素等
      - 头霉素类：头孢西丁、头孢美唑等
      - 单环 β－内酰胺类：氨曲南、卡芦莫南等
      - 氧头孢烯类：拉氧头孢、氟氧头孢等
      - β－内酰胺酶抑制药：克拉维酸、舒巴坦、三唑巴坦
  - 大环内酯类
    - 第一代：红霉素
    - 第二代：罗红霉素、阿奇霉素、克拉霉素、地红霉素、氟红霉素
    - 第三代：酮基大环内酯类：泰利霉素
  - 氨基糖苷类
    - 第一代：卡那霉素为、链霉素、阿泊拉霉素、新霉素、巴龙霉素
    - 第二代：庆大霉素、小诺霉素、阿司米星、司他霉素等
    - 第三代：奈替米星、丁胺卡那霉素、阿贝卡星、卡那霉素、依替米星、异帕米星等
  - 多肽类：万古霉素与去甲万古霉素、多粘菌素类、杆菌肽
  - 四环素类
    - 天然四环素类：四环素、土霉素、金霉素、地美环素等
    - 半合成四环素类：美他环素、多西环素、米诺环素等
  - 氯霉素类：氯霉素
  - 喹诺酮类抗菌药
    - 第一代：萘啶酸等
    - 第二代：吡哌酸等
    - 第三代（氟喹诺酮类）：诺氟沙星、氧氟沙星、环丙沙星等
    - 第四代：左氧氟沙星、司帕沙星、加替沙星、莫西沙星等
  - 磺胺类抗菌药
    - 短效（$t_{1/2}<10h$）：磺胺异噁唑等
    - 中效（$t_{1/2}=10\sim24h$）：磺胺嘧啶等
    - 长效（$t_{1/2}>24h$）：磺胺对甲氧嘧啶等
    - 磺胺增效剂
  - 硝基呋喃类：呋喃妥因、呋喃唑酮
  - 硝基咪唑类：甲硝唑、替硝唑，奥硝唑、塞克硝唑

（喹诺酮类第三代、第四代至硝基咪唑类：人工合成的抗菌药）

- 抗结核药
  - 一线药：异烟肼、利福平、乙胺丁醇、吡嗪酰胺、链霉素
  - 二线药：氧氟沙星、环丙沙星、对氨基水杨酸、乙硫异烟胺、阿米卡星、环丝氨酸、卡那霉素等

- 抗真菌药
  - 多烯类
    - 两性霉素 B
    - 制菌霉素
  - 非多烯类：灰黄霉素
  - 唑类
    - 咪唑类
      - 克霉唑
      - 咪康唑
      - 益康唑
      - 酮康唑
    - 三唑类
      - 氟康唑
      - 伊曲康唑
  - 嘧啶类：氟胞嘧啶
  - 丙烯胺类：特比萘芬

- 抗病毒药
  - 广谱抗病毒药
    - 嘌呤或嘧啶核苷类似药：利巴韦林
    - 生物制剂
      - 干扰素
      - 胸腺肽 α
      - 转移因子
  - 抗 RNA 病毒药
    - 抗流感病毒药：金刚烷胺、金刚乙胺、奥司他韦、扎那米韦
    - 抗艾滋病病毒药
      - 核酸类逆转录酶抑制药：齐多夫定
      - 非核酸类逆转录酶抑制药：奈韦拉平
      - HIV 蛋白酶抑制药：沙奎那韦
  - 抗 DNA 病毒药
    - 抗疱疹病毒药：阿昔洛韦、伐昔洛韦、碘苷、阿糖腺苷
    - 抗乙肝病毒药：拉米夫定、泛昔洛韦、喷昔洛韦

- 抗寄生虫药
  - 抗阿米巴药
    - 肠道内抗阿米巴药：喹碘方、二氯尼特、巴龙霉素
    - 肠道外抗阿米巴药：氯喹
    - 兼有肠道内外抗阿米巴药：甲硝唑、依米丁
  - 抗疟药
    - 控制症状的抗疟药：氯喹、甲氟喹、奎宁、青蒿素
    - 用于根治的抗疟药：伯氨喹
    - 主要用于预防的抗疟药：乙胺嘧啶
  - 抗血吸虫药：吡喹酮
  - 抗肠虫药
    - 驱肠线虫药：甲苯咪唑、阿苯达唑、哌嗪、左旋咪唑、奥克太尔
    - 驱绦虫药：氯硝柳胺、
  - 抗丝虫药：乙胺嗪、伊维菌素、葡萄糖酸锑钠、喷他脒

（二）抗感染药物的作用机制

抗感染药都是破坏或抑制病原体的结构或功能而起抗感染的作用。以下是抗菌药物（图13－8）、抗真菌药（图 13－9）和抗病毒药（图 13－10）的作用机制。

（三）抗感染药物的合理应用

感染性疾病的发生及康复是病原体与宿主（机体）和药物相互斗争的过程。无疑，由于抗感染药的使用，过去许多致死性的感染性疾病如传染病已得到了控制。但是，抗感染药对病原体的抑制或杀灭作用只是制止疾病发展及促进康复的外来因素，如果

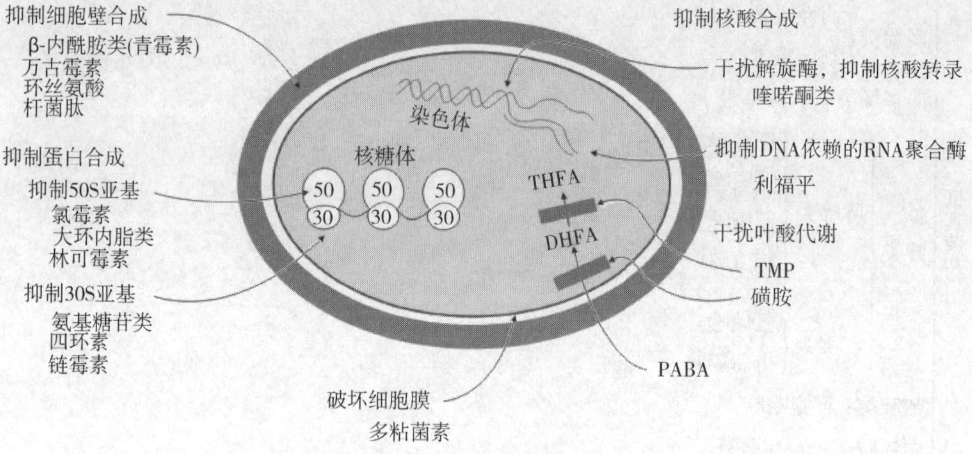

抑制细胞壁合成
β-内酰胺类(青霉素)
万古霉素
环丝氨酸
杆菌肽
抑制蛋白合成
抑制50S亚基
氯霉素
大环内脂类
林可霉素
抑制30S亚基
氨基糖苷类
四环素
链霉素
染色体
核糖体
50
30
THFA
DHFA
抑制核酸合成
干扰解旋酶，抑制核酸转录
喹喏酮类
抑制DNA依赖的RNA聚合酶
利福平
干扰叶酸代谢
TMP
磺胺
PABA
破坏细胞膜
多粘菌素

图 13－8　抗菌药物的抗菌机制

细胞膜
乙酰辅酶A
环氧化酶
(－)
角鲨烯
羊毛固醇
P450
(－)
14-去甲基羊毛固醇
麦角醇
细胞膜
嘌呤、嘧啶
细胞核
DNA
RNA
蛋白质
丙烯胺类
唑 类
多烯类
抑制细胞膜形成
嘧啶类
非多烯类
干扰核酸合成

图 13－9　抗真菌药的作用机制

①抑制病毒吸附或侵入的药物
②抑制病毒在细胞内复制的药物
吸附
病毒的
生活周期
③阻止病毒释放及扩散的药

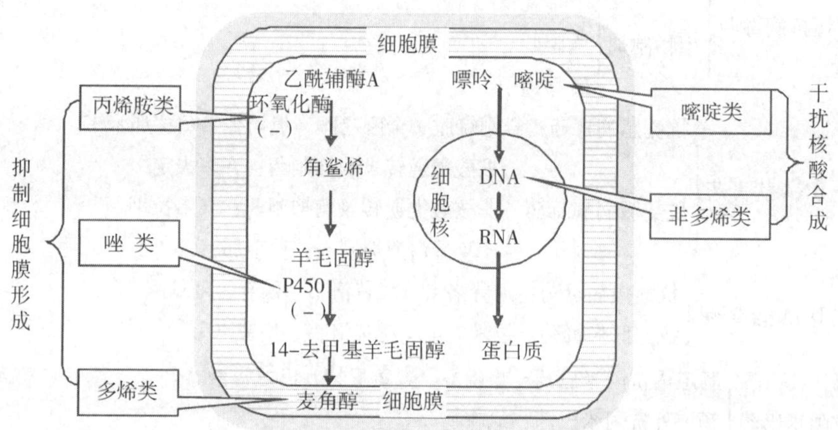

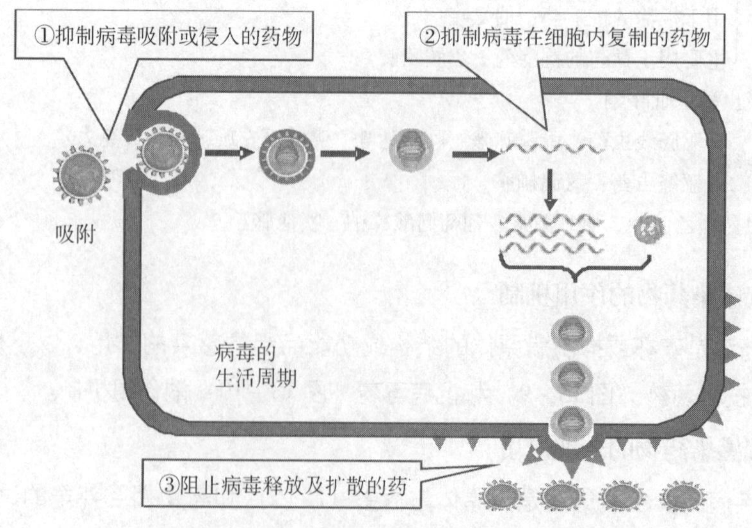

图 13－10　抗病毒药物的作用机制

缺乏机体的正常防御能力，如中性粒细胞、巨噬细胞的吞噬作用缺乏，则往往不能发挥疗效，且有时还会带来不良反应或诱发病原体产生耐药性，以致损害患者健康，使疾病加重，导致治疗失败，造成资源浪费和经济损失。因此，在应用抗感染药治疗感染性疾病过程中，应重视病原体、宿主及药物之间的相互关系，权衡利弊，不应滥用。

（四）各类抗菌药物的特点

抗菌药物是具有杀菌或抑菌活性的药物，通常治疗由细菌所致的感染性疾病。是临床应用范围广、品种繁多的一大类药品。自从1935年第一个磺胺药应用于临床和1941年青霉素问世后，抗菌药物迅速发展，目前应用于临床的已有200余种，治愈并挽救了无数患者的生命。

1. β－内酰胺类（β－lactams）

是指含有β－内酰胺环的抗菌药。β－内酰胺类是目前抗菌药物中品种最多、应用最广泛的重要抗菌药物。我国临床所用抗菌药物所占比例大致为：β－内酰胺类占50%，其中头孢菌素类为30%；青霉素类为20%；喹诺酮类占20%；氨基糖甙类占9%；大环内脂类占4%；其他占17%。其作用靶点是细菌细胞壁，属杀繁殖期细菌的药物，而哺乳类动物的细胞没有细胞壁，所以β－内酰胺类对人体的毒性很低，达到有效杀菌浓度的青霉素G对人体细胞几乎无影响，因而高效、低毒，部分品种可安全用于老年人、新生儿、孕妇和哺乳期妇女。

（1）青霉素类（penicillins）　包括从青霉菌培养液提取的抗生素及对其结构改造的半合成品，与头孢菌素类同属β－内酰胺类抗菌药。青霉素G具有高效、低毒的优点，但有不耐酸、不耐酶（能被葡萄球菌的青霉素酶和多种革兰阴性菌分泌的β－内酰胺酶分解、失效而产生耐药性）和窄谱等缺点，针对以上缺点，通过对母核上的基团进行结构改造，合成了各具特点的半合成青霉素，分为以下5大类型：①耐酸青霉素，可供口服；②耐青霉素酶青霉素，如甲氧西林、苯唑西林、氟唑西林、双氯西林等，用于耐青霉素的金黄色葡萄球菌感染；③广谱青霉素，如氨苄西林、阿莫西林等，用于革兰阳性、阴性菌感染；④抗铜绿假单胞菌青霉素，如羧苄西林、哌拉西林等；⑤抗革兰阴性杆菌青霉素，如美西林、替莫西林等。

（2）头孢菌素类（cephlosporins）　具有抗菌作用强、耐青霉素酶、毒性低、过敏反应较青霉素类少、临床疗效高等优点。自1964年，美国E. Lilly公司成功开发头孢噻吩以来，世界范围内已上市品种多达50余种，根据其抗菌谱、抗菌活性、对β－内酰胺酶的稳定性以及肾毒性的不同分为四代。第一代头孢菌素虽耐青霉素酶，但不耐β－内酰胺酶，主要用于产青霉素酶金黄色葡萄球菌等敏感革兰阳性球菌及某些革兰阴性杆菌感染，有肾毒性；第二代头孢菌素对多数β－内酰胺酶稳定，抗菌谱较第一代广，对抗革兰阴性菌作用较第一代强，但抗革兰阳性菌则较第一代弱，对肠杆菌科某些细菌和铜绿假单胞杆菌等的抗菌活性差，肾毒性较弱；第三代头孢菌素对多种β－内酰胺酶稳定，对革兰阴性菌的抗菌活性强，部分药物还有良好抗铜绿假单胞杆菌作用，几无肾毒性；第四代头孢菌素的抗菌活性（尤其对金黄色葡萄球菌等革兰阳性球菌）更强，对β－内酰胺酶尤其超广谱质粒酶和染色体酶稳定，无肾毒性。

2. 氨基糖苷类（aminogl ycosides）

具有水溶性好、性质稳定、抗菌谱广、抗菌能力强和吸收排泄良好等特点，对葡萄球菌、需氧革兰阴性杆菌包括最常见的绿脓杆菌、大肠杆菌、克雷伯杆菌有效。但因具有一定的肾毒性、耳毒性和神经肌肉接头阻断作用，限制了它的使用。

3. 大环内酯类（macrolides）

特点是对革兰阳性细菌有很好的抑菌作用、抗菌素后效应长、毒性低和可供口服等优点。但也有抗菌谱窄、细菌易产生耐药性、对胃酸不稳定、口服剂量较大、生物利用度不理想等缺点。第二代的大环内酯类是以红霉素为原料半合成所得，提高了抗菌活性，加强了对胃酸的稳定性，提高了口服生物利用度和血药浓度，延长半衰期。不良反应明显低于红霉素，患者容易耐受。第三代的酮基大环内酯类（ketolides）抗菌药泰利霉素的抗菌谱更广，不易出现耐药性，对 MLS 耐药菌株有效。除抗菌作用外，还发现了许多具有新活性的大环内酯，如抗寄生虫、抗病毒、抗肿瘤和酶抑制剂等作用。

4. 四环素类（tetracyclines）

为广谱、快效抑菌药，对革兰阳性及阴性细菌、立克次体、衣原体、支原体及某些原虫等均有抑制活性。由于四环素类可口服、抗菌谱广、过敏和毒性发生率低，曾经广泛应用于临床。目前由于常见病原菌对四环素类耐药性普遍升高及其不良反应多见，而且在更有效的抗菌药物问世后，四环素类的临床应用已经日渐减少。金霉素已被淘汰，土霉素基本不用，仅四环素偶用于某些感染性疾病。而半合成四环素由于保留了抗菌谱广和抗菌活性较强特点，耐药菌株尚少，目前已替代四环素。以抗菌活性而论，米诺环素的抗菌作用最强，多西环素其次，四环素最差。

5. 氯霉素类（chloramphenicols）

属广谱抗菌药，对多种革兰阳性和阴性细菌、需氧及厌氧菌、衣原体、支原体、立克次体等有速效抑菌作用。因氯霉素类对骨髓造血系统的毒性，目前已较少用。

6. 多肽类抗生素（polypeptide antibiotics）

主要包括万古霉素与去甲万古霉素、多粘菌素类和杆菌肽。大多由多粘杆菌、链丝菌、放线菌、奴卡菌属等产生。其抗菌作用强，抗菌谱窄，属杀菌抗生素。由于本类药物毒性较大，肾毒性尤为突出。仅限用于敏感菌所致的严重感染，不作常规首选药，是控制 MRSA 等革兰阳性耐药菌重症感染"最后选择的"药物。

7. 喹诺酮类（quinolones）

有广谱、高效、毒性低、口服吸收好、组织分布广、生物利用度高、半衰期长、使用方便与其他抗菌药物之间交叉耐药现象较少等优点，广泛用于临床。喹诺酮按发明先后及其抗菌性能的不同分为四代：第一代，只对大肠杆菌、痢疾杆菌、克雷伯杆菌、少部分变形杆菌有抗菌作用。但因疗效不佳现已少用；第二代，在抗菌谱方面有所扩大，对肠杆菌属、枸橼酸杆菌、绿脓杆菌、沙雷杆菌也有一定抗菌作用；第三代氟喹诺酮的抗菌谱进一步扩大，对葡萄球菌等革兰阳性菌也有抗菌作用，对一些革兰阴性菌的抗菌作用则进一步加强；第四代，是 1990 年以后使用的氟喹诺酮类，在保持强革兰阴性菌活性的基础上，增强了抗革兰阳性菌与抗厌氧菌活性，并对支原体、衣原体等有效，提高了对厌氧菌的抗菌活性。因此，它在临床上既可被用于治疗需氧菌感染，也可被用于治疗厌氧菌感染，还可被用于治疗混合感染。第四代喹诺酮类药与前三代同类药物相比，药代动力学特点是吸收快、体内分布广、血浆半衰期长，可每天 1 次给药。

8. 磺胺类（sulfonamides）

是第一类能有效防治全身性细菌性感染的化疗药。临床应用已大部分被抗菌药所取代，但磺胺药具有对某些感染性疾病（如流脑、鼠疫、泌尿道感染等）有显著疗效，而且使用方便、性质稳定、易于生产。由于甲氧苄啶（TMP）能扩大磺胺的抗菌谱，增强的抗菌活性，使磺胺在抗感染药物中仍保持一定的地位。

9. 硝基呋喃类（nitrofurans）

是人工合成的具有 5 - 硝基呋喃基本结构的广谱抗菌药物，它们作用于微生物酶系统，抑制乙酰辅酶 A，干扰微生物糖类的代谢，从而起抑菌作用。本类药物抗菌谱广，且不易产生耐药性，部分以原形经尿排出等特点，对多种细菌的抑菌浓度为 5 ~ 10mg/L。由于吸收后迅速被破坏，血药浓度低，仅用于泌尿系统感染、肠道感染、皮肤创伤感染以及作为食品添加剂预防家禽肠道传染病。

10. 硝基咪唑类（nitroimidazoles）

对厌氧菌及原虫有独特的杀灭作用，用于治疗滴虫、阿米巴和厌氧菌感染。化学结构中硝基的还原不仅是药理作用产生的基础，也是毒性产生的主要原因。从第一代的甲硝唑，经过第二代的替硝唑，第三代的奥硝唑，到第四代的塞克硝唑，提高了疗效，减少了不良反应，安全性越来越高。

（五）抗结核药的特点

结核病是结核分枝杆菌引起的一种慢性传染病。全身各器官均可发生，但以肺结核最为多见。直到 1945 年链霉素的问世才使肺结核不再是不治之症。随后，异烟肼、对氨基水杨酸、乙胺丁醇、利福平等相继投入临床，令结核病的预后有极大的改善。近年来，由于耐药菌的出现和结核杆菌的变异、长期使用免疫抑制药和人类艾滋病病毒（HIV）感染对免疫系统的破坏，在不少地区结核病的发病率又有增加趋势。目前，肺结核发病与死亡均居国内传染病首位。

根据疗效和不良反应将抗结核药（antitubercular agent）分为一线和二线用药两类。一线抗结核药物疗效高、不良反应少，主要是利福平、异烟肼、吡嗪酰胺、乙胺丁醇、链霉素等 5 种药物。继利福平之后，利福霉素类的利福喷汀和利福布汀也得到广泛应用。二线抗结核药物抗菌作用弱，不良反应多，仅用于对结核杆菌一线药耐药的患者，有卷曲霉素、卡那霉素、阿米卡星、乙硫异烟胺、对氨基水杨酸、环丝氨酸、环丙沙星、氧氟沙星、左氧氟沙星和氯苯吩嗪等。其中最引人注目的进展是利福霉素类和氟喹诺酮类为抗结核药物增添了生力军。如利福霉素类的利福喷汀是高效、长效抗结核药物；喹诺酮类的氧氟沙星、左氧氟沙星和莫西沙星对结核杆菌有很好的抑制及杀灭效果，价格低廉，毒副作用较小，并且结核分枝杆菌对氟喹诺酮类产生自发突变率很低，为 $1/10^6$ ~ 10^7，与其他抗结核药物不产生交叉耐药性，已成为治疗耐药结核病的主要选择药物。

（六）抗真菌药（antifungal agents）的特点

由于广谱抗菌药、皮质激素、免疫抑制药、抗恶性肿瘤药的广泛应用，导致菌群失调和机体对真菌的抵抗力降低，致使全身性真菌感染在世界各地的发病率日趋增高，以脓毒症为例发病人数已比20世纪80年代增加了2倍，且致病真菌从过去的几十种上升到数百种，给真菌感染的治疗带来很大的困难。致病真菌大致可分为两类：①浅部真菌感染，主要是皮肤癣菌包括毛癣菌、小孢子菌和表皮癣菌，仅侵犯角层，引起皮肤及附属毛甲的损害，如香港脚、头皮癣、灰指甲等；②深部真菌感染，主要为念珠菌属真菌感染，其次为酵母菌属、曲菌属、霉菌属等真菌感染。其又分为：黏膜型真菌病，如"鹅口疮"等；皮下组织真菌病，常见的有着色芽生菌病和暗色丝孢霉病；内脏真菌病，常见有念珠菌病、隐球菌病，曲霉菌病和毛霉菌病等，可侵犯肺、支气管、口咽，胃肠道、泌尿系统，也可引起败血症和脑膜炎。

从1958年至今，两性霉素B已成为治疗深部真菌感染的金标准，但由于其严重的肾毒性和急性毒性反应等限制了它在临床中的广泛应用。三唑类是目前临床应用最广的抗真菌药，疗效较好，多有一定的肝肾毒性，但毒性较两性霉素B小。治疗深部真菌感染的三大王牌药仍然是氟康唑、伊曲康唑和两性霉素B，尚缺乏可供选择的高效、低毒的抗深部真菌感染药物。

近年来抗真菌药的主要研究进展包括：①两性霉素B脂质体新剂型，是通过降低两性霉素B到达肾脏的速率，增加空间障碍，减少两性霉素B与胆固醇的亲和力，从而克服其肾毒性，但因价格昂贵使用受限；②新的抗真菌药物：第二代的三唑类泊沙康唑于2002年上市，疗效高于氟康唑和伊曲康唑；新型的广谱抗真菌药棘球白素类－卡泊芬净于2001年上市，是一种葡聚糖合成抑制剂，可特异性抑制真菌细胞壁的合成，杀死真菌，但缺点是尚无口服剂型，价格昂贵。

（七）抗病毒药的特点

近年来世界性的病毒流行传染病接踵而至，从2002年底由冠状病毒引发的SARS（传染性非典型肺炎），至2003年底由流感病毒甲型H5N1亚型引起的禽流感，到2009年由流感病毒甲型H1N1亚型引起的流感，让人类感受到病毒的危害。疫苗和抗病毒药（antiviral drug）是病毒大流行期间减少发病和死亡的两种最重要的医药干预。疫苗被普遍认为是第一线防御，而抗病毒药则是减少死亡和疾病的一种极其重要的措施。

病毒是最小的一种没有细胞结构的病原微生物，其核心是RNA或DNA，外壳是蛋白质。病毒必须寄生于宿主细胞内，依赖宿主细胞代谢系统进行增殖复制，合成病毒核酸和蛋白质，然后在胞浆内装配为成熟的感染性病毒体，以各种方式自细胞释出而感染其他细胞，而且病毒容易突变产生耐药性。由于病毒这些特性，给抗病毒药物治疗病毒性传染病带来很大困难，能够在临床广泛应用的抗病毒药必须具备高效、低毒、选择性强及不易产生耐药性等特点，这就是为什么从1963年6月28日美国FDA首次批准碘苷滴眼液用于治疗单纯疱疹病毒（HSV）角膜炎以来，到2008年6月底经世界各国批准使用的抗病毒药共有60多个品种，而经得起临床应用考验的常用抗病毒药不到30个品种的原因。

抗病毒药物按作用机制（病毒的繁殖周期）分类：①直接抑制或杀灭病毒药物，目前尚无；②抑制病毒吸附或侵入药物；③抑制病毒在细胞内复制的药物；④阻止病毒从宿主细胞释放的药物。

至今，对病毒仍缺乏直接抑制或杀灭的药物，故临床上的抗病毒感染需要综合预防和治疗，包括预防病毒感染的疫苗、增强宿主抗病毒能力的药物和阻断病毒传播的消毒药等，对于某些病毒性疾病如脊髓灰质炎和狂犬病还没有抗病毒治疗药，只能靠疫苗预防，一旦错过防疫期，后果十分严重。

（八）抗寄生虫药的特点

据统计，全国人体寄生虫总感染率为 62.632%，感染人数约为 7 亿多。一般抗寄生虫药（antiparasitic）对成虫的效果好，而对未成熟虫体较差，因而在应用药物驱虫时，为彻底驱虫，应考虑药物的作用和虫体发育的特点，可间隔一定时间进行二次或多次驱虫。有些寄生虫还会产生耐药性，所以轮换使用抗寄生虫药很有必要。

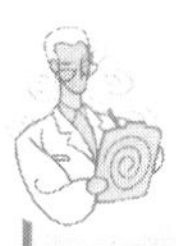

第四节　常见疾病或症状和治疗药物

一、呼吸系统常见疾病或症状和治疗药物

呼吸系统常见的症状有咳、痰、喘，以及各种上、下呼吸道感染所引起的症状包括头痛、咽喉部疼痛、鼻塞、发热等。

1. 感冒和常用的抗感冒药

感冒是一种常见的呼吸道感染性疾病，分为普通感冒（简称感冒）和流行性感冒（简称流感）两种。引起感冒和流感的病原体、主要症状等均不同，见表 13 -5。

表 13 -5　感冒和流感的区别对照表

比较项目	普通感冒	流感
病原体	多种病毒，30% ~50% 为鼻病毒	流感病毒，最常见为甲型流感病毒
流行范围	散发	常发生大流行
流行季节	季节性不明显，但季节转换时易发生	晚秋和初冬
传染方式	空气飞沫，但传染性弱	空气飞沫，传染性强，潜伏期短
感染频率	85% 的人每年可患 2 次以上	最多每年 1 次
典型症状	呼吸道局部症状较重 鼻塞、流清鼻涕、眼睛发红、流泪、打喷嚏、咳嗽、轻度发烧、头痛、咽痛、声音嘶哑等	全身症状较重 高烧，伴有全身肌肉、关节疼痛、极度疲乏和虚弱，眼睛疼痛、发红、流泪或灼烧感，头痛较明显

续表

比较项目	普通感冒	流感
并发症	呼吸道细菌性感染	呼吸道细菌性感染、细菌性肺炎
主要治疗	对症和继发感染治疗，抗病毒治疗无效	对症和继发感染治疗，抗病毒治疗效果不肯定
预防	增强体质	接种流感疫苗
预后	3~5日即可自愈	病程一般数周，每次流行后常引起不同程度的超额死亡（多因病毒性肺炎或其他病毒性合并症）

用于治疗感冒和流感的药物主要分为抗过敏药、减轻鼻黏膜充血的药物、解热镇痛药、抗病毒药四类。其中抗过敏药可缓解打喷嚏、鼻塞、流鼻涕的症状。减轻鼻黏膜充血药能够选择性的收缩鼻黏膜的血管，减轻鼻塞症状，使鼻涕减少。解热镇痛药可以退热，缓解头痛及全身肌肉酸痛的症状。抗病毒药仅可减轻病毒感染的严重程度，但是不能杀灭病毒。

目前市售的抗感冒药以复方制剂多见，所含的成分和含量有一定的差别，因而选用抗感冒药时应根据自己的症状和所需用药物的药物成分和含量合理选用，见表13－6。

表13－6　部分常用的市售抗普通感冒药的成分和含量（mg）以及相对应的适应证表

含量 药物分类	药物通用名	泰诺	日夜百服咛		白加黑片		新康泰克	联邦伤风素	艾畅	速效伤风胶囊
			日片	夜片	日片	夜片				
中枢性镇咳药（治咳嗽）	右美沙芬	15	15	15	15	15	–	–	2.5	–
解热镇痛药（降温、镇痛）	对乙酰氨基酚（扑热息痛）	325	500	500	325	325	–	扑热息痛200，水杨酰胺100	–	250
减轻鼻黏膜充血药（治鼻涕）	盐酸伪麻黄碱	30	30	15	30	30	90	30	7.5	–
抗过敏药（治鼻涕、催眠）	扑尔敏	2	–	2	–	苯海拉明25	4	吡咯吡胺1.2	–	1
镇痛佐药	咖啡因	–	–	–	–	–	–	15	–	15
清热解毒药	人工牛黄	–	–	–	–	–	–	–	–	10
适应证		咳嗽（干咳）、发热、头痛、流涕					流涕	发热、头痛、流涕	咳嗽（无痰）流涕	发热、流涕、咽喉痛
备注		因日夜百服咛中对乙酰氨基酚的含量高，所以其降温、镇痛作用比其他2种药强						不含镇咳药		含人工牛黄，清热解毒
生产商		强生	施贵宝		盖天力		中美史克	联邦制药	强生	广州光华药业

2. 咳嗽和常用的镇咳药

咳嗽是人体的一种保护性呼吸反射动作。咳嗽的产生，是由于当异物、刺激性气体、呼吸道内分泌物等刺激呼吸道黏膜里的感受器时，冲动通过传入神经纤维传到延髓咳嗽中枢，引起咳嗽。咳嗽的动作是短促深吸气，声门紧闭，呼吸肌、肋间肌和膈肌快速猛烈收缩，使肺内高压的气体喷射而出，就成为咳嗽。随着急速冲出的气流，呼吸道内的异物或分泌物被排出体外。

中医认为有声无痰称为咳，有痰无声称为嗽，有痰有声谓之咳嗽。现代医学将咳嗽分有痰和无痰两类，有痰者须在使用祛痰药或溶痰药的同时才使用镇咳药。镇咳药只治标，还应对病因治疗咳嗽。中枢性镇咳药较适合无痰的刺激性干咳，外周性镇咳药适合有痰或无痰的咳嗽。在表 13－6 中的抗感冒复方药中，大多含有中枢镇咳药右美沙芬，因而适合于无痰的干咳的感冒。常用的镇咳药所含的成分参见表 13－7。

表 13－7　常用的镇咳药所含的成分和相对应的适应证表

药物分类	药物通用名	咳必清	咳快好	可待因片	强力枇杷	佩夫人止咳露	联邦止咳露
中枢镇咳药（治咳嗽）	成瘾药：可待因	–	–	√	–	√	√
	罂粟壳	–	–	–	√	–	–
	非成瘾药：喷托维林	√	–	–	–	–	–
外周镇咳药（治咳嗽）	苯丙哌林	–	√	–		–	–
	枇杷叶、桔梗	–	–	–	桔梗	–	–
祛痰药（祛痰）	愈创木酚甘油醚	–	–	–	–	√	–
	枇杷叶、桔梗、薄荷脑	–	–	–	√	–	–
减轻鼻黏膜充血药（治鼻涕）	盐酸（伪）麻黄碱	–	–	–	–	√	√
抗过敏药	扑尔敏	–	–	–	–	√	
适应证		咳嗽（无痰）	咳嗽（有痰）	咳嗽（无痰）	咳嗽（有/无痰）、流涕	咳嗽（无痰）	咳嗽（无痰）
备注		镇咳效率为可待因的1/3	镇咳效率比可待因强2～4倍	按麻醉药管理	为中成药	属中枢镇咳药	属中枢镇咳药

小儿咳嗽一般不适合使用中枢性镇咳药，因为其咳嗽反射较差，气道管腔狭窄，血管丰富，纤毛运动较差，痰液不易排出，如果一咳嗽，便给予较强的止咳药，咳嗽虽暂时得以停止，但痰液不能顺利排出，大量痰液蓄积在气管和支气管内，使炎症扩散，易引起支气管炎或肺炎。小儿最适合选用兼有祛痰、溶痰作用的镇咳药。

二、消化系统常见疾病或症状和治疗药物

消化系统疾病是常见的多发病之一，其中又以消化性溃疡为主，主要是因吸烟、

饮酒、情绪紧张、药物刺激引起，胃肠疾病发病率约占人口的10% ~12%。消化系统常见症状包括上腹饱胀、嗳酸、恶心、呕吐、呃逆、腹泻、便秘、上下腹疼痛、食欲减退等，可由消化系统疾病引起，也可以由其他系统疾病引起。

1. 消化性溃疡和常用抗溃疡药物

胃溃疡与十二指肠溃疡的区别是：①疼痛部位：胃溃疡多位于剑突下正中或偏左，而十二指肠溃疡多位于上腹正中或略偏右；②疼痛规律：胃溃疡疼痛多于餐后半小时至2小时出现，持续1~2小时，在下次进餐前疼痛已消失，即所谓“餐后痛”。而十二指肠溃疡疼痛多于餐后3~4小时出现，持续至下次进餐，进食后疼痛可减轻或缓解，故叫“空腹痛”，有的也可在夜间出现疼痛，又叫“夜间痛”。治疗的目标是消除症状，促进愈合，预防复发及防治并发症。治疗原则需注意整体治疗与局部治疗相结合，发作期治疗与巩固治疗相结合。

在抗消化性溃疡药中，抗酸药是无机弱碱类，能直接中和胃酸，小剂量抗酸药能缓解疼痛，大剂量抗酸药可促进溃疡愈合。应用单一品种的抗酸药有一定的不良反应，且在临床上达不到满意的效果，因而在临床上多采用几种抗酸药组成复方制剂以互相取长补短。H_2 受体阻断药治疗十二指肠溃疡推荐是把每日剂量每晚睡前一次服用，或每晚餐前服用全日剂量。这是因为夜间胃酸分泌增多，是十二指肠发病的主要因素。此给药方案正巧为抑制最高胃酸分泌的时间，从而发挥最大效果，这种服药方案在夜间适度抑制胃酸，尽可能少地干扰白天胃肠生理功能，可以不影响病人的正常消化功能。保护胃黏膜药物枸橼酸铋钾的疗效与 H_2 受体拮抗剂相同，而副作用较低。质子泵抑制剂（H^+-K^+ - ATP 酶抑制药）是目前已发现的作用最强的胃酸分泌抑制药，它高效快速抑制胃酸分泌和清除幽门螺杆菌以达到快速治愈溃疡，在治疗消化性溃疡症状消失方面较 H_2 受体阻断药治愈率高而复发率低，是治疗溃疡性反流性食管炎和卓-艾综合征最有效的药物。

幽门螺杆菌（Hp）感染是消化性溃疡的主要致病因素和复发原因，95% 的十二指肠溃疡病人和80% 的胃溃疡病人都感染有幽门螺杆菌，其发现者澳大利亚科学家巴里·马歇尔与罗宾·沃伦因此而获得了2005年度诺贝尔医学奖。Hp还是胃癌的罪魁祸首，世界卫生组织已将其列为一级致癌因子。根除Hp已成为防治消化性溃疡的关键。根治幽门螺杆菌多采用三联疗法：①一种抗溃疡病的抑酸药或（和）铋剂，抑酸药多采用质子泵抑制剂或 H_2受体阻断药。②一种合成抗菌药，一般采用硝基咪唑如甲硝唑或替硝唑。③一种抗生素，多采用第二代红霉素类如克林霉素、阿莫西林或四环素。

2. 腹泻和常用治疗药物

“拉肚子”在生活中极为常见。急性肠炎就是在“拉肚子”中最常见的疾病。一旦人们饮食不当，经常发生的就是急性肠炎。急性肠炎的病因有：①暴饮暴食，进食过多的高脂高蛋白食物，饮酒、饮冰凉饮料过多，或受凉之后；②进食腐败、污染的食物，如隔夜食物未加热消毒，臭鱼烂虾，不新鲜的螃蟹、海味，久存冰箱内的肉类食品，发酵变质的牛奶及奶制品；③个别病人对食物产生过敏反应。

腹痛腹泻是急性肠炎主要特点。大多是肚脐周围痛，呈阵发性绞痛，引起排便感觉，排便后腹痛略有减轻。腹泻大多为稀水样便，含有不消化食物残渣，一般每日可排便 7 ~ 8 次，最多可达十几次。经治疗，1 ~ 2 天内，最多 2 ~ 3 天恢复正常，病情经过比较良好。急性肠炎要注意与其他疾病引起的腹泻鉴别。总的说来，腹泻中较轻的情况一般为急性肠炎。其他疾病需到医院进一步检查方能确诊。

腹痛可用解痉剂，如口服阿托品或普鲁苯辛等；如是细菌感染，应选用抗菌药物，如黄连素、诺氟沙星等。

三、常见疼痛的治疗

疼痛是由致痛物质刺激神经末梢所致，疼痛是影响人们生活和工作的重要疾病之一，疼痛虽不致命，但疼起来真要人命。疼痛按疼痛机制分为伤害感受性疼痛和非伤害感受性疼痛两种。伤害感受性疼痛又分为躯体疼痛和内脏疼痛；非伤害感受性疼痛又分为神经病理性疼痛和心理性疼痛。按疼痛持续时间可分为急性疼痛和慢性疼痛。急性疼痛发生于创伤或手术后，有自限性，当组织损伤恢复后即减轻，若不减轻即可发展为慢性疼痛。慢性疼痛指持续时间超过急性损伤或疾病的正常痊愈时间，间隔几个月或几年就复发的疼痛，也可简单定义为持续时间超过 6 个月的疼痛。慢性疼痛能影响生活的各个方面，如就业、社会活动和人际关系等。按发病部位可分为头痛、肩痛、腰痛和腿痛等。

头痛、牙痛、肌肉和关节痛是我国居民最常经历的疼痛，其次为受运动损伤导致的疼痛和经痛。疼痛是多种疾病的表现，它可能是炎症引起，也可能是神经引起，在不明病因的情况下乱用镇痛药，虽然疼痛症状得到暂时缓解，但却掩盖了疼痛的病因，使诊断失去了一个重要依据，不利于及早诊断和治疗。因此，治疗疼痛应以病因治疗为主，镇痛治疗为辅。

（1）偏头痛　为一发作性疾病，其发生原因是由于颈总动脉分布区内的动脉痉挛，继之以扩张所致。治疗偏头痛的镇痛药有：①麦角胺和麦角胺咖啡因等是第一个用于偏头痛特效治疗的药物，通过激活去甲肾上腺素、多巴胺受体以及 $5-HT_{1A}$、$5-HT_{1B}$、$5-HT_{1D}$、$5-HT_{1F}$ 等受体亚型而起作用；②阿司匹林、布洛芬等解热镇痛药通过抑制致痛物质前列环素的产生而起作用；③盐酸氟桂嗪、尼莫地平等是钙通道拮抗药，通过扩张脑血管而起作用。

（2）牙痛　通常是因为炎症引起的，除用抗菌药物外，常用解热镇痛药如阿司匹林、布洛芬等解除疼痛。牙痛水含樟脑、丁香油、水合氯醛等成分，局部使用有止痛杀菌作用。牙痛一粒丸含蟾酥、朱砂、雄黄、甘草等成分，局部应用可镇痛消肿。

（3）关节疼痛　多因各种关节损伤、感染、退行性改变等引起，应对因治疗，可用解热镇痛药布洛芬等缓解镇痛。

（4）月经痛（痛经）　分为原发性和继发性两种。对继发性痛经应治疗原发病。治疗原发性痛经的镇痛药有：延胡索乙素、罗通定、白屈菜碱、布桂嗪（强痛定）、氟芬那酸（氟灭酸）、甲芬那酸（甲灭酸）、吲哚美辛（消炎痛）、乙酰水杨酸、乙酰水杨酸胺等。延胡索乙素及罗通定 镇痛作用弱于哌替啶，强于解热镇痛药，对于慢性持续性钝痛效果好。其镇痛作用与阻断脑内多巴胺受体有关。

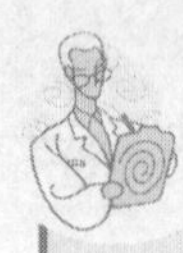

第五节 课程教学安排

药理学是临床医学及医学相关专业的公共必修课，长学制专业（如八年制和七年制临床医学专业）安排在第 6 学期、五年制专业安排在第 5 学期、四年制专业安排在第 3 学期开课。

一、学习的目的及要求

根据临床医学生培养目标的要求，本课程教学强调掌握本课程的基本理论、基本知识和基本实验技能，同时介绍新理论、新知识、新技术与方法，以提高学生的素质（包括学习能力、科学分析综合能力及科学思维方法和初步科研能力的培养），加强基础与临床联系，指导学生在临床工作中如何合理用药以防治疾病，为培养高质量的临床医生奠定基础。

在学习过程中，应掌握学习方法，把握重点：分类药名最重要，每章抓住重点药，作用应用是关键，与其他药物作比较。

1. 基础理论和基本知识

（1）掌握常用药物的药理作用、作用机制、临床应用以及不良反应、禁忌证。

（2）熟悉药物的理化特性与生物活性，药物在体内的变化过程以及对人体和药效的影响。

（3）了解新药研制和开发、基因治疗等内容。

2. 基本能力的培养

（1）自学能力的培养　课堂讲授重点和难点，指导学生阅读教材和有关资料，培养学生自学能力和理解能力，发挥学生的学习主动性。

（2）理解能力和思维能力的培养　突出讲课的层次和思路，阐述药理作用及机制，结合实际病例引导学生将理论和临床相结合，以培养学生的理解和综合分析能力。

（3）专业外语　要求学生掌握药理学主要专业英文词汇和常用药名。

3. 创新能力的培养

及时把新理论、新知识、新技术引入到教学内容中，引导学生思考和查阅有关的文献资料。

二、教学与安排

讲课内容、教学形式及学时（五年制临床医学专业）见下表。

讲课内容及学时表

周次		讲课内容	学时
1	总论	绪论 药物效应动力学	5
2		药物代谢动力学　『PBL 教学』 影响药物效应的因素和合理用药	5
3	传出神经系统药物	概论、胆碱受体激动药 抗胆碱酯酶药，胆碱受体阻断药	5
4		肾上腺素受体激动药、阻断药 局部麻醉药　『PBL 教学』	5
5	作用于中枢神经系统的药物	全麻药，抗焦虑药和镇静催眠药 抗癫痫药	5
6		抗惊厥药，治疗中枢退行性疾病药 抗精神失常药	5
7		镇痛药 解热镇痛药　『PBL 教学』	5
中段考试（计算机辅助考试，占总成绩 20%）			
8	作用于心血管系统的药物	钙通道阻滞药 抗心律失常药	5
9		肾素－血管紧张素系统抑制药 抗高血压药，利尿药	5
10		治疗充血性心力衰竭药『PBL 教学』 抗心绞痛药，抗动脉粥样硬化药	5
11	作用于内脏和内分泌系统的药物	作用于血液系统的药物 作用于消化系统、呼吸系统的药物	5
12		作用于子宫的药物、性激素类药物 影响自身活性物质的药物 肾上腺皮质激素类药物 甲状腺激素和抗甲状腺药	5
13		胰岛素和口服降血糖药 抗骨质疏松药　『PBL 教学』	5
14	化学治疗药物	抗菌药物概论	5
15		抗菌药物（β－内酰胺类） 抗菌药物（氨基糖苷类、大环内酯类、氯霉素类）	5
16		抗菌药物（四环素类、人工合成类） 抗结核病药，抗寄生虫药　『PBL 教学』	5
17		抗病毒、真菌药 抗恶性肿瘤药，免疫调节药	5
18		期末考试（闭卷考试，占总成绩 70%） 『PBL 教学』（占总成绩 10%）	85 学时

考核方式：包括期中和期末考试。

期中考试：90 分钟计算机辅助的考卷考试。

题型：50% 单选题，50% 多选题。

期末考试：120 分钟闭卷考试。

题型：40% 单选题，10% 多选题，20% 简答题，30% 论述题。

参考教材和网络资源

1. 参考教材

（1）颜光美．药理学．北京：高等教育出版社，2005.

（2）杨世杰．药理学．北京：人民卫生出版社，2005.

（3）陈汝筑，黄守坚．治疗药理学．北京：人民卫生出版社，2002.

2. 网络资源

（1）《药理学》国家精品课程网站：http：//jpkc. sysu. edu. cn/2005/yaolixue/index. htm

（2）美国食品及药物管理局（FDA）网站，http：//www. fda. gov

是食品和药品方面权威站点，提供新闻、热点讨论、FDA 管理产品，包括：食品、药品、医疗器械、生物制品、动物食品与药品、化妆品等，提供相关信息，评估，研究等。

（3）国家食品药品监督管理局（SFDA）网站，http：//www. sfda. gov. cn

中国的药品、医疗器械、化妆品和消费环节食品安全监督管理。

（4）提供化学药品分类数据库，http：//www. lycaeum. org/

内附图片和药品介绍，此外，还提供讨论组、图书、软件、药品文化和相关链接。

（5）RxList 国际药物索引，http：//www. rxlist. com/

对 4000 多种 U. S. 处方和 OTC 药物进行数据库检索，包括药品全名、药名、分类等检索方式，附药品的解释说明。

（6）药品信息向导网站，http：//www. infomed. org/100drugs

为内科医生，药剂师和学生提供药品信息，提供 100 种药物的详细说明，如药理学，禁忌症，副作用等。

（7）中国非处方药协会（CNMA）网站，http：//www. cnma. org. cn/

提出有关非处方药生产、经营管理方面的政策法规建议；向会员单位提供咨询、培训和信息等各项服务；向广大消费者宣传正确合理的自我药疗知识。

1. 简述处方药和非处方药的区别？分别列出你用过的处方药和非处方药。

2. 列出你曾患过的疾病或症状和用过的药物名称，对照本教材以及用你掌握的医学知识解释是否使用合理。

3. 拿一种西药的药盒，按说明书（或在网上查找）列出该药的作用机制、药理作用、临床应用、不良反应和禁忌证。

4. 在你患感冒看医生时，医生曾经开给你哪种感冒药？请列出这种药的作用机制、药理作用、临床应用、不良反应和禁忌证。

（汪雪兰）

第十四章 基础医学实验

实验是基础医学课程的重要组成部分，主要包括形态学实验（如人体解剖学实验等），机能学实验（如实验生理学等）、病原生物学实验和分子医学技能实验等。经典的基础医学实验多采用与理论课同步进行的教学模式，以验证性实验为主。近年来，综合性实验已成为实验课教学改革的主要方向，同时，开设独立的实验课程也成为基础医学课程体系改革的发展趋势。实验生理科学和分子医学技能是已经独立开设的基础医学实验课程。

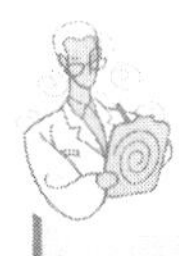

第一节　分子生物学与分子医学技能

一、分子生物学概述

分子生物学（molecular biology）是研究核酸、蛋白质等生物大分子的形态、结构、功能及其规律性和相互关系的科学。它意味着人类从分子水平揭示生命的奥秘，从而由被动地适应自然界到主动地改造和重组自然界的科学过程。

从总体上，分子生物学的研究内容主要包括以下三个方面：

1. 生物大分子的结构功能研究

生物大分子特定的空间结构及结构的动态变化与其生物学功能的关系。主要包括核酸和蛋白质的结构与功能。核酸的分子生物学研究核酸的结构及其功能。由于核酸的主要作用是携带和传递遗传信息，因此分子遗传学（molecular genetics）是其主要组成部分。蛋白质的分子生物学研究执行各种生命功能的主要大分子蛋白质的结构与功能。

2. 基因表达调控及细胞信号转导

基因表达调控是指遗传信息的传递过程中，在复制、转录和翻译水平所进行的表达及其调控过程。细胞信号转导的分子生物学研究细胞内、细胞间信息传递的分子基础。构成生物体的每一个细胞的分裂与分化及其他各种功能的完成均依赖于外界环境所赋予的各种指示信号。在这些外源信号的刺激下，细胞可以将这些信号转变为一系列的生物化学变化，例如蛋白质构象的转变、蛋白质分子的磷酸化以及蛋白与蛋白相互作用的变化等，从而使其增殖、分化及分泌状态等发生改变以适应内外环境的需要。

3. 基因重组技术（基因工程）

基因工程（gene engineering）对 DNA 大分子上的遗传单元（基因）进行体外操作，与载体系统形成新的基因组（即重组体），再把它引入特定的受体细胞并在细胞内进行复制和表达，产生新的遗传性状。

分子生物学及其技术是以生物化学、遗传学及物理学和化学等学科为理论和实验基础发展起来的新型学科，并且广泛应用于生命科学各个领域。包括：①大量生产具有实用意义和应用价值的基因工程产物，如酶类、抗生素、抗体、激素等；② 定向改造某些动植物的遗传特征，使之经济价值大大提高；③ 用于生物学的基础研究，探讨基因信息传递的机制与调控过程；④ 用于人类疾病的发病机制及基因诊断、治疗和预防的研究。

二、现代生物医学技术在分子医学中的应用

分子生物学的飞速发展渗透到医学研究与应用领域，派生出了全新的学科：分子医学（molecular medicine）。分子医学的主体内容是分子生物学在医学中的应用，涵盖了其主要的理论和技术体系，又侧重于医学领域中的应用，其中的技术体系是开展该领域研究的基本工具。所涉内容大致包括：发现控制正常细胞行为的基本分子；弄清基因异常表达、基因相互作用的紊乱与疾病发生的关系；通过检查和纠正这些异常基因对疾病进行诊断、治疗和预防。分子医学与传统医学的主要不同在于前者对疾病的认识和操作都是在分子和基因水平上进行的，所以，它必须依托现代生物技术在医学领域的应用。

综而述之，现代生物医学技术应用于分子医学主要体现在以下几个方面。

1. 探讨疾病的分子机制

从分子水平探讨疾病的机制，首先要阐明的是相关的调节细胞行为的分子系统，如一些重要的酶和生物分子的结构功能及其编码基因，癌蛋白、抑癌蛋白及其基因，细胞信息分子等。从由于患者体内先天性缺乏尿黑酸症氧化酶基因的表达，致酪氨酸代谢过程中的中间产物尿黑酸不能被分解氧化而堆积增多并大量从尿排出的尿黑酸症，到1949年波林发现镰刀型细胞贫血症与血红蛋白结构异常相关。贫血症的发生是由于基因序列上一个碱基的改变导致了遗传密码的改变，最终导致了相应多肽链上一个氨基酸的变化。再到20世纪80年代"癌基因模式"的提出。诸多类型的疾病都涉及到分子水平的改变。对其进行诊断和治疗的前提是应用现代生物技术探明疾病发生的症结所在。

2. 疾病的基因诊断

许多疾病是由于基因的结构和功能发生改变引起的，总体而言，主要可分为两类：① 单基因疾病的诊断：一般可在临床症状出现之前作出诊断，不依赖临床表型；② 有遗传倾向的复杂疾病易感基因的筛查。现在确认与遗传有相关性的疾病越来越多，如高血压、冠心病、关节炎、糖尿病、精神病等都具有明显的遗传性。从广义上讲，大多数疾病都可以从遗传物质的变化中寻找出原因。而从技术上看，只要找到了与疾病相关的基因，基因诊断即可以实现。此外。一些外源性病原体，如病毒、细菌、寄生虫等引起的传染病，用PCR技术等在感染的早期即可用少量标本迅速准确地确定病原体的存在。目前已可对几十种传染病进行基因诊断。

3. 疾病的基因治疗

基因治疗包括体细胞基因治疗和生殖细胞基因治疗。体细胞基因治疗主要是对病变细胞进行基因修饰或替代，因此一般不会影响后代的遗传性状。从理论上讲，最适合基因治疗的是单基因缺陷的遗传病。目前已确认的由于单基因缺陷引起的遗传病就有3000多种，因此遗传病是基因治疗的一个主要目标。从目前的实践看，实施基因治疗的病人最多的是肿瘤。除遗传病和肿瘤外，艾滋病、心血管系统疾病也都是基因治疗可供选择的疾病。随着基础研究的进展和技术的进步，可供基因治疗的疾病范围将

进一步扩大，基因治疗的重要性也将日显突出。

生殖细胞的基因治疗以校正生殖细胞中的缺陷基因为目标，因而是一种更彻底的基因治疗。但对生殖细胞进行遗传操作所产生的性状可以世世代代传下去，因而在安全性和伦理问题上一直存在很大的争议。目前我们对整个人体基因组的结构及其活动规律知之甚少，尤其对胚胎发育过程中的细胞分化、器官形成的调控机制还不很清楚，生殖细胞的基因治疗在基础理论、技术水平，以及社会公众的接受程度上尚不成熟。

基因治疗得以实现，除了在基础理论研究方面的进展以外，在技术上主要得力于基因克隆技术等现代生物医学技术的发展和不断完善。

4. 疾病的基因预防

基因疫苗的出现改变了传统疫苗的概念，在艾滋病、肿瘤和多种传染病的预防上都可能有广阔的应用前景。由于传统疫苗的制备是一件耗资费时的复杂过程，基因疫苗显然可以大大地简化这种制作过程，具有很大的社会效益和经济效益。

从广义上讲，疾病的基因预防还应包括对有遗传缺陷的胎儿进行人工流产。目前的技术已能对妊娠 8 周的胎儿进行基因诊断，几千种单基因缺陷的遗传病和更多的多基因缺陷的遗传病，都有可能在胚胎时期获得诊断而被“消灭”在萌芽时期，从而将大大减少家庭和社会的沉重负担。

此外，在肿瘤的预防上，由于某些肿瘤有明显的家族遗传性，如乳腺癌敏感基因已被分离出来，从理论上讲对这种乳腺癌的后代预先进行基因替代，就可预防乳腺癌的发生。某些高胆固醇血症是由于低密度脂蛋白受体表达低下引起的，用基因导入提高这种受体的表达，或许可以降低胆固醇的水平，减少心脏病的发生率。随着越来越多的疾病的分子基础被阐明，基因预防将会成为预防医学中的一种重要手段。

三、常用的分子生物学技术

分子医学的发展依赖于分子生物学技术和研究手段的发展，如 PCR 技术、基因克隆技术、基因转移技术等的发明和改进，使我们可以对基因的分离、切割、重组、转移等进行有效的操作，并由此产生了基因诊断、基因治疗和基因预防的新方法。分子技术种类繁多，日新月异。但从根本上论之，万变不离其宗。可归纳如下。

1. 基因获取

获取目标基因常常是基因操作的首要步骤。常规方法有 PCR 法，基因文库或 cDNA 文库法以及化学合成法。应根据具体的研究目的和实验条件选用合适的方法。

2. 基因检测

对一个基因或一段 DNA 片段进行检测鉴定是分子医学技术中最常用到的手段。包括电泳检测、序列分析等方法。

3. 基因克隆

基因克隆（gene cloning）技术作为分子医学中最重要、最基本的技术之一，是许多分子医学实验实施的基础，在基因诊断、治疗和预防中具有举足轻重的意义。

4. 基因表达

基因表达是基因工程中的一个重要步骤，它模拟生物学中心法则的原理，完成从基因到蛋白质的基因信息传递过程。它包括上游的基因操作和下游的蛋白质纯化、鉴定等多种基本技术。如20世纪70年代末兴起的基因工程制药业已得到了迅速发展。目前已有多种已获准生产销售的基因工程产品。

5. 基因标记

基因标记技术是许多其他基因技术如基因探测或检测中必不可少的辅助技术。到目前已有多种方法可对基因进行标记，可适应各种不同的实验要求。

6. 基因探测

基因探测所依据的最基本的理论就是核酸碱基互补原则，最常用的方法就是核酸分子杂交，它应用一段与目标基因碱基互补的核酸作为探针去探测待测样品。

7. 基因转移

转基因动（植）物将人基因转入动物受精卵或胚胎干细胞，植入雌性动物子宫，能发育成转基因动物。因为建立转基因小鼠涉及基因的克隆、拼接、向受精卵内的导入以及导入基因的检测等分子生物学技术。现在转基因动物技术已经被广泛用于医学研究的各个领域，其中应用最多的是转基因小鼠。用转基因小鼠的方法建立的人类疾病动物模型使医学研究进入了分子医学的新时期。

8. 基因信息技术

这是从事与基因组研究有关的生物信息的获取、加工、储存、分配、分析和解释的一门学科。它包含两层意思，即对海量数据的收集、整理以及对这些数据的应用。人类基因组计划的成功实施使生命科学进入了信息时代。基因组学（genomics）、蛋白质组学（proteomics）和生物芯片（biochip）技术的发展，使得与生命科学相关的数据量呈线性高速增长。对这些数据全面、正确的解读，为阐明生命的本质提供了可能。连接生物数据与医学科学研究的是生物信息学应用生物信息学研究方法分析生物数据，提出与疾病发生、发展相关的基因或基因群，再进行实验验证，是一条高效的研究途经。

四、分子医学技能课程

（一）教学目的与要求

分子医学技能是面向五年制和七、八年制医学生的专业基础必修课。依照科学研究的基本思路，科研能力的培养包括科学实验技能的训练和科学思维的形成。这正是本课程设立的的主要目标。

课程主体包括分子医学概论、分子医学基本技术、分子免疫技术、分子医学应用性实验、分子医学前沿技术、分子医学课题设计与科研探索等六个部分。这一课程的目标和意义，一是使学生能掌握分子医学的经典理论和基本技能，二是开发学生的科研潜能和创新思维。所以，在本课程的建设中，改革了传统的以单纯老师授课为主的单一教学方法，建立了一个以主体课程、专题讲座和学生科研三大支柱为框架的，以课内课外结合、老师学生互动、课程学习和科研探索交叉，多种教学手段并进为特色的立体化教学模式，使学生在学习过程中得到全方位，多层面的综合训练。

参考教材和网络资源

1. 参考教材

周俊宜. 分子医学技能. 北京：科学出版社，2006

2. 网络资源

分子医学专题网站 http：//elearning. sysu. edu. cn/webapps/portal/frameset. jsp？ tab_ id = _ 2_ 1&url =/bin/common/course. pl？ course_ id%3D_ 2636_ 1

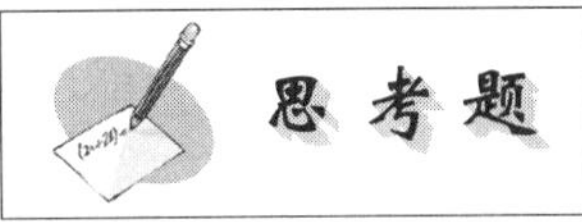

1. 为什么说分子生物学将现代医学带入了分子医学时代？
2. 分子生物学的主要技术有哪些？

（周俊宜）

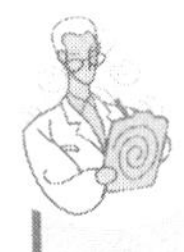

第二节　形态学与机能学实验

形态学与机能学实验是实践性较强的实验课程，也是重要的基础医学实验课程。

形态学实验包括组织学与胚胎学、病理学实验内容。形态学实验是在老师的指导下，学生观察正常组织切片与病理切片、观察器官大体标本，借助于多媒体辅助手段进行学习，并进行一些必要的技术操作。通过实验过程的操作和观察来验证和巩固理论知识，加深学生对理论课程的理解，认识正常组织和各种病变的病理组织与器官的形态结构特点及其发生发展规律，掌握各种疾病的基本病理特点、诊断及鉴别诊断要点、临床病理联系，为临床课程学习打下基础。通过形态学实验课程的学习，培养学生的观察、比较、分析和综合各种现象的科学方法，培养学生独立思考和独立工作的能力。同时使学生能够熟练掌握形态学基本技术与方法。

机能学实验涵盖生理学、病理生理学、药理学的基本实验内容。机能学实验在于培养学生具有科学的思维方法和科学的工作态度。在实验过程中使学生初步掌握机能学实验的基本操作技术，了解获得生理学、病理生理学、药理学的科学方法，以及验证和巩固机能学的基本理论，在实验工作中培养学生对科学工作的严肃态度、严格要求、严密的方法和实事求是的作风。通过实验逐步培养学生具有客观地对事物进行观察、比较、分析和综合的能力，具有独立思考解决问题的能力以及创新精神和创新的能力。

一、组织学与胚胎学实验

（一）基本技能与方法

组织学与胚胎学实验是通过在实验过程中操作和观察，验证和巩固所学的理论知识，加深、扩大对理论知识的理解；培养学生们观察、分析和综合各种客观现象的思维方法和独立思考的能力及实际操作能力，同时培养学生一丝不苟的工作作风和严格尊重客观事实的科学态度。

1. 普通光学显微镜的构造

普通光学显微镜（以下称显微镜）是组织学与胚胎学最主要的研究工具，了解显微镜的构造，正确而熟练地使用显微镜是本学科重要的基本技能训练内容。

（1）显微镜的构造　根据目镜数目的不同，显微镜可以分为单目显微镜和双目显微镜两种。两种显微镜的基本构造相同，都是机械部分和光学部分两部分组成。机械部分：主要包括镜座、镜臂、载物台，调焦装置，物镜转换器和镜筒等。光学部分：包括目镜、物镜、聚光器和反光镜等。

（2）显微镜的主要性能　显微镜的主要性能包括分辨力、放大率、焦点深度和工作距离等。分辨力：是物镜分辨被检物体微细结构的能力，即分辨两个物体点之间最小距离的能力。放大倍数：显微镜的总放大倍数等于目镜放大倍数和物镜放大倍数的乘积。焦点深度：又称景深，即能同时看清楚的上下两层图像的距离。工作距离：是指物镜最下面透镜表面与标本之间的距离。物镜放大倍数越大，其工作距离越小。

2. 显微镜的使用方法和注意事项

（1）使用方法　旋转物镜转换器，将低倍镜调至中央，打开光阑并升高聚光器。打开电源开关，调节内置照明灯的亮度。双眼经目镜观察视野，同时推或拉动目镜间距调节器，使两目镜间距与自己的瞳间距一致，此时双目视野合二为一。裸眼观察下，转动粗调节螺旋，升高或降低载物台，直至出现物像为止。缓缓转动细调节螺旋，直至右眼视野物像清晰。通过标本移动器（调节螺旋在载物台下方）移动标本，进行观察。

（2）注意事项　每次使用前应检查显微镜各部件是否完好无损，发现问题应该及时报告实验指导教师。不得拆卸、更换显微镜任何部件。操作应轻柔，避免震动和碰撞。保持显微镜清洁，清洁镜头须用拭镜纸，不可用口吹，用手或者用其他纸、布擦拭，以防损伤镜片。用完后应将载物台和聚光器下降到低位（势能最低），防止丝杆受损。盖好防尘罩并放回原处。

3. 切片观察注意事项

标本盒正面（有编码的一面）向上，打开盒盖，取出标本。实验结束后，将标本片放回原位。显微镜观察应先用低倍镜对标本的构成和一般结构特点进行初步观察，并寻找欲在高倍镜下观察的结构，而后换高倍镜进行观察。必要时再换油镜进行观察。需要绘图时，应先选择一结构完整、清晰、典型的部位，按照镜下观察的真实结构绘图。画面应力求正确反映所观察结构的形状、大小比例，位置关系和着色等特征。绘制器官组织应注意画面的方位，习惯上将实质性脏器的外表面和中空性脏器的内表面置于画面上方。绘好图后，应将图中主要结构引出标注线，用铅笔注字，标明结构内容，图下应注明标本号码、标本名称、染色方法和放大倍数。

4. 普通切片的制作过程

组织学与胚胎学的研究方法有多种，但主要的研究方法不外以下两类，即活体组织观察法和固定组织观察法。

实验室所用标本大多为固定组织切片，现将其主要制作过程介绍如下：取材和固定、脱水和包埋、切片、染色（常用苏木精－伊红染色，简称 HE 染色）、脱水、透明和封片。待干后即可观察，并可长期保存。

（1）活体组织观察法　是经活体染色、组织培养、显微解剖、显微照相等方法，观察细胞、组织和器官在生活状态时的形态、结构及变化情况。

（2）固定组织观察法　是将细胞、组织或器官的一部分经过一定的处理，做成切片、涂片或铺片并施以各种染色而进行观察的方法。由于折光性和着色反应的不同，各种微细结构在显微镜下会显示出明暗不同，色彩各异的图像，便于观察和分析，而且还能长期保存。这种方法的缺点是不能直接观察细胞、组织和器官生活状态的特征和生理功能，只能根据其形态结构的变化加以推测。

（二）学习目的与要求

1. 上皮组织

要求掌握上皮组织的一般结构特点和分类。掌握各类被覆上皮的结构特点和分布，在光镜下正确辨认各中上皮。掌握浆液性腺泡、黏液性腺泡和混合性腺泡的结构特点，在光镜下正确辨认三种不同的腺泡。熟悉上皮细胞的特殊结构，在电镜图片上辨认这些结构。

2. 固有结缔组织、软骨组织和骨组织

要求掌握结缔组织的一般结构特点、分类和分布。掌握疏松结缔组织细胞、纤维和基质的组成。镜下正确辨认成纤维细胞、巨噬细胞、胶原纤维和弹性纤维。了解致密结缔组织、脂肪组织和网状组织的结构。镜下正确辨认规则型致密结缔组织和脂肪组织。掌握透明软骨的结构，了解弹性软骨和纤维软骨的结构。镜下正确辨认透明软骨。掌握骨组织的结构、长骨骨密质结构、软骨内成骨的过程。镜下正确辨认长骨骨密质、骨细胞、成骨细胞和破骨细胞。熟悉成纤维细胞、浆细胞、巨噬细胞、肥大细胞、成骨细胞和破骨细胞的超微结构特点并借助电镜图片进行观察。

3. 血液和血细胞

要求掌握血液的组成及各种血细胞的形态、结构特点。镜下正确辨认各种血细胞。掌握血涂片的制作过程。了解血细胞发生过程中形态结构变化的一般规律，正确辨认 3 种幼稚红细胞和 3 种幼稚粒细胞。熟悉中性粒细胞、嗜酸粒细胞、嗜碱粒细胞、单核细胞和淋巴细胞的超微结构特点并借助电镜图片进行观察。

4. 肌组织

要求掌握骨骼肌、心肌和平滑肌的光镜结构，镜下正确辨认3种肌组织。掌握骨骼肌纤维和心肌纤维超微结构，了解平滑肌纤维的超微结构。借助电镜图片观察3种肌纤维超微结构。

5. 神经组织

要求掌握神经组织的基本结构。掌握神经元和胶质细胞的结构特点，镜下正确辨认神经元。掌握有髓神经纤维的光镜结构特点并能在镜下正确辨认。掌握各种神经末梢的光镜结构特点，在镜下正确辨认触觉小体、环层小体和运动终板。熟悉神经元胞体、有髓神经纤维和化学性突触的超微结构特点，借助电镜图片观察这些结构。

6. 人体胚胎的发生

要求了解卵裂及胚泡形成过程。掌握胚盘的形成。掌握三胚层的早期分化。了解胚体的形成过程。了解胎膜的发生及演变。掌握胎盘的结构。了解双胎和联体双胎。

【讨论和了解】：人胚发育过程中产生过哪些胎膜，其中哪些退化，哪些发展？滋养层怎样演变为绒毛膜，它与子宫内膜有何关系？胚盘由扁平变成圆柱形胚体时，卵黄囊、尿囊、羊膜与胚体的关系如何？

二、病理学实验

（一）病理学实验的基本方法

病理学既是临床医学的基础学科之一，又是一门独立的临床学科（诊断病理学）。病理学实验课的目的是通过形态观察认识各种病变，理解疾病的发生发展规律，掌握各种常见疾病的基本病理特点、诊断及鉴别诊断要点与临床病理联系，巩固病理学理论知识，为临床课程学习打下基础。掌握病理形态的观察、描述及病理诊断方法。培养比较、分析、综合能力、严肃认真的科学态度、实事求是的科学作风、严谨周密的思维方法。

大体标本及显微标本的观察方法及步骤：病理学每一次理论课讲授之后，均配合一次相应的实习。实习材料包括从病理尸体剖检（autopsy）或病理活体组织检查（biopsy）中取得的大体标本及玻片标本。必须掌握并灵活运用观察大体标本及玻片标本的基本方法，才能收到良的效果。

1. 大体标本的观察方法及步骤

（1）先观察标本是哪一种脏器，脏器的哪一部分（如肺的上叶或下叶）：有的标本是手术切取的，常常不易见到完整的正常脏器，此时就要查明标本是取自哪一脏器或哪一部分组织。

（2）观察标本脏器的体积（大小）及重量。实质脏器（如肝、肾、脾）应注意是否肿大或缩小（被膜是否紧张或皱缩）？有腔脏器（如心、胃、肠）应注意其内腔是否扩大或变窄？腔壁变薄或增厚？腔中有何内容物？

（3）观察器官的形态。注意有否变形（如肝硬化时，肝变为结节状）。

(4) 观察脏器的表面及切面，注意：颜色、光滑度（平滑或粗糙）、湿润度（湿润或干燥）、透明度（正常脏器被膜菲薄而半透明，病变时可增厚，变混浊失去透明性），硬度（变硬，变软，韧实或松脆等）。

(5) 病灶（即脏器中局部的病变）的观察　分布及位置、数目、大小、形态（囊状或实性体，乳头状、菜花状、息肉状、蕈状、结节状或溃疡等）、颜色、质地、光滑度、湿润度、硬度等。和周围组织界线清楚与否，有无包膜，有否压迫或破坏周围组织等。

(6) 诊断　根据观察到的病理变化，结合理论知识进行分析综合，找出诊断根据，作出大体标本之诊断。诊断的写法一般是：脏器名称 + 病理变化。

2. 玻片标本的观察方法及步骤

采用普通光学显微镜观察，玻片标本通常为苏木素 – 伊红（Hematoxylin – Eosin）染色、细胞核染成紫蓝色，胞浆及胶原纤维等染成红色。有的采用特殊染色（如脂肪用苏丹Ⅲ染色成红色）。

(1) 先用肉眼或用倒转的接目镜或最低倍物镜观察　了解整个切片的全貌，并找出病灶所在的部位。

(2) 然后用低倍镜观察　观察从上至下、自左至右移动，确定切片是何种组织及病变发生在哪一部分，观察病灶内组织结构及细胞成分的改变，包括数量、性质的改变。

(3) 必要时用高倍镜观察　高倍镜一般用来观察细胞及一些较微细的成分。必须注意高倍镜的使用是在低倍镜下已观察到病变全貌后才使用，高倍镜一定要先用低倍镜找到要观察的成分，再转用高倍镜。不然，在高倍镜下很难找到需观察的内容，浪费时间和精力。

(4) 诊断　一般写法是：脏器名称 + 病理变化，如动脉粥样硬化、肝细胞癌。

3. 联系实际，认真思考，不断深化认识

病理学是一门桥梁学科。必须在掌握解剖学、组织胚胎学、生理学、生物化学等基础知识的基础上学习病理学。同学们上实习课时应带上组胚学或组胚学图谱、病理学参考适时备查，在标本观察中，必须注意以下几点：

(1) 理论联系实际　教科书上的理论是对总的疾病共性的概括，对实习观察具有指导意义，但具体的病例各有特点。通过实习观察，加深对理论知识的理解和认识。

(2) 病程的发生和发展是一个动态过程，标本显示的是其中一个阶段，从这一静止病变分析病变发生的原因、特点、转归和结局及其可能引起症状体征。

(3) 局部联系整体　把观察到的局部器官或组织的病变与全身器官的病变联系起来，认识其相互关系。

(4) 肉眼结合镜下，形态结合机能。把肉眼从大体标本上观察到的改变与显微镜下的改变联系起来，把器官形态改变与它们的功能障碍联系起来。

(5) 病理联系临床　把所看到的病变与病历摘要所提供的临床表现联系起来，解释临床表现和体征的发生机制，为今后学习临床学科打下基础。通过上述训练，促进对病理知识的理解和掌握，锻炼和提高自己的临床思维能力、综合分析能力和自学能力。对各种疾病的典型病变，尤其是大体标本的病变，必须反复观察，加深记忆，把形象留在脑海中，这对今后从事临床工作，十分有益。

4. 对实验报告的要求及注意事项

实验报告包括对标本的描述、绘图、诊断及问题的解答。通过撰写实习报告，培养和养成认真、准确记录科研结果的作风。实验报告要整齐洁净。

5. 实验前准备工作

在实验之前必须事先复习有关课本理论和当次实验有关的标本之正常解剖学及组织学，这样才能对进行实验的病理改变有充分的认识。准备实验报告和彩色铅笔。

（二）细胞和组织的适应与损伤、修复

要求掌握细胞与组织适应性反应的概念，熟悉其常见类型和形态特征。掌握变性、坏死的形态变化、类型及其后果。掌握肉芽组织的形态特征、发生发展及其在创伤愈合中的作用。掌握凋亡的概念及形态学特征。

观察大体标本和玻片标本等。

（三）局部血液循环障碍

1. 目的

主要掌握充血、血栓形成、栓塞和梗死的病理形态并理解其发生机制、发展规律以及其相互关系。

2. 学习要点

血栓形成最重要和最常见的原因是心血管内膜的损伤，暴露了内膜下的胶原，激活血小板和凝血因子，同时损伤的血管内皮细胞释放组织因子，分别启动了内源性和外源性凝血途径。血流缓慢和血液凝固性的增高，有时也可是血栓形成的重要因素。血栓形成在局部可阻塞血管腔导致局部组织缺血坏死。若血栓脱落，可随血流运行到相通的组织器官，阻塞血管腔而造成栓塞。由于血管阻塞血流停止，又没有侧支循环的建立，致器官或局部组织发生缺血性坏死（梗死）。

梗死的形态，取决于该器官的血管分布方式：如脾、肾、肺血管呈锥形分支，故梗死灶常呈锥形或不规则三角形，尖位于血管阻塞处，底为器官的表面心肌梗死因冠状动脉分支不规则，呈地图状。肠梗死因肠系膜血管呈扇形分支故呈节段形。梗死的质地，取决于坏死的类型。实质器官发生凝固性坏死，脑常发生液化性坏死；梗死的颜色取决于病灶内含血量，血量少时称贫血性梗死，含血量多时，色暗红为出血性梗死，常见于肺和肠。

（四）炎症

实习目的：帮助理解炎症的基本概念、发病机制、发生发展过程及与机体的关系；掌握炎症的基本病变及其各种类型的形态学特点。

（五）免疫病理

学习目的：掌握肾移植排斥反应的病理特点、SLE 的肾脏病理变化、了解淋巴细胞性甲状腺炎病变特点。

（六）肿瘤

实习目的：了解肿瘤基本形态特点（包括大体和组织结构）：肿瘤细胞异型性与肿瘤分化；良、恶性肿瘤病理特征、肿瘤转移规律及转移癌的特点；癌与肉瘤的区别要点；熟悉肿瘤分类与命名原则。

三、机能学实验

（一）基本技能与方法

1. 机能学实验概述

机能学实验是为了适应现代素质教育的需要，把生理学、病理生理学与药理学实验教学课程内容有机重组而形成的一门课程。将上述三门课程精选内容编成系列实验，由浅入深，循序渐进，让学生对动物正常机能、致病因子或药物引起的机能变化进行连续动态的观察与实验。教学内容包括机能学经典实验、综合性实验与学生自选题目、自行设计并完成的探索性实验。学科间的内容相互交叉渗透。本门课程的教学目的是为了提高学生的综合素质，提高学生的自学能力、动手操作能力、科学思维能力、开拓创新能力，语言与文字表达能力打下良好基础。分三个阶段进行教学：基本知识与基本技能实验、综合性实验与探索性实验。

2. 机能学实验的教学要求

（1）实验前仔细阅读课程指导，了解实验目的、要求步骤和操作程序。充分理解实验设计原理，预测实验结果。设计好实验原始记录的表格及写好本实验结果分析讨论的发言提纲。结合实验内容复习有关理论。

（2）实验中遵守课堂纪律，不得迟到早退。保持实验室安静与清洁。爱护实验室仪器设备，按程序操作，注意个人安全与防护，细心观察实验中出现的各种现象，并记录、思考、分析。

（3）实验后及时清洁场地与清理实验器械，动物尸体与垃圾分放到指定地点，有毒物品按要求处理，注意自身安全与环保。

（4）整理实验结果，认真书写报告，按时交给老师批改。

3. 实验结果的处理和实验报告的撰写

实验中应对实验的条件、实验结果、有可能出现的异常现象等进行详尽的记录。实验记录的结果必需进行整理和分析，以揭示其变化的规律性，探索这些自然规律的成因。实验中得到的结果数据，一般叫做原始数据，可分两大类：一类是测量资料，以数值大小来表示某种变化的程度。例如血压值、呼吸频率、尿量、血流量等。这类资料可从测量仪器中读出，也可通过测量所描述的曲线而得到。另一类是计数材料，是清点数目所得到的结果，例如动物实验中记录动物存活或死亡数目等。实验中必需记录对照资料。为了使实验数据更明确可靠，往往需要有一定数量标本的结果，并进行统计学处理，找出其规律性。每次实验，均要求写出实验报告。实验报告应注意文字简练，通顺，书写清楚，整洁，正确使用标点符号。

讨论。对实验结果进行科学分析，分析推理要有根据，实事求是，符合逻辑。并在分析实验结果的基础上推导出恰如其分的结论，而不是用现成的理论对实验结果作一般性的解释。如果本实验未能揭示实验结果产生的原因，则可用已知的理论知识加必要的解释。如需参考课外读物，应注明出处。书写讨论部分应严肃认真，不应盲目抄袭书本或别人的实验报告。

小结。小结是对实验结果进行分析后所得到的概念或论点。小结应与本实验的目的相呼应，本实验未能验证的内容不要写入小结中。也不要罗列具体的经过或重复讨论的内容。小结的文字要精炼。

（二）机能学实验常用仪器设备与器械

1. 机能学实验常用的设备

包括记纹鼓、电子放大器、示波器、多导记录仪等常用的经典仪器设备与目前越来越为人们广泛使用的先进计算机化生物信号采集与处理系统。这些仪器由如下四大部分组成:

（1）刺激部分　常用的刺激装置为电子刺激和感应电刺激器。能给动物某个部位如神经或组织细胞加以刺激，通过调节仪器不同旋钮或命令可调节刺激强度及刺激维持时间，再通过记录（显示）部分观察与记录组织、器官功能的变化。

（2）引导转换部分　电极，换能器（张力换能器，压力换能器等）。将信号从原始生理现象如机械收缩、压力和声音等变换为电信号。

（3）采集放大部分　把微弱的生物电信号加以放大并采集。最原始的经典实验仪器是各式各样的杠杆和记纹鼓，现在通常使用的信号调节记录系统是示波器、记录仪或功能更多的计算机化生物信号采集与处理系统。

（4）记录(显示)部分　用纸带记录仪记录或显示屏显示信号。通过调节相关旋钮(或软件）来调节记录走纸（或扫描）速度和显示扫描的时间（信号的X轴)。这类系统包括示波器、附示波器照相机、多导生理记录仪、X－Y记录仪、磁带记录仪、计算机化生物信号采集与处理系统。

此外，还有生化分析系统的分光光度计、血气分析仪等。

2. 常用的生理溶液及手术器械

进行离体组织或器官实验时，为了维持标本“正常”的功能活动，故需要尽可能地使标本所处的环境因素与体内相近似。这些因素包括电解质成分、渗透压、酸碱度、温度，甚至某些营养成分。这样的溶液称为生理代用液，或称生理溶液。最简单的为生理盐水（0.9% NaCl)。

（1）常用生理溶液　等张氯化钠液、林格液（Ringer sol)、拜氏液（Bayliss sol)、洛氏液（Locke sol)、台氏液（Tyrode sol)、豚鼠支气管液（Thoroton sol)、大白鼠子宫液（Dale sol）和克氏液（Krebs sol）等。

（2）常用手术器械　常用手术器械包括蛙类手术器械与哺乳类手术器械。蛙类手术器械：金属探针、剪刀、镊子、玻璃分离针、蛙心夹、蛙板和锌铜。哺乳类手术器械：手术刀、剪刀、止血钳、镊子、持针器、组织钳、缝针、骨钳、颅骨钻、动脉夹、各种插管等。

（三）动物实验的基本操作技术

1. 实验动物种类

“实验动物”是指供生物医学实验而科学育种、繁殖和饲养的动物。高质量的实验动物是指通过遗传学与微生物学的控制，培育出来的个体，这些个体具有较好的遗传均一性、对外来刺激的敏感性和实验再现性。常用动物种类：青蛙或蟾蜍、小白鼠、大白鼠、豚鼠、家兔、猫、狗。

2. 实验动物品系

实验动物学成为一门学科，是近几十年发展起来的。从20世纪20年代才开始培育近交系动物。因此，关于实验动物品系的分类命名，尚待统一明确。

（1）按遗传学特征分类　近交系、突变品系、杂交一代、封闭群、非纯系。

（2）按微生物学特征分类　无菌动物、指定菌（已知菌）动物、无特殊病原体动物（specific pathogen free animal，SPF动物）。

3. 动物的选择

根据不同的实验目的，选择使用相应的种属、品系和个体实验动物，是研究成败的关键之一。教学实验动物数量较少，因而实验动物选择正确与否则更为重要。

（1）种属选择　选择动物时，尽可能选择其结构、功能和代谢特点接近人类的动物。不同种属的动物对于同一致病菌刺激物和病因的反应也不同。例如，过敏反应或变态反应的研究宜选用豚鼠。因豚鼠易于致敏。动物对致敏物质的反应程度的强弱大致为：豚鼠、家兔、狗、小白鼠、猫、青蛙。因家兔体温变化灵敏，故常用于发热、热原检定、解热药和过热药的实验。狗、大白鼠、家兔常用于高血压的研究。肿瘤研究则大量采用小白鼠和大白鼠。研究主动脉神经的作用时，常选家兔，因为该神经在家兔颈部有很长一段自成一束（又称减压神经）。又如妊娠试验常用雄蛙以便于观察激素的排精作用。

（2）品系选择　同一动物的不同品系，对同一致病刺激物的反应也不同。例如，津白Ⅱ号小鼠容易致癌。津白Ⅰ号小鼠不易致癌。以嗜酸性粒细胞为变化指标，C57BL小鼠对肾上腺皮质激素的敏感性比DBA小鼠高12倍。

（3）个体的选择　同一品系的实验动物，对同一致病刺激物的反应存在个体差异。造成个体差异的原因与年龄、性别、生理状况和健康状况有关。

4. 实验动物的给药方法

（1）经口给药法　有灌胃法与口服法。药物为液体或流质时，常采用灌胃法。如为固体剂型，可直接采用口服法。

（2）注射给药法　包括皮下注射、腹腔注射、肌内注射、静脉注射和淋巴囊注射。

5. 实验动物麻醉

在体实验时，宜用清醒状态的动物，这样更接近生理状态，有的实验则必须用清醒动物。但在进行手术时或实验时为了消除疼痛或减少动物挣扎而影响实验结果，必须使用麻醉药，用麻醉动物进行实验。麻醉动物时，应根据不同实验要求和不同的动物选择麻醉药。

（1）麻醉药种类　普鲁卡因、乙醚、巴比妥类、氯醛糖、乌拉坦。

（2）麻醉方法　包括局部麻醉与全身麻醉。局部麻醉常用0.5%～2%普鲁卡因，经皮下浸润注射，达到麻醉效果。全身麻醉又分吸入麻醉与注射麻醉。吸入麻醉常用乙醚，经呼吸道进入体内，对动物进行麻醉。注射麻醉常用巴比妥类、氯醛糖、乌拉坦，不同麻醉药麻醉时间与副作用具有差异，应根据具体实验设计要求而选择恰当麻醉药。机能学实验中常将氯醛糖与乌拉坦混合使用。

5. 实验动物的取血与处死方法

（1）动物取血方法　小鼠与大鼠：断头取血、眶动脉或眶静脉取血、眼眶静脉丛取血、鼠尾取血、心脏取血。豚鼠：心脏取血。兔：耳静脉取血、颈动脉取血。狗：前肢皮下头静脉取血、后肢小隐静脉取血。

（2）动物处死方法　颈椎脱臼法：小鼠与大鼠。空气栓塞法：兔与猫可注入空气10～20ml。心脏取血法：豚鼠与猴。大量放血法：大鼠、兔等。其他方法：蛙或蟾蜍类可断头，也可用探针经枕骨大孔破坏脑和脊髓处死。其他还有电击法、注射或吸入麻醉剂法等。

6. 动物实验一般知识

（1）动物实验的种类和特点　分为急性实验和慢性实验。急性实验就是用活体解剖的方法，把失去知觉的动物（全麻或局麻）某一功能系统、器官或组织暴露于直视之下，或准确置于实验仪器之下（活体解剖实验方法）；或用适当方法把所需器官或组织从动物体内取出，置于人工环境中，给予人工处置（离体器官实验方法），然后观察其活动与反应，以研究其功能或其对某种外加因素的反应及其机制的一类动物实验的总称。优点：通过对实验条件的严格控制，可排除一些复杂因素的影响，在较短时间内获得较多的有价值的分析材料。缺点：由于动物处于失常状态，如麻醉、创伤、失血等，使实验结果不能完全反映整体动物在生理条件下功能活动规律。慢性实验是指无菌条件下，给动物实行一定的实验外科手术（如各种造瘘术、脏器的切除或移植），待其恢复健康后再行实验和观察；或者将一定的物理性、化学性和生物性等致病因素作用于动物，复制成各种疾病模型，详细研究和观察疾病的发生、发展的规律或各种实验性治疗措施的效果。优点：保持了动物机体的完整与外界环境的统一性，动物处于比较近自然的生活状态。因此，所观察到的实验结果比较符合客观实际，也比较正确可靠。缺点：观察时间长，对实验设备和技术要求高，影响因素较多，花费的人力较多，难度大。故基础课教学中较少采用，而广泛用于研究工作中。

（2）实验前动物准备　一般动物在实验前禁食12小时，饮水不限。慢性实验的手术前数天便应对动物进行训练，以了解该动物是否适合做此实验，并使其熟悉环境与实验者，同时应加强营养的补充。手术前一天要给动物剃毛，必要时洗澡，以便于消毒处理。动物手术后，宜由实验者亲自护理和喂养，以进一步熟悉动物。

7. 动物实验基本操作技术

（1）切口和止血　用哺乳类动物进行实验时，在做皮肤切口之前，应先将预定部位及其周围的长毛剪去。然后选好确切的切口部位和范围，必要时做出标志。切口大小适当。切口由外向内，外大内小，以便于观察和止血。手术中须及时止血。

（2）肌肉、神经与血管分离　分离肌肉时，应用止血钳在整块肌肉与其他组织之间，顺着肌纤维方向，将肌肉逐块分离。若必须将肌肉切断，应先用两把止血钳钳住肌肉，然后在止血钳中间切断肌肉。手术过程中尽量轻柔，注意保持局部自然位置。剥离完毕后，在神经或血管下方穿以浸透生理盐水的线，并盖上浸以生理盐水的棉絮或纱布，以防组织干燥。

8. 动物常用离体标本的制备

（1）坐骨神经－腓神经　所用动物多为蟾蜍或蛙。手术依次为破坏脑脊髓、除去躯干上部及内脏、剥皮并分离两腿、游离坐骨神经 － 腓神经。

（2）离体骨骼肌标本　常用蛙类离体骨骼肌标本。坐骨神经－腓肠肌：从破坏脑神经到游离坐骨神经同坐骨神经手术，然后分离出腓肠肌，剪断肱骨。离体蛙腹直肌：破坏脑脊髓、剪开腹部正中皮肤、暴露腹直肌、分离出腹直肌。置任氏液中备用。

（3）离体蛙心脏　实验动物多为冷血动物蛙类的心脏。有两种方法分离心脏：斯氏（Straub）法与八木氏法。

（4）离体主动脉条　实验动物为兔或大鼠。手术步骤：处死动物，剖开胸腔，分离主动脉，近心处剪断，置于克氏液中并通95%氧与5%二氧化碳，剔除其他软组织后螺旋形剪开，制成宽3mm、长1.5mm的主动脉条，两端用线结扎，置克氏液中放麦氏浴管内。

（5）离体肠管　实验动物为兔、豚鼠、大白鼠等。实验步骤：禁食数小时，处死动物，剖开腹腔，分辨胃幽门与十二指肠，取20～30cm肠管，置入4℃台氏液并剪去肠系膜去除肠内物，剪成2～3cm数段。

（6）离体子宫　子宫平滑肌标本多取自大白鼠。步骤：处死大白鼠，剖腹取出子宫，置于任氏液器皿中，取出结缔组织，沿子宫角剪开子宫。

（7）离体气管　离体气管标本多取自豚鼠。有气管连环标本、气管螺旋条标本。

（四）机能学实验设计的基本程序

机能学研究人体机能活动规律，即正常的、疾病下及用药后的机能活动变化及其规律。机能学是医学生必修的一门基础课。机能学从概念的建立到概括必须以大量的实验为基础并接受实验及临床的检验。

机能学实验课程的目的是提高学生科学实验能力，发现问题、分析问题和解决问题的能力，自学、动手和表达能力，培养学生的三严作风（严格要求、严肃的态度、严密的方法）、素质、智能和探索、求实、协作的精神。

实验研究有一定的程序，即实验过程、顺序、步骤。实验研究的基本程序大致包括立题、实验设计、实验及观察、实验结果的处理分析、研究结论。

（五）离体器官与组织实验

离体器官与组织实验是将动物的某些器官从体内放入特定的生理代用液中，根据不同的实验目的和不同属动物特点进行恒温、通氧或恒温灌流及建立动物机体内环境基本相似的人工环境，以保证脏器或组织维持正常活动状态。在此基础上通过一定的检测手段观察并记录其生理活动、病理变化及各种药物和试剂等施加因素对其生理生化及形态变化的影响。

离体实验方法可排除在整体情况下各种复杂因素的干扰，直接观察离体标本的各项指标。各种施加因素可人为调节，严格控制实验环境，方法精确，研究深入，有利于分析作用机制及对药物的药效作定量研究，可获得准确精细的结果。然而，离体器官与组织实验方法也存在一定缺点和局限性。它失去了机体完整性的内环境和神经体液调控作用，失去了体内各种组织、细胞间的正常比例和相互关系，与正常整体情况相距较远，易受外环境各种因素的干扰，不能用于研究药物对精神状态的影响。某些药物必须经体内代谢成活性形式才有药理作用，在离体实验有时得不到正确结果。此外，体外实验所用药物剂量、浓度、酸碱度、离子含量等，都会影响实验结果。因此，对于一种理论的论证，必须结合整体实验结果加以阐明。

离体器官与组织实验常用方法：离体心脏、离体骨骼肌、离体平滑肌实验法等。

1. 离体心脏实验法

离体心脏法方法众多。其优点是可以在短时间内获得较多的有价值的分析资料，在仪器的准确控制之下，直接观察记录它的活动反应，可排除一切复杂因素和人为控制作用因素，可从质和量上掌握研究对象的活动与反应。但不足之处是该类实验不能完全反映心脏在整体情况下的活动规律。

2. 离体骨骼肌实验法

骨骼肌是随意肌，研究法多数是离体实验。在适当的人工环境下，通过一定的检测手段观察记录，以研究骨骼肌收缩的力学特性、神经肌肉兴奋传导、生物电现象等。也可以进一步研究肌肉收缩的细微变化。

3. 离体平滑肌实验法

平滑肌是非随意肌，广泛分布于机体的消化、血管、泌尿生殖系统，其结构和收缩机能较为复杂。在机能学实验中，离体平滑肌实验方法使用较多。通常使用的离体标本为哺乳类动物的气管、胃底、小肠、胆囊、胆管、动脉条、子宫、输精管、输尿管等。在适当的人工环境下研究其机械收缩变化、生物电变化、各种因素和药物的影响及作用原理等。

（六）整体动物实验

整体动物实验法是在整体水平上主要研究心血管、呼吸、泌尿和消化功能及其神经体液调节的实验方法。它是实验生理科学实验中常用的实验方法，也是最为近似生理情况下进行的一种实验方法，适用于综合性研究。所得结果较为全面，但整体动物实验受到体内神经体液调节和各种复杂因素的干扰，较难深入了解药物作用的本质与内在规律。要分析药物作用机理时还需要结合离体实验。两者取长补短。

(1) 分类 在体动物实验法可分为急、慢性两大类。

(2) 方法 常用在体动物实验方法有：血压测定法、呼吸运动描记法和泌尿、消化功能的测定等。

(七) 电生理实验

生命活动最基本的特征之一是能够产生电活动。电生理即是研究和记录生物组织在生命活动过程中所产生的电现象及其变化规律，从而较深入地了解机体的机能活动。

电生理实验可在整体水平、器官水平和细胞水平中进行；这有利于在一般生理科学实验的基础上进一步阐明机体机能活动的本质。因此在生理科学实验中占有重要的地位。

电生理实验按其研究范畴可分为：普通电生理实验和应用电生理实验。普通电生理实验主要是研究生物电现象的基础理论，如生物活体组织在生命活动过程中所发生的电现象、电压和电流变化的活动规律以及电流对生物活体的作用规律等。而应用电生理实验则是将其作为一种工具运用于实践，用它来研究生物活体在活动时所出现的电现象与机能活动之间的关系，更具有实用意义。

(八) 动物病理模型实验

人类疾病动物模型复制就是用人为的方法，使动物在一定致病因素（机械、物理、化学、生物等）作用下，造成动物组织器官的损害，出现与人类相似的疾病，包括功能、代谢或形态结构方面的变化，以达到研究人类疾病的发病机制及防治方法的目的。

复制人类疾病的动物模型主要用于实验病理学与实验治疗学。根据研究目的不同，对其模型要求及侧重点也不尽相同。如实验病理学着重用特定方法复制出疾病模型，整个复制过程就是研究的内容。其目的是探讨疾病的发生、发展与转归的规律。实验治疗学是针对某一疾病或疾病发展过程中某一环节，着重于治疗措施与疗效的观察。疾病的复制仅是研究的开始。

复制病理模型必须注意的问题：病理模型复制是否能真正地、客观地反映人类疾病是至关重要的，动物与人类存在很大的差异。复制任何一种疾病的动物模型，只可能或多或少体现与人类疾病的部分类似，且影响因素众多，故在模型设计时力求全面周密。

(1) 设计原则　相似性：即复制模型应尽可能近似于人类疾病，最好能找到与人类疾病相同的动物自发性疾病。但绝大多数均需要人工复制，因此应在动物选择、发病机制、观察指标方面近似人类疾病。可重复性：即模型是可重复的。这对设计一个动物模型或筛选某治疗药物是首先要考虑的。因为有时即使同一种方法对不同种动物或对同种异体动物处理后所产生的结果也不尽相同。可控性：制成病理模型的动物存活时间不能太短，否则难以进行治疗观察。易行性：即复制方法尽量做到易执行与合乎经济原则，故宜选择复制时间短、方法简单、便于观察、花钱少的模型，当然同时还要注意相似性与可重复性。可靠性：即要求病理模型能可靠地反映人类疾病，反映某种疾病的机能、代谢、结构的变化。如易产生与复制疾病相混淆的疾病的动物则不宜选用，像大白鼠本身易患进行性肾病，故不能用于复制肾病，以免混淆。

（2）实验动物的选择。

（3）对照与分组　实验时应分实验组与对照组。设对照组的目的是为了避免非实验因素对实验因素的影响所造成的误差。

（九）探索性实验的设置与实施

1. 探索性实验的设置

机能学实验第三阶段教学设置探索性实验。探索性实验是由3～5名学生组成实验小组。由学生查阅文献、选题、设计实验和预实验、开题报告、进行实验、完成论文、进行论文答辩等步骤组成。

2. 探索性实验的实施

探索性实验分三个阶段。第一阶段动员、选题、完成初步设计方案阶段：教师向学生宣讲开展探索性实验的目的、意义与具体实施计划。指导学生组成一个个3～5人的研究小组，利用课余时间通过校园信息网络、图书、杂志查阅文献、收集资料，选择自己感兴趣的研究方向，确定研究题目、写出详细的研究计划与方案。然后在班内举行开题报告会。研究组根据教师与同学提出的修改意见，进一步修改。完善研究方案，并把实验所需仪器、动物、试剂与药品计划上报教学准备室。第二阶段为实验阶段：学生通过初期预实验，进行初步探索，进一步修改实验方案，经过反复实践，直至最终完成实验。第三阶段完成论文写作与论文答辩阶段。

参考教材和网络资源

1. 参考教材

（1）陈克敏．实验生理科学教程．北京：科技出版社，2001.

（2）郭益民，沈岳良．现代生理学实验教程．北京：科学出版社，2003.

（3）莫书荣．实验生理科学．北京：科学出版社，2009.

（4）高英茂．医学形态学实验．北京：科学出版社，2006.

（5）高英茂．组织学与胚胎学彩色图谱和纲要．北京：科学出版社，2006.

（6）兴桂华，徐凤琳，荣玮．病理学实验教程．北京：北京大学医学出版社，2006.

2. 网络资源

实验生理科学：http：//myweb. gzsums. edu. cn/yl/syslkx/index. htm

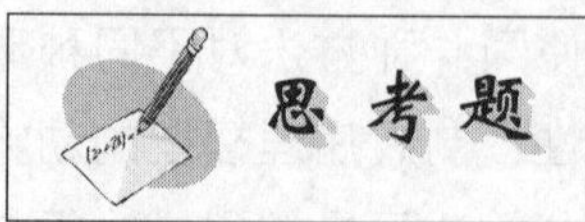

作为医学生，为什么要学习和掌握基本的形态学和机能学实验技术？

（胡黎平）

第十五章

临床医学、预防医学、中医学及法医学

现代医学按其研究的对象和任务的不同，可分为基础医学（basic medicine）、临床医学（clinical medicine）和预防医学（preventive medicine）等部分，他们在整个医学科学的发展中，既有分工又有联系和相互渗透，都是医学科学中不可分割的部分。因此，在学习完基础医学课程后，还要学习临床医学课程，以及中医学及特种医学如法医学等课程。

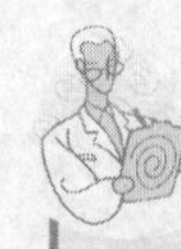

第一节 内科学

一、内科学定义和范畴

内科学（internal medicine）是一门涉及面广和整体性强的学科，是对医学科学发展产生重要影响的临床医学学科。作为临床医学各科的基础学科，其阐述的内容在临床医学的理论和实践中有普遍意义，是学习和掌握其他临床学科的重要基础，也是学好临床医学的关键。

内科学中讲述的疾病一般分为呼吸、循环、消化、泌尿、血液、内分泌系统疾病、代谢和营养系统、结缔组织和风湿性疾病、理化因素所致疾病。原属于内科学范畴的传染病、神经系统疾病、精神病、职业病等已由内科学分出成为独立的学科。

呼吸系统疾病主要涉及相关的呼吸系统器官，其中像我们常见的急性上呼吸道感染、肺炎、支气管哮喘、肺结核等都属于内科学中的呼吸系统疾病。在2002年时我国发生的非典型肺炎（SARS），已被世界卫生组织命名为严重急性呼吸道综合征，还有最近由于甲型H1N1流感病毒引起流行性感冒都属于呼吸系统疾病，但由于它们具有高度的传染性，已被规定为传染性疾病。

消化系统疾病常按病变器官进行分类，包括有食管疾病、胃、十二指肠疾病、小肠疾病、大肠疾病等，病因主要有感染、外伤、代谢紊乱、先天性畸形等诸多方面。像我们在日常生活中经常遇到的胃溃疡、急性肠胃炎、肝硬化、胆囊炎等都属于消化系统疾病。

循环系统疾病包括心脏疾病和血管系统疾病，如常见的冠状动脉粥样硬化性心脏病（冠心病）、风湿性心脏瓣膜疾病（风心病）、原发性高血压病、心包炎等都属心脏病的范畴。

血液系统由血液和造血器官组成。血液由血浆及悬浮在其中的血细胞（红细胞、白细胞及血小板）组成。出生后，主要造血器官是骨髓、胸腺、脾和淋巴结。血液系统疾病指原发（如白血病）或主要累及（如缺铁性贫血）血液和造血器官的疾病。如各类贫血、再生障碍性贫血、血小板减少性紫癜、白血病等。

泌尿系统是由肾、输尿管、膀胱、尿道及其血管和神经组成，其主要功能是生成和排出尿液。肾不仅是人体的主要排泄器官，也是一个重要的内分泌器官，对维持机体的内环境的稳定起着重要作用。在此节中主要介绍内科范畴的肾脏疾病。如急慢性肾小球肾炎、急性肾衰竭、肾病综合征、IgA肾病、糖尿病等。

内分泌系统疾病相当常见，可因多种原因引起病理和病理生理改变，表现为功能亢进、功能减退或功能正常。根据其病变发生在下丘脑、垂体或周围靶腺而有原发性和继发性之分。内分泌腺或靶组织对激素的敏感性或应答反应降低可导致疾病。非内分泌组织恶性肿瘤可异常地产生过多激素。此外，因医疗预防而应用药物或激素可以导致医源性内分泌疾病。常见的内分泌疾病包括：甲状腺功能亢进症（甲亢）、甲状腺功能减低症、垂体性侏儒症等。

结缔组织和风湿性疾病是指主要累及全身关节、肌肉、骨、软骨和肌腱的疾病，许多结缔组织疾病实际上又是一类自身免疫性疾病，像系统性红斑狼疮（SLE）、类风湿性关节炎、系统性硬化症等，这类疾病涉及免疫反应，即结缔组织激发了免疫系统来对抗自身组织并产生异常抗体附着在这些组织上（自身性抗体）。

理化因素所致疾病主要是指由物理性因素像机械力、高温、低温、电流、大气压、电离辐射、噪声等，以及化学性因素如强酸、强碱、各种化学毒物（如汞、氰化物、有机磷农药）、药物、化学毒气等造成的疾病。其中大多数物理性因素所引起的疾病可无潜伏期，也无组织器官特异性。根据发病的急缓，化学性因素致病可有急性和慢性之分。

在内科学学习的过程中，应对前期的基础医学课程有很好的掌握，这对了解内科疾病的发病机理，病情的发生、发展，疾病的诊断和治疗都有极大帮助。同时在学习过程中应理论联系实践，重视理论知识的同时，加强临床实践，做到学以致用，理论指导实践，实践促进理论学习的良性循环。

二、内科学进展

1. 医学模式的转换促进内科学的发展

从 19 世纪发展起来的现代医学，对人类健康及疾病的认识从纯生物学的角度去分析，强调生物学因素及人体病理生理过程，着重躯体疾病的防治，形成了生物学医学模式（biomedical model）。这一医学模式忽略了心理、社会及环境等因素对人体的作用，而恰恰是这些因素对当今人类的健康和疾病有着十分重要的影响，亟待给予足够的重视。而现在提出了生物 – 心理 – 社会医学模式（bio – psycho – social medical model）。这一新的模式对医学提出了更高的要求。内科疾病的防治不仅是针对病因十分明确的，如感染、营养缺乏、理化病因所致疾病，还要更加重视心理、社会和环境因素、生活方式引起的疾病；内科疾病治疗的目标已不仅是治愈某一个疾病，而还要促进康复、减少残疾、提高生活质量；对许多慢性内科疾病不应固守传统的针对躯体某器官系统的药物治疗，而应同时重视心理、生活方式、社会因素等长期的防治措施。只有顺应这一医学模式的转变，才能进一步提高内科疾病的防治水平。

2. 循证医学的发展

循证医学（evidence based medicine，EBM）是现代临床医学的重要发展趋势。20 世纪 80 年代循证医学的概念应运而生。其重点是在临床研究中采用前瞻性随机双盲对照及多中心研究的方法，系统地收集、整理大样本研究所获得的客观证据作为医疗决策的基础。它是最好的临床研究证据与临床实践（临床经验、临床决策）以及患者价值观（关注，期望，需求）的结合。EBM是运用最新、最有力的科研信息，指导临床医生采用最适宜的诊断方法、最精确的预后估计和最安全有效的治疗方法来治疗病人。EBM强调医师应认真地深思熟虑地将目前所得到的最佳证据，用于对每一个病人进行健康服务时的决策。使我们提供的医疗服务建立在目前所能获得的证据基础上。循证医学最大的好处是克服以往纯粹的经验医学。

3. 内科各专业学科的发展

为了适应临床上对疾病诊断更加准确深入和治疗手段迅速发展的需要，现代内科学的专业化、专科化是必然的趋势，对于促进临床科研、提高临床实践水平大有裨益。如近年来出现的新的急性传染性呼吸系统疾病非典型肺炎（SARS）和甲型H1N1流感病毒的流行，一定程度推动呼吸专科的发展；在心血管疾病的诊治方面介入治疗的发展，如冠心病的球囊扩张加支架植入，心律失常的消融治疗，先天性心脏病的封堵治疗等，均取得了很好的效果；另外其它系统疾病也从病因学、治疗等方面取得重大研究进展。从上述介绍的内科学进展我们也可以发现临床医学的发展始终都离不开基础医学的发展，它的进步始终是建立在基础医学的进步之上的。这也充分说明临床医学和基础医学是相互依赖，相互联系的。

三、内科学课程教学安排

内科学课程总计232学时，分为课堂系统理论学习及与其相结合的临床见习和毕业实习三个阶段。其中理论88学时，临床见习144学时，临床实习12周。课程主要介绍内科领域各专科疾病、综合征及有关的临床问题，各章节除扼要介绍流行病学、病因、发病机制、疾病的发生和发展规律、遗传学和免疫学等方面的内容外，更着重于临床的诊断、治疗和预防。

参考教材和网络资源

1. 参考教材

（1）陆再英．内科学．北京：人民卫生出版社，2008.

（2）L. Goldman，D. Ausiello. 希氏内科学．23th. 北京：北京大学医学出版社，2007.

（3）陈灏珠．实用内科学．11版．北京：人民卫生出版社，2001.

（4）孙明．内科治疗学．2版．北京：人民卫生出版社，2001.

2. 网络资源

（1）中山大学内科学精品课程：http：//jpkc. sysu. edu. cn/neikexue/

（2）复旦大学上海医学院内科学精品课程 ：http：//internalmedicine. fudan. edu. cn/

（3）四川大学－内科学精品课程：http：//hx. scu. edu. cn/neike/

（4）American College of Chest Physicians：http：//www. chestnet. org

（5）Heart：http：//www. theheart. org

（6）American College of Cardiology：http：//www. cardiosource. com

(7) Medscape Gastroenterology: http: //www. gastroenterology. medscape. com

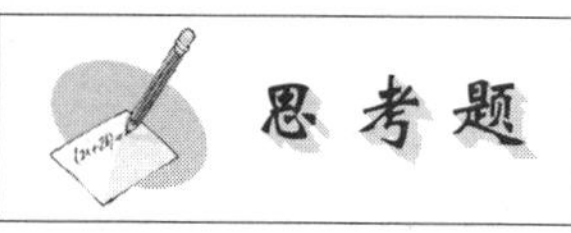

1. 内科学的基本概念是什么?
2. 内科学与基础医学课程有什么关联?

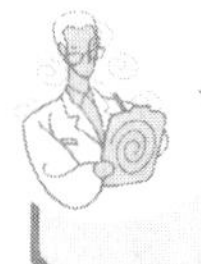

第二节 外 科 学

一、外科学定义和范畴

外科学（surgery）是医学科学的一个重要组成部分，它的范畴是在整个医学的历史发展中形成，并且不断更新变化的。在古代，外科学的范畴仅仅限于一些体表的疾病和外伤；但随着医学科学的发展，对人体各系统、各器官的疾病在病因和病理方面获得了比较明确的认识，加之诊断方法和手术技术不断改进，现代外科学的范畴已经包括许多内部的疾病。按病因分类，外科疾病大致可分为五类：

1. 损伤

由暴力或其他致伤因子引起的人体组织破坏，例如内脏破裂、骨折、烧伤等，多需要手术或其他外科处理，以修复组织和恢复功能。

2. 感染

致病的微生物或寄生虫侵袭人体，导致组织、器官的损害、破坏、发生坏死和脓肿，这类局限的感染病灶适宜于手术治疗，例如坏疽阑尾的切除、肝脓肿的切开引流等。

3. 肿瘤

绝大多数的肿瘤需要手术处理。良性肿瘤切除有良好的疗效；对恶性肿瘤，手术能达到根治、延长生存时间或者缓解症状的效果。

4. 畸形

先天性畸形，例如唇裂腭裂、先天性心脏病、肛管直肠闭锁等，均需施行手术治疗。后天性畸形，例如烧伤后瘢痕挛缩，也多需手术整复，以恢复功能和改善外观。

5. 其他性质的疾病

常见的有器官梗阻如肠梗阻、尿路梗阻等；血液循环障碍如下肢静脉曲张、门静脉高压症等；结石形成如胆石症、尿路结石等；内分泌功能失常如甲状腺功能亢进症等，也常需手术治疗予以纠正。

外科学按人体部位可分为腹部外科、心胸外科、头颈外科、乳腺外科等；按人体系统划分可分为骨科、泌尿外科、脑外科、血管外科；按年龄划分又可分为小儿外科和老年外科；按手术方式又可分为显微外科、整形外科、移植外科等；按疾病性质又可分为肿瘤外科和急症外科等。目前在大型医院的外科趋于细致，分科较细，但在基层医院尚不能分科过细，否则不利于实际工作。

外科学与内科学的范畴是相对的。如上所述，外科一般以需要手术或手法为主要疗法的疾病为对象，而内科一般以应用药物为主要疗法的疾病为对象。然而，外科疾病也不是都需要手术的，而常是在一定的发展阶段才需要手术，例如化脓性感染，在前期一般先用药物治疗，形成脓肿时才需要切开引流。而一部分内科疾病在它发展到某一阶段也需要手术治疗，例如胃十二指肠溃疡引起穿孔或大出血时，常需要手术治疗。不仅如此，由于医学科学的进展，有的原来认为应当手术的疾病，现在可以改用非手术疗法治疗，例如大部分的尿路结石可以应用体外震波，使结石粉碎排出。有的原来不能施行手术的疾病，现在已创造了有效的手术疗法，例如大多数的先天性心脏病，应用了低温麻醉或体外循环，可以用手术方法来纠正。特别在近年由于介入放射学的迅速进展，使外科与内科以及其他专科更趋于交叉。所以，随着医学科学的发展和诊疗方法的改进，外科学的范畴将会不断地更新变化。

外科学和所有的临床医学一样，需要了解疾病的定义、病因、表现、诊断、分期、治疗、预后，而且外科学更重视手术的适应证、术前评估与准备、手术的技巧与方法、术后护理、手术的并发症与预后等与外科手术相关的问题。外科学的内容主要包括两部分：外科总论和各论。外科学总论是论述外科的基本知识、基本理论和基本技能的一门学科。课程内容包括：专业理论方面，外科学绪论，休克，多脏器功能不全，水电解质代谢和酸碱平衡，麻醉与复苏，输血，手术前准备和术后处理，外科营养，外科感染，损伤，肿瘤；临床技能方面：外科各种常用器械的正确使用方法，外科无菌操作概念，手术前的各项准备过程和术中的基本操作技能，腹腔打开及关闭的方法，阑尾、脾脏切除等常见外科手术方法，烧伤深度的判断标准及烧伤面积的计算、急救处理原则，麻醉的一般方法，气管插管法及心肺复苏法。外科各论是指人体各解剖部位、相关系统、器官的外科范畴疾病，它包括头颈疾病、胸腹疾病、骨科疾病等。在外科学的学习过程中尤其需要重视外科总论的学习，它是外科的基础，在各论的学习过程中也与外科总论有密切联系。

在外科学习的过程中，尤其重视动手能力的培养，对前期基础课程的解剖知识要求尤其高，但做一名好的外科医生仅熟悉解剖知识是远远不够的，他仍然需要掌握全面的基础知识，这样才能做好一名合格的外科医生。至于为什么要重视基础理论，因为它能帮助外科医生在临床实践中加深理解、加深认识。如果一个外科医生只会施行手术，而不知道为什么要施行这样的手术，也就是“知其然而不知其所以然”则不但不能促进外科的进展，还会造成医疗工作中的差错，甚至危害病人。例如，要解决异体皮肤和器官的移植问题，就必须了解人体的免疫反应。认识到在创伤和感染过程中出现的器官血流量减少和再灌注损伤、炎症介质的作用、内毒素血症和细菌移位等在多器官功能障碍综合征发生中所起的重要作用，才会早期采取相应的正确措施，有效地预防其发生。总之，具有了扎实的基础理论，才能使外科医生在临床工作中做到原则性与灵活性相结合，乃至开拓思路，有所创新。

二、外科学进展

新中国成立以后，经过几代人的努力，我国现代外科学水平与国外的差距已明显缩小。中西医结合在外科中的应用，大面积烧伤的处理，断肢（趾）再植，门静脉高压症的外科治疗以及食管癌和肝癌的外科治疗等领域已处于世界领先水平。胸心外科与神经外科也已达到国际先进水平。跨入21世纪后的外科学面临高速发展的新时期，科技发展的最新成果和各类新兴技术在外科领域的应用，使外科学的一些基本理念和手术方式均发生了巨大变化。医用机器人与计算机辅助外科手术、微创外科、组织工程修复重建外科、新生儿外科领域都有突飞猛进的发展。外科工作者必须在掌握现有知识的基础上刻苦钻研，努力实践，既要勤奋学习先进技能、先进理论，运用循证医学的方法，科学地收集和评价证据，指导外科实践，又要大胆地进行创造性的工作，以满足新世纪外科学发展的需要。

三、外科学课程教学安排

外科学课程总计232学时，分为课堂系统理论学习及与其相结合的临床见习和毕业实习三个阶段。其中理论88学时，临床见习144学时，临床实习12周。课程主要教授学生如何运用科学临床思维去识别疾病，判断和揭示疾病的本质，研究外科疾病的发生和发展规律，为治疗外科疾病提供依据。它主要论述疾病病因、病理生理、病理解剖、临床表现，更着重于各科外科疾病的诊断、治疗及预防。

参考教材和网络资源

1. 参考教材

（1）吴在德，吴肇汉．外科学．6版．北京：人民卫生出版社，2008.

（2）吴阶平，裘法祖．黄家驷外科学．6版．北京：人民卫生出版社，1999.

（3）Basil A.，Pruitt Jr. 克氏外科学．18版．Saunders，2008.

2. 网络资源

（1）中山大学外科学精品课程网 http：//jpkc. sysu. edu. cn/waikexue/

（2）南方医科大学外科学精品课程网 http：//jpkc. fimmu. com/wkx－nfyy/waikexue/skkj. html

（3）浙江大学外科学精品课程网 http：//jpck. zju. edu. cn/Surgery/study/study1_ 1. asp

思考题

1. 你是否同意一名优秀的外科医生只需要手术做得漂亮的观点，为什么？
2. 假如你选择作一名外科医生，你会选择哪个专科？为什么？

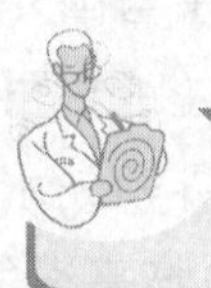

第三节 妇产科学

一、妇产科学的定义和范畴

妇产科学属于临床医学中的一门涉及面较广和整体性较强的学科。回顾临床开始分科时仅有内科和外科，妇产科仅是外科的一个组成部分。随着医学科学的整体发展，临床学科的分工日趋细致，妇产科才成为独立的一门学科。如今，妇产科学课程已经是医学生的必读课程、主干课程。

妇产科学是一门专门按照治疗对象建立的学科，即专门研究妇女特有的生理和病理的一门学科，包括妇科学和产科学两大部分。

妇科学（gynecology）是一门研究妇女非妊娠期生殖系统的一切病理改变并对其进行诊断、处理的医学科学。妇科学通常包括妇科学基础（妇女一生生理变化、月经生理、女性内分泌等）、女性生殖器炎症（各部位炎症、性传播疾病等）、女性生殖器肿瘤（各部位良性和恶性肿瘤等）、月经失调（功能失调性子宫出血、闭经、痛经等）、女性生殖器损伤（子宫脱垂、生殖道瘘等）、女性生殖器畸形（主要是先天畸形等）、女性其他生殖器疾病（子宫内膜异位症、不孕症等）等。

产科学（obstetrics）是一门关系到妇女妊娠、分娩、产褥全过程，并对该过程中所发生的一切生理、心理、病理改变进行诊断、处理的医学科学，是一门协助新生命诞生的医学科学。产科学通常包括产科学基础（女性生殖系统解剖及生理等）、生理产科学（妊娠生理、妊娠诊断、孕期监护及保健、正常分娩、正常产褥等）、病理产科学（妊娠病理、妊娠合并症、异常分娩、分娩期并发症、异常产褥等）、胎儿及早期新生儿学四大部分。随着医学科学日新月异地不断发展，如今作为现代产科学重要组成部分的围生医学，早已突破单一的监护模式，它以医用电子学、细胞遗传学、畸胎学、生物生理学、生物化学、药效学等相关学科飞速发展为依托，发展为包括基础学科与临床多学科有机结合并密切协作的完整体系，形成研究胚胎发育、胎儿生理与病理、早期新生儿和孕产妇疾病的诊断和防治的一门新兴学科。

在我国，妇产科学还包括计划生育。计划生育是我国的一项基本国策，它不是孤立地控制生育、降低人口，而是密切与妇幼保健、妇女健康相结合，要求每对夫妇和个人实现其生育目标，对生育数量、间隔和时机，自由地、知情地和负责地作出选择。计划生育部分包括避孕、绝育、优生等内容。

二、妇产科学的特点

妇产科学与人的整体密不可分。妇产科学虽然已经成为一门独立学科，但女性生殖器官仅是整个人体的一部分。妇产科学虽然有女性独特的生理、心理和病理，但与人体其他脏器或系统均有密切相关性。妇女月经来潮，决不仅是子宫内发生变化，而是由大脑皮层－下丘脑－垂体－卵巢等一系列神经内分泌调节的结果，其中任何一个环节的功能出现异常，均能影响正常月经就是明证。

妇产科学是个整体，不可分割。妇产科学虽然人为地分为产科学和妇科学两部分，但两者却有着共同基础，那就是均面对女性生殖器官的生理与病理，且两科疾病多有互为因果关系。不少妇科疾病常常是产科问题的延续，例如产时盆底软组织损伤可以导致子宫脱垂、产后大出血造成 Sheehan 综合征等。不少产科问题又是妇科疾病所造成。例如输卵管慢性炎症可以引起输卵管妊娠，盆腔肿瘤可以对妊娠及分娩造成影响等，不胜枚举。

三、妇产科学进展

随着基础学科不断取得新进展，妇产科学近年也取得许多新进展，突出表现在以下几方面：

（1）产科学理论体系的转变　以往的产科学是以母亲为中心的理论体系，着重研究孕妇在妊娠期的生理变化、正常分娩的机制、妊娠并发症的防治、异常分娩的处理、产褥期母体变化等，相比之下对胎儿、新生儿的研究明显不足，致使胎儿、新生儿死亡率降低速度不能让人满意。近年产科学理论体系有着显著转变，代之以母子统一管理的理论体系，甚至有学者提出产科学应改为母子医学。这一新理论体系的出现，导致围生医学、新生儿学等分支学科诞生。目前国内已广泛开展围生期监护技术和使用电子仪器，产科医生与新生儿科医生合作，从而大大地降低了围生期母婴死亡率。

（2）产前诊断技术不断创新　目前已经能够通过产前的一些特殊检查，在妊娠早、中期明确诊断出不少遗传性疾病和先天畸形，为家庭及社会减少极大负担。由于遗传学新技术的应用，遗传咨询门诊应运而生，为开展遗传咨询、遗传筛查创造条件，到遗传病咨询中心接受指导，能够减少不良人口的出生，从而达到提高人口素质的总要求。

（3）助孕技术日新月异　这种技术包括体外受精—胚泡移植技术、卵母细胞单精子显微注射、种植前遗传学诊断、配子输卵管内移植、宫腔内配子移植、供胚移植等。在这些助孕技术中，均需运用生殖生理新知识并开发各种新技术，如药物诱导定时排卵、刺激超排卵、监测并保证胚胎良好发育、未成熟卵子试管内培育、卵子及精子冷冻以及胚胎储存、选择优秀胚胎、试管胚胎染色体核型研究等。由于助孕技术的大力开展，也促进生殖生理学的迅速发展。

（4）女性内分泌学的飞跃发展　有学者已将月经病的研究称为女性内分泌学。新药的问世使妇女月经失调和生殖功能失调的临床诊治效果进入崭新阶段，绝经期后的性激素替代治疗大面积推广应用，使女性内分泌学已发展成为妇产科学中的一门专科学科。

（5）妇科肿瘤学　发展发展速度极快，取得不少优异成绩，成为近年发展最快的一门专科学科。绒毛膜癌的化学药物治疗取得了近乎根治效果。妇科手术不少医院已开展在腹腔镜、子宫镜下手术。

（6）妇女保健学的建立　妇女保健学是根据女性生殖生理特征，以保健为中心，以群体为对象的一门新兴学科。主要研究妇女一生各时期的生理、心理、病理、适应社会能力的保健要求，我国建立健全妇女保健三级网就是明显的例子。

四、妇产科学课程教学安排

妇产科学课程总计124学时，分为课堂系统理论学习及与其相结合的临床见习和毕业实习三个阶段。其中理论52学时，临床见习72学时，临床实习6周。课程主要分为妇科学和产科学。产科学主要讲述妇女妊娠、分娩、产褥全过程，并对该过程中所发生的生理、心理、病理、改变进行诊断及处理，协助新生命的诞生；妇科学则是讲述妇女在非妊娠期生殖系统的一切生理和病理改变并对其进行诊断及处理的科学。各个章节论述疾病的病因、病理生理、临床表现、诊断、治疗和预防。

参考教材和网络资源

1. 参考教材

（1）乐杰．妇产科学．7版．北京：人民卫生出版社，2004.

（2）Stuart Campbell，Alan H. DeCherney. Current Review of Obstetrics Gynecology. Lodon：Rapid Science Pub，1997.

（3）Cuningham，FG. Willianms Obstetrics，21版．北京：科学出版社，2002.

（4）曹泽毅．中华妇产科学．北京：人民卫生出版社，2004.

（5）曹缵孙，苟文丽．现代围产医学．北京：人民卫生出版社，2000.

2. 网络资源

（1）复旦大学妇产科学精品课程网：http：//red. 9thunder. com/

（2）中国医科大学妇产科学精品课程网：http：//www. cmu. edu. cn/education/undergraduate/fcksite/

（3）中山大学妇产科学精品课程网：http：//jpkc. sysu. edu. cn/eyfckx/

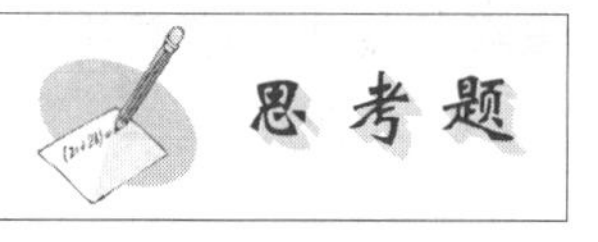

思考题

1. 假如你是一名男性，你是否会选择从事妇产科专业，为什么？

2. 妇产科学的基本概念是什么？

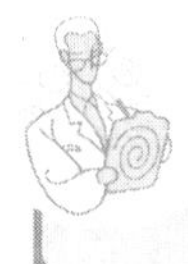

第四节 儿 科 学

一、儿科学的定义和范畴

儿科学（pediatrics）作为医学科学古老而传统的二级学科，区别于内、外、妇、五官等以系统、疾病性质或治疗手段为特征横向划分的学科，而是以人生命阶段为特征纵向划出的。它是一门研究小儿生长发育规律、提高小儿身心健康水平和疾病防治质量的医学科学。其服务对象是体格和智能处于不断生长发育中的小儿，在生理、病理等方面都与成人有所不同，而且具有动态的特点。

1. 儿科学的任务

儿科学的任务是不断探索儿科医学理论并在实践中总结经验，提高疾病防治水平，降低儿童发病率和死亡率，增强儿童体质，保障儿童健康，提高中华民族的整体素质。

2. 儿科学的范畴

凡是涉及小儿时期健康和卫生的问题都属于儿科学的范围。按其工作性质，可分为预防儿科学、发育儿科学和临床儿科学即儿科诊疗学。

预防儿科学突出“预防为主”在小儿时期的重要性。除了对传染病的预防外，它的范围还包括其他器质性和精神情绪疾病的预防；对象包括自胎儿至青少年各年龄阶段的小儿；内容包括增强体质，提高免疫功能，加强心理卫生，预防行为偏离和精神疾病，防止意外，先天遗传代谢疾病的早期筛查和处理等。

发育儿科学是研究和解决小儿生长发育的有关问题，包括体格生长、心理发育生理性疾病的预防、儿童的学习困难、社交障碍、智能发育迟缓等。

临床儿科学即儿科诊疗学，已派生出各种专业分支如心血管病学、血液病学、神经病学、肾脏病学、内分泌学和遗传病学等。

由于小儿生长发育过程中有一定的阶段性特点，因此儿科学又发展形成了以年龄划分为特征的新专业，如围产医学、新生儿学以及青春期医学等。

除了在专业上愈分愈细、愈来愈深入以外，实践证明儿童的许多健康问题还需与社会学、教育学、心理学、护理学、流行病学和医学统计学等学科密切合作才能得以解决，因此，今后多学科的协作势在必行。此外要实现保障和促进儿童健康的目的，普及科学知识也是重要的一环。

二、儿科学的基础和临床特点

儿科学的研究和服务对象是小儿。整个小儿阶段一直是处在不断生长发育的过程中，年龄愈小与成人的差别愈大，绝非成人的缩影。在实际工作中掌握各个年龄期小儿的特点是非常重要的。与其他临床学科相比，儿科学有其不同的特点，这些特点产生的根本原因在于儿科学研究的对象是儿童。儿童时期是机体处于不断生长发育的阶段，因此表现出的基本特点有三方面：①个体差异、性别差异和年龄差异都非常大。无论是对健康状态的评价，还是对疾病的临床诊断都不宜用单一标准衡量。②对疾病造成损伤的恢复能力较强，常常在生长发育的过程中对比较严重损伤的转归可以为自然改善或完全修复。因此，只要度过危重期，常可满意恢复，适宜的康复治疗常有事半功倍的效果。③自身防护能力较弱，易受各种不良因素影响导致疾病发生和性格行为的偏离，如不能及时干预和康复治疗，往往影响一生，因此应该特别注重预防保健工作。下面从基础和临床两个方面具体说明儿科学的主要特点。

（一）基础医学方面

1. 解剖

随着体格生长发育的进展，身体各部位逐渐长大，头、躯干和四肢的比例发生改变，内脏的位置也随年龄增长而不同，如肝脏右下缘位置在 3 岁前可在右肋缘下 2cm 内，3 岁后逐渐抬高，6 ~ 7 岁后在正常情况下不应触及。在体格检查时必须熟悉各年龄儿童的体格生长发育规律，才能正确判断和处理临床问题。

2. 机能

各系统器官的机能也随年龄增长逐渐发育成熟，因此不同年龄儿童的生理、生化正常值各自不同，如心率、呼吸频率、血压、血清和其他体液的生化检验值等。此外，某年龄阶段的机能不成熟常是疾病发生的内在因素，如婴幼儿的代谢旺盛，营养的需求量相对较高，但是此时期胃肠的消化吸收功能尚不完善，易发生消化不良。因此，掌握各年龄儿童的机能变化特点是儿科临床工作的基本要求。

3. 病理

对同一致病因素，儿童与成人的病理反应和疾病过程会有相当大的差异，即或是不同年龄的儿童之间也会出现这种差异，如由肺炎球菌所致的肺炎，婴儿常表现为支气管肺炎，而成人和年长儿则引起大叶性肺炎病变。

4. 免疫

小年龄儿童的非特异性免疫、体液免疫和细胞免疫功能都不成熟，因此抗感染的能力比成人和年长儿低下，如婴幼儿时期 SIgA 和 IgG 水平均较低，容易发生呼吸道和消化道感染。因此适当的预防措施对小年龄儿童特别重要。

5. 心理

儿童时期是心理、行为形成的基础阶段，可塑性非常强。及时发现小儿的天赋气质特点，通过训练因势利导促进发育；根据不同年龄儿童的心理特点，提供合适的环境和条件，给予耐心的引导和正确的教养，可以培养儿童良好的个性和行为习惯。

（二）临床方面

1. 疾病种类

儿童疾病发生的种类与成人有非常大的差别，如心血管疾病，儿童主要以先天性心脏病为主，而成人则以冠心病为多；儿童白血病中以急性淋巴细胞性白血病占多数，而成人则以粒细胞性白血病居多。此外，不同年龄儿童的疾病种类也有很大差异，如新生儿疾病常与先天遗传和围生期因素有关，婴幼儿疾病中感染性疾病占多数等。

2. 临床表现

儿科患者在临床表现方面的特殊性主要集中在小年龄儿童，年幼体弱儿童对疾病的反应差，往往表现为体温不升、不哭、纳呆、表情淡漠，且无明显定位症状和体征。婴幼儿易患急性感染性疾病，由于免疫功能不完善，感染容易扩散甚至发展成败血症，病情发展快，来势凶险。因此儿科医护人员必须密切观察病情，随时注意细微变化，不轻易放过任何可疑表现。

3. 诊断

儿童对病情的表述常有困难且不准确，但仍应认真听取和分析，同时必须详细倾听家长陈述病史。全面准确的体格检查对于儿科的临床诊断非常重要，有时甚至是关键性的。发病的年龄和季节，以及流行病学史往往非常有助于某些疾病的诊断。不同年龄儿童的检验正常值常不相同，应该特别注意。

4. 治疗

儿科的治疗应该强调综合治疗，不仅要重视对主要疾病的治疗，也不可忽视对各类并发症的治疗，有时并发症可能是致死的原因；不仅要进行临床的药物治疗，还要重视护理和支持疗法，尤应注意对患儿及其家长进行心理支持。小儿的药物剂量必须按体重和体表面积仔细计算，并且要重视适当的输液出入量和液体疗法。

5. 预后

儿童疾病往往来势凶猛，但是如能及时处理，度过危重期后，恢复也较快，且较少转成慢性或留下后遗症。因此，临床的早期诊断和治疗显得特别重要，适时正确的处理不仅有助于患儿的转危为安，也有益于病情的转归预后。

6. 预防

已有不少严重威胁人类健康的急性传染病可以通过预防接种得以避免，此项工作基本上是在儿童时期进行，是儿科工作的重要方面。目前许多成人疾病或老年性疾病的儿童期预防已经受到重视，如动脉粥样硬化引起的冠心病、高血压和糖尿病等都与儿童时期的饮食有关；成人后的心理问题也与儿童时期的环境条件和心理卫生有关。

在整个儿科学习过程中务必将小儿的正常发育规律及个体特殊点贯彻始终。切不可将小儿简单地视为成人的缩影。

三、儿科学进展

自19世纪至20世纪末，西方儿科学的重大贡献主要在于有效地防治传染病和营养不良方面，两者为当时儿童中死亡的首要原因。对预防多种传染病疫苗的研制成功使得儿童常见传染病的发生率明显下降，婴儿死亡率逐年减少。同时，由于抗生素的不断发展和广泛应用，儿童感染性疾病的发病率和死亡率大幅度下降。代乳食品和配方乳粉的研究和提供曾经拯救了大量儿童的生命，近年来大力提倡母乳喂养使得儿童的生长发育水平更加提高。

中华人民共和国成立以后，党和政府对于儿童的医疗卫生事业非常关心。在城乡各地建立和完善了儿科的医疗机构，并且按照预防为主的方针在全国大多数地区建立起儿童保健机构，同时普遍办起了各种形式的托幼机构。这些机构对于保障我国儿童的健康和提高儿童的生命质量起了至关重要的作用。通过这些机构，儿童的生长发育监测、先天性遗传性疾病的筛查、疫苗的接种、“四病”的防治得以落实，儿童中常见病、多发病能够得到及时的诊治。尽管我国儿童目前的主要健康问题从总体上看还集中在感染性和营养性疾病等常见病、多发病方面，由于儿科学的长足进展，但与20世纪相比，这些疾病的发生率和严重性大大降低；并且在某些发达地区，严重的营养不良和急性传染病已经少见：这些疾病谱的变化昭示我国儿科工作者的注意力应该开始向新的领域发展延伸，儿科学的任务不仅要着重降低发病率和死亡率，更应该着眼于保障儿童健康，提高生命质量的远大目标。因此，研究儿童正常生长发育规律及其影响因素的儿童保健学应该受到重视，儿童保健的临床服务应该由大城市逐渐普及到中小城市和社区、乡村，以保证儿童的体格生长、心理健康、智能发育和社会应对能力得到全面均衡的发展。同时，研究儿童罹患各种疾病后得以尽量完善恢复的儿童康复医学应该受到重视，儿童时期疾病的后遗症将可能影响今后一生的健康和幸福，而处于生长发育阶段的儿童具有非常强的修复和再塑能力，在适宜的康复治疗下往往可能获得令人难以想象的效果。此外，某些成人疾病的儿童期预防应该受到重视，疾病预防的范围不应仅局限于对感染性疾病，许多疾病在成人后（或在老年期）出现临床表现，实际上发病的过程在儿童期已经开始，如能在儿童期进行早期预防干预，就可能防止或延缓疾病的发生、发展。

人类已经步入21世纪，这是一个属于生物—社会—医学的年代。分子生物工程学的进展已经为临床诊断和治疗开辟了一条新的道路；生物医药的研究结果已经开始为某些疾病的临床治疗提供了前所未有的效果；重大疾病基因组学和蛋白质组学的研究必将在遗传性、代谢性疾病的治疗和预防方面产生重大突破；医学信息学的进展不仅会在医学影像学方面引起革命性的飞跃，而且可能在更广泛的领域产生深远的影响，比如对基因疫苗的构造分析和修饰等。医学的进展常常是相关学科革命性突破的连锁反应，而本世纪中在生物－医学方面的重大研究成果对儿科学的进展将是影响最大的，因为这些研究必将涉及人类生命和健康的本质性问题，儿科学正是位于这些问题的起始点上。

四、儿科学课程教学安排

儿科学课程总计124学时，分为课堂系统理论学习及与其相结合的临床见习和毕业实习三个阶段。其中理论52学时，临床见习72学时，临床实习6周。课程主要介绍小儿生长规律及其在不断生长过程中的生理、病理等方面变化。达到不断探索儿科医学理论并在实践中总结经验，提高疾病防治水平，降低儿童发病率和死亡率，增强儿童体质，保障儿童健康的目的。

参考教材和网络资源

1. 参考教材

（1）杨锡强．儿科学．6版．北京：人民卫生出版社，2004.

（2）胡亚美，江载芳．诸福棠．实用儿科学．7版．北京：人民卫生出版社，2002.

（3）Behrman RE，Kliegman RM，Jenson HB. Nelson textbook of pediatrics. 16th ed. 北京：科学出版社，2001.

（4）Tom Lissauer，Graham Clayden. Illustrated Textbook of Paediatrics. 3nd ed. Elsevier Science，2007.

（5）黎海芪．儿童保健学．北京：人民卫生出版社，2009.

2. 网络资源

（1）中山大学儿科学精品课程：http：//jpkc. sysu. edu. cn/erke/

（2）复旦大学上海医学院儿科学精品课程：http：//ch. shmu. edu. cn/jpkc/

（3）南方医科大学－儿科学精品课程：http：//jpkc. fimmu. com/ek/shenbaoshu. htm

（4）重庆医科大学儿科学精品课程：http：//vod. care100. com/jpkc/kcpj－2. htm

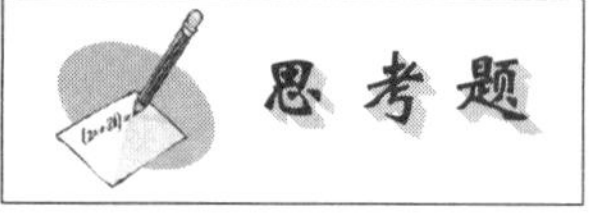

思考题

1. 你如果从事儿科专业，其最大的挑战是什么？
2. 儿科学的未来进展可能出现在哪些方面？

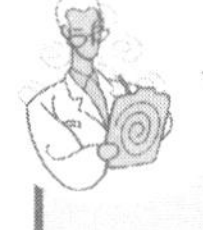

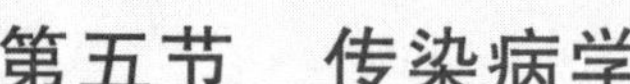

第五节　传染病学

一、传染病学定义和范畴

传染病（communicabled diseases）是由病原微生物（病毒、立克次体、细菌、螺旋体等）和寄生虫（原虫或蠕虫）感染人体后产生的有传染性的疾病。两者都属于感染性疾病（infectious diseases），但感染性疾病不一定有传染性，其中有传染性的疾病才称为传染病。

传染病学这门临床学科主要就是研究传染病和寄生虫病在人体内、外环境中发生、发展、传播和防治规律的科学。其重点在于研究这些疾病的发病机制、临床表现、诊断和治疗方法，同时兼顾流行病学和预防措施的研究，以求达到防治结合的目的。传染病学主要包括总论和各论两方面的内容，传染病学总论主要讲述：学习传染病学的目的和任务；传染与抗传染免疫；传染病的发病机制；传染病的流行过程；传染病的特征；传染病的诊断、治疗和预防。各论主要是分别介绍病毒感染的传染病（如病毒性肝炎、流行性感冒、流行性出血热、狂犬病等）、立克次体感染的传染病（如流行性斑疹伤寒等）、细菌性感染的传染病（如霍乱、细菌性菌痢、鼠疫等）、螺旋体感染的传染病（钩端螺旋体病等）、寄生虫感染的传染病（如肠阿米巴病、血吸虫病等）。

传染病学与其邻近学科，如微生物学、免疫学、寄生虫学、流行病学、内科学和儿科学等具有密切而有机的联系。这些学科的研究方法已广泛应用于传染病学的研究。传染病学工作者必须具备这些学科的基本知识和技能，以提高其工作和研究的质量。另外祖国医学对传染病和寄生虫病有着丰富的诊治经验，深入发掘和研究祖国医学无疑对中西医结合防治这些疾病起到重要的作用。前期的基础课程有许多内容介绍了相关的传染病学总论内容，在此我们重点介绍一些传染病的特点。

二、传染病的特点

传染病具有自己的四个基本特征，我们对这些基本特征必须综合的加以考虑：

1. 病原体

每一种传染病都是由特异性的病原体（pathogen）所引起的。包括微生物与寄生虫。在历史上许多传染病（如霍乱、伤寒）都是先认识其临床和流行病学特征，然后认识其病原体的。

2. 传染性

传染性（infectivity）是传染病与其他感染性疾病的主要区别。例如耳源性脑膜炎和流行性脑脊髓膜炎，在临床上都表现为化脓性脑膜炎。但前者无传染性，无须隔离，后者则有传染性，必须隔离。传染性意味着病原体能通过某种途径感染他人，传染病病人有传染性的时期称为传染期，在每一种传染病中都相对固定，可作为隔离病人的依据之一。

3. 流行病学特征（epidemiology feature）

传染病的流行过程在自然和社会因素的影响下，表现出各种特征。在质的方面有外来性和地方性之分，前者指在国内或地区内原来不存在，而从国外或外地传人的传染病如霍乱。后者指在某些特定的自然或社会条件下在某些地区中持续发生的传染病如血吸虫病。在量的方面有散发性、流行和大流行之分。散发性发病（sporadic occurrence）是指某传染病在某地近年来发病率的一般水平，当其发病率水平显著高于一般水平时称为流行（epidemic）；某传染病的流行范围甚广，超出国界或洲界时称为大流行（pandemic），传染病病例发病时间的分布高度集中于一个短时间之内者称为爆发流行（epidemic outbreak）。传染病发病率在时间上（季节分布）、空间上（地区分布）、不同人群（年龄、性别、职业）中的分布，也是流行病学特征。

4. 感染后免疫

人体感染病原体后，无论是显性或隐性感染，都能产生针对病原体及其产物（如毒素）的特异性免疫。保护性免疫可通过抗体（抗毒素、中和抗体等）检测而获知。感染后免疫（postinfection immunity）属于自动免疫，通过抗体转移而获得的免疫属于被动免疫。感染后免疫的持续时间在不同传染病中有很大差异。一般来说，病毒性传染病（如麻疹、脊髓灰质炎、乙型肝炎等）的感染后免疫持续时间最长，往往保持终身，但有例外（如流感）。细菌、螺旋体、原虫性传染病（如细菌性痢疾、阿米巴病、钩端螺旋体等）的感染后免疫持续时间通常较短，仅为数月至数年，也有例外（如伤寒），蠕虫病感染后通常不产生保护性免疫，因而往往产生重复感染（如血吸虫病、钩虫病、蛔虫病等）。

三、传染病学的进展

近年来，多种经典传染病发病率呈明显下降趋势，但艾滋病、传染性非典型肺炎、人类禽流感及人类猪链球菌感染等新发感染病成为新的公共卫生问题，耐药菌感染、机会性感染及医院内感染亦呈逐年增多趋势，研究经典传染病的传染病学已不能适应新形势的需要，从传染病学向感染病学的学科改革成为客观必然。感染病学的形成与发展，既没有改变当前医学学科划分的总格局，又发展和完善了传染病学，保持了学科的完整性与科学性，有利于感染病的医疗、科研及教学管理。另外，分子生物学、免疫学、寄生虫学等相关基础学科的发展，极大地推动了传染病学的研究进展，对一些传染病的诊断和治疗提供极大的帮助，例如随着基因工程技术的发展，许多用于基因修饰的分子生物学新技术如 RNA 干扰（RNA interference，RNAi）技术被应用于血吸虫病的研究；我国科学家对 SARS 研究也取得一系列的进展。另外，随着预防医学事业的大力发展，公共卫生管理体系的健全对传染病的防治都有着极大的帮助。

四、传染病学课程教学安排

传染病学课程总计 80 学时，分为课堂系统理论学习及与其相结合的临床见习和毕业实习三个阶段。其中理论 32 学时，临床见习 48 学时，临床实习 2 周。课程主要研究传染病和寄生虫病在人体内、外环境中发生、发展、传播和防治的规律。重点介绍这些疾病的发病机制、临床表现、诊断和治疗方法、流行病学及防治措施。以达到防治结合的目的。其内容主要包括朊毒体感染、病毒感染、立克次体感染、细菌感染、螺旋体感染、原虫感染、蠕虫感染性传染病等。

参考教材和网络资源

1. 参考教材

（1）杨绍基. 传染病学. 北京：人民卫生出版社，2008.

（2）姚集鲁. 传染病与寄生虫病. 广州：广东高等教育出版社，2000.

（3）杨绍基，任红. 传染病学. 7版. 北京：人民卫生出版社，2008.

2. 网络资源

（1）中山大学传染病学精品课程：http：//jpkc. sysu. edu. cn/infection/program. asp action = view&newsclass = &id = 15&page = 6&sTypeName =

（2）中南大学传染病学精品课程：http：//jpkc. sysu. edu. cn/infection/program. asp action = view&newsclass = &id = 15&page = 6&sTypeName =

（3）华中科技大学传染病学精品课程：http：//202. 114. 128. 247/huagong/crb/zjjs－1. htm

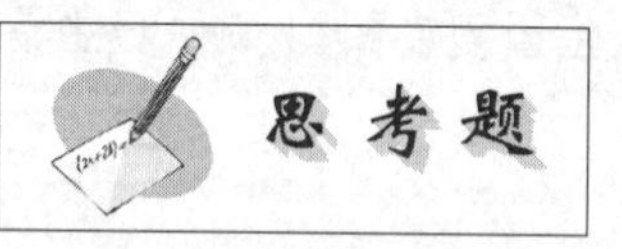

1. 你所了解近几年全世界报道的流行性传染病有哪些，有何特点？
2. 你认为国家应该在哪些方面加强传染病的预防和治疗？

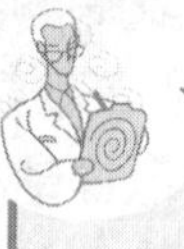

第六节　精神病学

一、精神疾病的概念和精神病学的任务

精神疾病是指在各种生物学、心理学以及社会环境因素影响下，大脑功能失调，导致认知、情感、意志和行为等精神活动出现不同程度障碍为临床表现的疾病。

精神病与精神卫生学作为临床医学的重要分支学科，已成为临床医学教育的主干科目，是研究精神障碍的病因、发病机制、临床表现、诊断、治疗、康复、预防以及与其他临床学科关系的一门科学。新近的资料表明：各类精神障碍的疾病负担业已高居我国疾病总负担的首位，而我国综合医院各科医生对精神障碍的识别率、正确诊断率及精神疾病接受合理治疗的比例却远远低于发达国家的平均水平。为此我们必须加强医学生对精神病与精神卫生知识的学习。

本课程的任务是：通过学习，使医学生理解生物、心理、社会等因素对精神活动和躯体状况的影响并能使他们在未来的医学实践中能真正贯彻生物－心理－社会医学模式；重视医患关系的建立；熟悉精神障碍病史收集和精神状况检查的方法与内容；能界定正常与异常的精神活动；能识别常见的精神症状；能对常见精神障碍做出诊断与常规处理。

本课程的基本目标：①在毕业后的临床实践中能够识别常见的精神障碍并能提出合理的处理方法和进一步治疗的建议。②在临床诊疗活动中有精神卫生的基本理念，能综合考虑精神因素与躯体状况之间的相互影响，从而改善临床服务质量，提高治疗效果。

由于精神疾病本身的特点和复杂性，精神病学涉及很多其他方面的问题，如司法和社会文化，近一二十年来发展了社会精神病学、跨文化精神病学和司法精神病学，又因儿童和老年具有自己的生理、心理特点，儿童精神病学和老年精神病学也得到迅速发展。随着科学的发展和社会的需要，精神病学的研究范畴日益扩大，如心理社会因素和各种心理和行为问题等。精神卫生（mental health）这一术语从 20 世纪 70 年代以来在国际和国内较广泛应用。广义的精神卫生含义，不仅研究各类精神疾病的社会防治，同时探讨保障人群心理健康，减少和预防各类心理和行为问题的发生。

二、精神病中的常见认识误区

（1）误区一：精神病患者不是病人　认为精神病人是一些心眼小、胆子小或性格已扭曲、变态的人群，应远离。对精神病患者充满了反感、偏见和排斥。

（2）误区二：精神病不是病　精神病患者的早、中期症状往往会使病人家属苦恼、心烦，但此时，大多数病人家属不认为（或不愿承认）其已患精神病。多数将“症状”归为病人性格的改变、性格的恶化。认为纯属思想问题和性格变坏，需要加强思想工作，多多教育、开导。事实上，精神病在形成阶段和形成后的初期，其症状与一些不良性格（如暴躁易怒、内向不语、多心、言行偏激等）极为相似。判断是否已患精神疾病主要看：①与以前的性格、言行等比较是否有明显不同；②其言行是否使多数正常人不能接受；③教育、开导、作思想工作没什么效果（即病人的自控力已经很弱）。

（3）误区三：精神病是一种病，但治不好，只能长期服一些西药控制　由于效果理想的精神病药物（包括中药、西药）极少，目前在多数人的印象中精神病很难治愈，治好后常年不犯或根治更是不可能。实际上精神病是完全可以治愈的，重要在于正确认识，善于发现精神病人的早期症状，及时就诊。

（4）误区四：在日常生活中，有些人常将精神病与神经病混为一谈　其实精神病与神经病是不同性质，有着根本区别的两种疾病。精神病是由于人体内外各种有害因素引起的大脑功能紊乱，导致知觉、意识、情感、思维、行为和智能障碍的一类疾病。常表现各种各样的精神症状。对中枢神经系统检查尚未发现有明显的病理形态学改变，现认为多是功能性的。通常人们所说的“犯神经”其实是指“犯精神病”。而神经病是指神经系统的任何部分（例如大脑半球、小脑、脑干、脊髓、脊神经等）因为感染、外伤、中毒、变性等原因引起了结构和功能的改变的一类疾病。主要症状是麻木、疼痛、偏瘫、瘫痪、抽搐、失语、昏迷等。它们多数有中枢神经和周围神经的病理形态学改变。不过神经病和精神病也有某些交叉的情况，例如脑炎、脑肿瘤、脑外伤、癫痫等神经科患者常伴有精神症状，有的还以精神症状为突出表现。而某些精神病病人，如神经梅毒病患者，可有神经系统症状。但结合病史及全面的躯体检查法，鉴别它们是不困难的。两类疾病的治疗方法也不一样，在医院里分别归为神经科和精神科诊治。

三、精神病学的进展

精神病学与中枢神经系统存在密切联系，随着神经科学领域研究发展，特别是在递质化学属性、神经传导通路、电生理属性等方面研究取得重大突破，对解释许多精神疾病有极大的帮助，例如多巴胺受体在一些精神疾病中的作用；在药理学方面的进展也对精神疾病的治疗提供了极大的帮助；在神经影像技术的进步也对提高精神疾病的诊断起着极大的帮助，譬如在难治性癫痫和强迫症的脑立体定向手术过程中，正电子发射计算机扫描（PET）显像和磁共振成像联合使用，可以极大地帮助医生做治疗前的精细定位，这样可以最大限度地避免对正常脑组织的损伤。同时在对如精神分裂症、焦虑症、抑郁症和毒品依赖等多种精神病的科学研究中，神经影像学技术都起到了显著的作用，加深了人们对这些危害人类精神健康疾病的发病机制的了解，也为将来开发更好的治疗药物带来很大的帮助。

再譬如，老年性痴呆和抑郁症是严重危害老年人生活的两种疾病，有时两者的临床表现很相似，难以通过观察很好区分，但两者治疗方法大相径庭，抑郁症如果得不到及时有效治疗可能会导致自杀，而一些抗抑郁药可以加重痴呆，所以对两者及时准确的鉴别很重要。PET 显像时痴呆患者表现为顶叶和颞叶的局部葡萄糖代谢率下降，而抑郁症主要表现为额叶和边缘系统等结构的代谢下降，所以通过 PET 检查可以帮助医生鉴别两者。同时还可以根据葡萄糖代谢率下降的程度来帮助临床医师了解患者的病情。

四、精神病学课程教学安排

精神病学课程总计 48 学时，分为课堂系统理论学习及与其相结合的临床见习两个阶段。其中理论 24 学时，临床见习 24 学时。课程主要介绍一些精神症状学、精神分裂症、心境障碍、神经症、癔症、应激相关障碍、精神发育迟滞等临床常见精神障碍的病因、发病机制、诊断、治疗、预防，以及精神疾病的治疗。

参考教材和网络资源

1. 参考教材

（1）郝伟. 精神病学. 6 版. 北京：人民卫生出版社，2010.

（2）张亚林. 精神病学. 北京：人民教育出版社，2005.

（3）Sadock BJ, Sadock VA. Kaplan & Sadock' s Comprehensive Textbook of Psychiatry. 7th edition. Philadelphia: Lippincott Williams & Wilkins, 2000.

2. 网络资源

（1）中山大学精神病精品课程网：http：//netclass. csu. edu. cn/jpkc2005/jingshen/index. htm

（2）四川大学精神病及精神卫生学精品课程网：http：//219. 221. 200. 61/2005/569/neirong7. htm

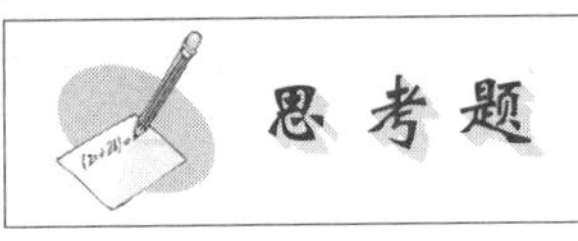

思考题

1. 你目前所了解的精神疾病有哪些，有何特点？
2. 精神病学和神经病学有何区别？

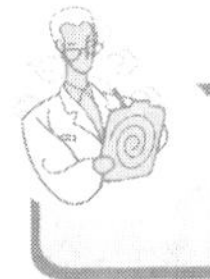

第七节　预防医学

随着人类的进步，医学日渐具有更为丰富的内涵。从治疗疾病发展到预防疾病；从保护人群健康进入到更主动的促进健康、延年益寿。就其规模来说，它已成为一个极为庞大的知识体系，分科众多，各从不同角度出发，共同为增进人类健康，发挥更大的作用。预防医学已成为现代医学的重要组成部分。

一、预防医学的定义、内容和特点

预防医学以环境－人群－健康为模式。以人群为主要研究对象，用预防为主的思想针对人群中疾病发生发展规律，运用基础科学、临床医学和环境卫生科学的理论和方法来探究自然和社会环境因素对人群健康和疾病作用的规律；应用卫生统计学和流行病学等原理和方法，分析环境中主要致病因素对人群健康的影响，以制定防制对策，并通过公共卫生措施，达到促进健康和预防疾病、防治伤残和夭折的目的。

预防医学从研究人群健康和疾病与环境之间的关系出发。它着眼于群体的健康，从维护群体健康出发，研究环境中各种有害健康的因素，制定各种对策。群体的健康必须建立在个体预防的基础上，预防医学也同样重视了针对个体的临床预防问题。但只有做好群体预防才能保证个体的健康。

鉴于人类具有自然和社会两重属性，影响人类健康和疾病的因素，既有自然的，也有心理的、社会的因素。从整体论出发，按照新的医学模式要求，预防医学主要内容包括：

1. 环境与健康

首先从环境对人体健康影响出发，阐明各种环境因素与健康的关系，以及这些因素对健康和疾病的作用规律及其预防原则。

2. 人群健康的研究方法

研究环境对人群健康的影响，进行社区诊断、社区健康计划的制定和评价及各种干预措施效果的评价等，这些均要借助于卫生统计学及流行病学的原理和方法，才能客观地、定量地描述、分析各种因素对健康的影响及与疾病联系的强度，了解其内在的联系与规律，并获得对健康与疾病本质的认识，进一步指导医疗预防的实践与社区卫生保健的实施。

3. 疾病的预防和控制

研究对人群健康影响较大的疾病，如各种以环境为主要危险因素的传染病、地方病及职业病；以行为生活方式为主要危险因素的心、脑血管疾病、恶性肿瘤；以及由于卫生服务不当而造成的医源性疾病等的发生、发展规律、预防和控制对策。

4. 社区保健

社区保健的核心是突出预防保健。医学模式的转变，越来越多地要求临床医生必须将医疗工作与预防保健工作相结合并实施临床预防；通过在社区、临床场所对病伤危险因素的评价和预防干预，通过纠正人们不良的生活习惯。推行与预防一体化的卫生服务。当前，这种服务越来越多地受到重视，已成为医学发展的一个趋势。

预防医学不同于临床医学，其特点为：①预防医学的工作对象包括个体及群体；②主要着眼于健康和无症状患者；③研究重点为人群健康与环境（工作、生活、社会环境）的关系；④采取的对策更具积极的预防作用，具有较临床医学更大的人群健康效益；⑤研究方法上更注重微观和宏观相结合。

二、预防医学进展

现代疾病谱的变化、医学社会化发展趋势增强、自然科学和社会科学与医学交叉、融合，一批具有现代特征的医学交叉学科、综合学科的诞生、人类对健康需要日益提高等一系列发展、变化的背景下，医学模式已从生物医学模式向现代生物－心理－社会医学模式的现代医学模式转变，从而也开创预防医学发展的新时期。预防医学一个显著的特点是它的群众性和社会性。在防治以传染病和寄生虫病为主要目标的第一次卫生革命的胜利，正是从个体预防向群体预防发展的标志。现在，在防治以心脑血管病、恶性肿瘤、糖尿病等现代慢性病为主要目标的人类第二次卫生革命，单靠生物医学预防或仅靠攻克疾病医治的手段是不能奏效的，必须依靠动员全社会参与以及采取社会医学、行为医学和环境医学的社会措施才能得到有效防治；1975 年世界卫生组织提出“2000 年人人享有卫生保健”的全球卫生战略目标，进入新世纪其内涵不断深化，发展社区卫生服务是实现这一目标的主要途径。社区卫生服务是以解决社区卫生问题为目标，融预防、医疗、保健、康复、健康教育和计划生育技术服务为一体的综合卫生服务，这对于保护和促进健康，提高生活和环境质量，发挥预防医学效能将产生积极深远的作用。有人称社区卫生这一变革为人类第三次卫生革命。我国学者提出的“大卫生”观念，认为作为社会事业的一部分的卫生事业要纳入国家发展规划，政府承担责任，社会各部门配合，人人参与，使医学社会化，才能实现社会预防和社会保健的目标。

现代预防保健观认为，预防保健的理论、观点要贯穿到生命的全过程和疾病防治的全过程。为此，21 世纪我国将从多方面、多层次落实预防为主的方针，卫生服务的方向将发生根本性的变化，主要表现为“四个扩大”，即：从治疗服务扩大到预防服务；从技术服务扩大到社会服务；从院内服务扩大到院外服务；从生理服务扩大到心理服务。医院卫生服务将从单一医疗型向预防、医疗和保健综合型转变；社区卫生服务将预防、医疗、保健、康复、健康教育和计划生育技术服务融为一体，为卫生工作的重点转向农村和基层社区以及为预防医学与临床医学有机结合创造良好的机制和形式。

加强公共卫生建设，提高防治突发性公共卫生事件的能力。事实证明加强公共卫生建设对预防控制突发性公共卫生事件，降低其危害性具有重要意义。在我国 2002 年爆发的 SARS、目前全世界范围的甲型 H1N1 流感疾病、还有四川汶川大地震等对未来的预防医学事业重要性提高到一个新的认识高度，极大促进我国的预防医学事业的发展。

临床医生是预防保健不可缺少、不可代替的重要力量。为改变目前医学教育重医疗轻预防的状态，各高等医学院校已开始对临床医学专业学生加强预防医学教育：各学科教师在教学过程中将预防医学的理论、观点和技能渗入到各学科教学内容中；将预防医学中的社会医学、环境医学、行为医学、医学心理学、卫生法学、健康教育等学科作为该专业的必修课或选修课，完善学生的知识结构；安排一定时间让学生到基层社区去进行社区卫生实习，了解社区卫生问题和影响人群健康的因素，学习社区卫生、人群健康和疾病的基本调查方法及评价方法，使学生树立预防为主的观念，掌握预防医学的基本理论，知识和技能，培养合格的医学人才。

三、预防医学课程教学安排

预防医学课程总计 60 学时，分为课堂系统理论学习及与其相结合的临床见习和毕业实习三个阶段。其中理论 42 学时，临床见习 18 学时，临床实习 2 周。课程主要阐明环境因素对人体健康影响的规律，提出改善和利用环境因素的卫生要求和措施的理论依据和方法原则，以达到预防疾病，防止残疾，增进健康，提高生命质量的目的。

参考教材和网络资源

1. 参考教材

（1）傅华．预防医学．北京：人民卫生出版社，2004.

（2）乔风海．预防疾病学．北京：中国医药科技出版社，1998.

2. 网络资源

（1）复旦大学预防医学精品课程网：http：//yfyx. fudan. edu. cn/index/index. asp

（2）中华预防医学会网：http：//www. cpma. org. cn/

（3）艾滋病与性病教育网：http：//202. 193. 198. 50/glblnet/aids/index. htm

思考题

1. 你认为预防医学和其他临床医学的区别在哪里？
2. 当前在我国制约预防医学发展的因素有哪些？

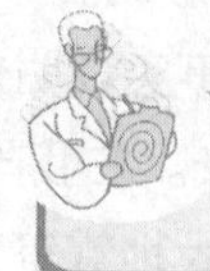

第八节 中 医 学

一、中医学的范畴

中医学（traditional chinese medicine）是富有中国文化特色的医学，属生命科学范畴；是中华民族在长期医疗、生活实践中，积累总结而成的具有独特理论风格和丰富诊疗经验的医学体系。历史上，它曾对中华民族的繁衍昌盛做出过巨大贡献。时至今日，它仍以特有的理论体系和卓越的诊疗效果，独立于世界医学之林。

中医学包括基础理论、临床诊治、预防养生三大部分，这三部分构成了中医学完整的理论体系。

1. 基础理论

中医学的基础理论是对人体生命活动和疾病变化规律的理论概括，是临床医疗和保健防病的指导思想。主要包括阴阳、五行、运气、藏象、经络等学说，以及病因、病机、诊法、辨证、治则治法、预防、养生等内容。

2. 临床诊治

中医学的主要诊治原则是辨证论治，在辨证的基础上制定治疗方针，并进而选择具体的药物或非药物疗法。但辨证之前必须深入了解病情，这就要依靠诊法。

诊法指望、闻、问、切四种诊察疾病的方法，简称“四诊”。为达到辨证准确，强调四诊合参，全面诊察，综合分析。问诊，意在了解症状、掌握病程、探寻病因，是掌握动态情况的主要途径。切诊中的脉诊则最具中医特色，有时对判断病情和指导治疗起决定性作用。

辨证是临床诊治的核心部分。通过四诊取得临床资料后就要认真分析判断，辨别疾病的原因、性质、部位、阶段、邪正盛衰以及发病机制变化。这样得出的综合性结论便是“证”，是进一步决定治疗方针和对策的主要依据。中医学通过长期的临床实践，已总结出八纲辨证、脏腑辨证、病因辨证、六经辨证、卫气营血辨证、三焦辨证等多种辨证方法。掌握这些方法进行正确辨证，才能制定合理的治疗方案，取得预期的疗效。

治则治法指治疗原则和在其指导下的具体治疗方法。治病求本是中医治疗的基本法则，许多其他法则都是建立在它的基础上。根据对“证”的正确判断，对相同的疾病可以采取不同的治疗方法，对不同疾病可以采取相同的治疗方法，这便是同病异治和异病同治的法则。而用“寒者热之，热者寒之，虚者补之，实者泻之”的原则来调整阴阳，扶正祛邪，是最常用的方法，称正治。中医学强调鉴别疾病的本质和现象，分析病证的主次先后、轻重缓急，乃有“急则治其标，缓则治其本”的法则。中医学还重视个体差异以及时令地域对疾病的影响，于是又有“因人因时因地制宜”的法则。

在具体治法方面，中医学有着更为丰富的内容。汗、吐、下、和、温、清、消、补等八法是基本治法。八法不仅概括了药物方剂的主要功能，对针灸、推拿等非药物治疗也有一定的指导意义。

药物以天然药（包括植物、动物和矿物的药用部分）为主。各种药物中，以草药最多，所以古代药学著作都被称为“本草”。汉代时的经典著作《神农本草经》载药365种。历代药物数量不断增加，据1997年出版的《中华本草》记载，现有中药达12807种。中药的药物知识来自临床实践，具体应用的效果也要通过实践来验证。在中医基础理论的指导下，通过长期用药实践已总结出四气五味、升降浮沉和归经等药物理论，用以指导临床用药。

临床药物治疗的主要形式是方剂，就是根据君、臣、佐、使等配伍原则，将相关药物综合成方，用以加强药效便于临床应用。

针灸包括针和灸两部分。针主要是针刺人体经络腧穴，灸是以燃烧艾绒熏灼腧穴部位的皮肤或病患部位，目的都是治病保健。其作用主要是疏通经络脏腑气血运行，调和阴阳，扶正祛邪，消除疾病以达到恢复正常的功能状态。针灸治疗也遵循辨证论治法则，根据疾病与脏腑、经络的关系，以及疾病的寒热、虚实、阴阳、气血等不同证候，选取穴位，以不同的补泻方法，或针或灸，才能取得较好的疗效。

推拿又称按摩，是用特定的手法在人体的体表进行按压推摩，用以疏通经络，流畅气血，调整脏腑功能和滑利关节，从而消除疾病，保健强身。推拿的理论，也是以阴阳五行、气血津液、脏腑经络为基础，常用推拿部位即经络腧穴。除医生根据病情操作外，常人也可以自我按摩作为保健养生之法。

3. 预防养生

中医学推崇未病先防和既病防变。《内经》早就提出“不治已病治未病”的预防思想。历代对疾病预防有很多措施和经验，包括锻炼体质、讲究卫生、预防免疫等内容。五禽戏、太极拳、针灸导引按摩以及人痘接种术等，都是行之有效的方法。养生又称“摄生”，旨在通过自身的调摄达到防病治病、延年益寿、身心健康的目的。中医养生由整体观出发，讲求人体与环境的和谐与宝命全形，重视身心的交互影响，强调对时令地域的顺应，而且特别注意生活调理和体质锻炼，以扶助自身正气。养生的具体方法，大致包括养护精神、调节饮食、起居有常、劳逸结合、药物调养、针灸调理、气功按摩和医疗体育（如五禽戏、太极拳、武术）等内容。

二、中医学理论特点

中医学的理论和实践经数千年的发展，形成了完整而系统的医学体系。这是中华民族的祖先在对人体、自然、心理等进行长期思索和在防治疾病的实践中创造出来的。其内在特质与中华民族的传统思维和传统文化有机地融汇在一起，这是与西医学的本质区别。中医学理论体系有以下几个特点：整体观念、恒动观念、辨证论治。

1. 整体观念

中医学非常重视人本身的统一性、完整性和内在脏腑器官之间，心理、生理活动之间，以及人与外界间的相互联系，形成了独特整体观念。这一观念始终贯穿在中医学对生理、病理、诊法、辨证、治疗等各个方面的理性认识中。人体是一个有机整体，人和自然环境也是一个有机整体，人是自然的一部分，中医学称之为“人与天地相应”或“人与天地相参”。这是中国传统哲学“天人相应观”在中医学中的体现，其中有统一性、完整性、联系性和系统性的蕴义。人体的整体观指人体的形体结构是统一的整体，其脏腑、肢体乃至五官九窍间密切联系，互相协调，共同组成了有机的整体。就其基本物质而言，精、气、血、津液构成脏腑器官功能活动的物质基础，并运行于全身。就其机能活动而言，生理活动与心理活动是统一的，中医学称之为神形合一。人与外界环境的统一性，指人体健康和疾病，与天文（太阳、月亮和星体）、地理（地势、干湿）、季节、气象乃至社会环境之间都有一定的关系。人体的各种结构互相联系，并有不同的层次，构成一个系统的人体。

2. 恒动观念

以运动、变化和发展的观点去审视生命、健康和疾病等生命现象和医学问题。《素问·六微旨大论》说“动而不息”是自然界的根本规律，也是生命的根本规律。从阴阳理论中阴阳间的对立、转化、资生、制约关系，五行理论中木、火、土、金、水之间的相生、相克，到脏腑气机理论中的升、降、出、入关系，都贯穿着恒动观念，这也是中国传统哲学思想在中医学中的体现。以《周易》、《老子》为先源的中国传统哲学，对“易”和“变”的恒动，有精辟的论述，并影响着整个民族的思维方式。人体健康与疾病的正常和失常的阴阳稳态观认为，人与自然界都以气为本，气的一分为二即阴阳，阴阳二气的运动形成世界万物，阴平阳秘的稳态是为健康，否则是病态，即“一阴一阳是为道，偏阴偏阳谓之疾”。有机论人体观还重视人体时间结构。在中华民族传统思维中，时间和历史观念强于空间观念。人体的生命过程是由时间结构和空间结构组成的，时间结构由生命活动过程、节律和周期等组成；空间结构指的是形体、器官、骨骼、肌肉等。中医学在对人体生命研究中，有一定的解剖生理知识以体现对空间结构的了解，并成为发展医学的基础，但对人体时间结构的研究则至为深入，并提出了关于阴阳终始、四时气化、脏气法时、病遇节发等有关理论，同时还提出了“因天时而调血气”等一系列养生和治疗原则。

3. 辨证论治

辨证论治是中医临床的操作体系，它包括辨证和论治两大方面，即分析、辨别疾病的证候而确立治疗原则和方法。它是中医认识疾病和治疗疾病的基本规范，是中医学对疾病的一种特殊的研究和处理方法，也是中医理论体系的基本特点之一。辨证论治，既不是对症施治、根据病人的主诉，或者抓住一两个症状进行治疗；也不是某病用某药的辨病施治。辨证包含着如何作出具体深入的分析，并找出病症的主要矛盾；论治指的是如何采取针对性措施，来解决主要矛盾。辨证论治是从证和病着眼，既包含对病的分析，又强调因时而异的证的特征；既重视疾病的“本”，又考虑病证的“标”；因于整体观念，在诊治疾病分析病证时，还要考虑人体与外界环境之间相互作用的关系，要因时、因地、因人而异处方用药，即“三因制宜”。把理、法、方、药融汇运用，有时在深入把握辨证的前提下，论治时又可以“同病异治”和“异病同治”。辨证论治的灵活运用，堪为一门艺术，其中包含着丰富的辩证法思想，是中国古代科学哲学在医学中的独特运用。

三、中医学课程教学安排

中医学课程总计80学时，分为课堂系统理论学习及与其相结合的临床见习两个阶段。其中理论学习58学时，临床见习22学时。课程主要介绍中医阴阳、五行、脏腑、经络、病因机制、八纲辨证、治则治法等基础理论知识。使学生对祖国优秀传统文化精粹之一的中医有一个初步的认识，了解不同医学理论体系对生命和疾病本质的认识差异，从而达到拓展视野，加深对人类复杂生命现象认识的目的。

参考教材和网络资源

1. 参考教材

(1) 李家邦．中医学．北京：人民卫生出版社，2005.

(2) 王桂敏．中医学．北京：科学出版社，2007.

(3) 雷载权．中华临床中医学．北京：人民卫生出版社，1998.

2. 网络资源

(1) 北京中医药大学精品课程网：http：//jpkc. bucm. edu. cn/

(2) 广州中医药大学精品课程网：http：//210. 38. 96. 15/

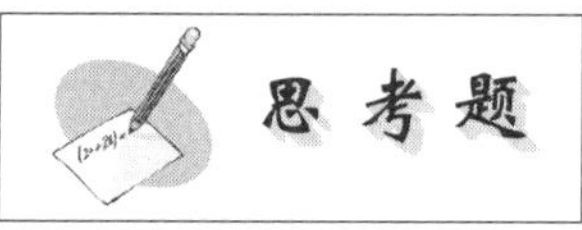

思考题

1. 你认为中医学与西医学能否融合，中医学的优势和劣势在哪？
2. 国家如何大力扶植中医学的发展？

（郭开华　初国良）

第九节 特种医学（法医学）

法医学（forensic medicine 或 legal medicine）是应用医学和相关自然科学的理论与技术，研究并解决法律实践中有关医学问题的一门医学科学。法医学是应法律的需要而产生，并为法律服务的一门医学科学，具有与医学和法学密切相关的特有属性。

法医学鉴定结论作为诉讼活动中重要的科学证据，在刑事、民事和行政诉讼等案件的侦查、审判过程中发挥着重要的作用。

一、法医学的历史

中国法医学的发展简史可追溯至先秦时期的《礼记》与《吕氏春秋》，二者的记载均说明当时已有理官进行损伤检验。两宋时期是我国古代检验制度发展完善的时期，宋慈（1186～1249 年）编著的《洗冤集录》是中外法医学者公认的现存最早的系统法医学著作。

欧洲古代法医学的发展相对缓慢，仅有个别案例的传闻，如公元前 100～公元前 44 年凯撒大帝的尸体检验及致命伤的判断。中世纪的欧洲，以法国、德国和意大利的法医学发展较快。1562 年法国外科医师帕雷对升汞中毒作了第一例解剖，1575 年他在《外科手术学》一书中，阐述了机械性窒息、杀婴、电击死、处女鉴定等方法；1598 年意大利医师菲德利斯发表《医生关系论》一书，这是欧洲第一部法医学著作。1642 年，德国莱比锡大学首先开设系统的法医学讲座；1782 年，柏林创办了第一份法医学杂志，从此法医科学初步形成它自己独立的体系。

二、法医学的分支学科和研究内容

司法实践给法医学发展提供了广阔的天地，现代医学和其他自然科学的成就为法医学的发展提供了最新技术手段，原来单一的法医学逐渐形成多分支学科的综合性应用科学，这些学科包括：法医病理学、法医临床学、法医物证学、法医毒理学、法医毒物分析、法医人类学、法医精神病学、法医昆虫学、法医法学等。

1. 法医病理学

法医病理学（forensic pathology）是研究与法律有关的人身伤亡的发生发展规律的一门医学科学。

法医病理学是法医学的重要学科，是传统法医学的核心学科。主要研究死亡和死亡学说、死后变化、生活反应及各种损伤，包括物理因素（如机械、高低温、雷电等）及化学因素（如化学物质、药物、毒物等）引起的损伤，以及因病引起的突然意外的猝死和临床诊疗过程中的医疗纠纷等。法医病理学的研究对象主要是尸体，其中心任务是鉴定死亡原因、死亡方式（自杀、他杀或意外）、死亡时间、致伤物推断、个人识别、损伤、疾病或中毒与死亡的关系等。

2. 法医临床学

法医临床学（clinical forensic medicine）是应用临床医学和法医学的理论和技术，研究并解决与法律有关的人体损伤、残疾以及其他生理病理等医学问题的一门学科。

法医临床学的研究对象主要是活体，其内容包括人体损伤、伤残、劳动能力、年龄、性别、性功能、性行为变态、性犯罪以及其他生理病理功能检测等。法医临床学的主要任务包括：损伤程度鉴定、劳动能力、工伤事故伤残等级与道路交通事故伤残等级评定、活体医疗纠纷鉴定、性功能与性犯罪鉴定、诈病与造作病（伤）鉴定。

3. 法医物证学

法医物证学（forensic biology）是研究和解决涉及法律问题的生物学检材的法医学鉴定的一门学科。

法医物证学的研究对象是生物学检材，包括人体及其他生物体的组织器官或分泌物、排泄物，如血液（血痕）、精液（斑）、阴道液（斑）、唾液（斑）、毛发、牙齿和骨骼等。法医物证学的主要任务是进行个体识别和亲子鉴定。

4. 法医精神病学

法医精神病学（forensic psychiatry）是应用现代精神医学理论和技术，对涉及法律问题的当事人的精神状态、法定能力、精神损伤程度等问题进行评定的一门学科。其研究对象为活体，研究内容是刑法和民法范围内有关精神障碍的司法鉴定问题。法医精神病学的主要任务包括：当事人精神状态评定、刑事责任能力、受审能力、诉讼能力、民事行为能力以及精神损伤程度的鉴定。

5. 法医毒理学

法医毒理学（forensic toxicology）或称法医中毒学，是研究因自杀或他杀以及意外引起中毒的一门学科，也涉及药物瘾癖、公害及食物中毒。

法医毒理学主要研究常见毒物的形状、来源、进入机体的途径、作用机制、中毒症状、在体内的代谢和排泄、中毒量、致死量、中毒的病理变化以及中毒的法医学鉴定等。法医毒理学的主要任务是鉴定是否有中毒、确定何种毒物中毒、确定体内毒物是否足以引起中毒或死亡、推测或确定中毒方式。

6. 法医毒物分析

法医毒物分析（forensic toxicological analysis）是法医毒理学的一个分支，从事毒物的分离和鉴定，为确定是否中毒或中毒死亡提供重要依据。

法医毒物分析的主要内容包括：从体内外检材中分离毒物及其代谢物；分离提取物的净化；毒物及其代谢物的定性及定量鉴定。

7. 法医人类学

法医人类学（forensic anthropology）是运用基础医学与体质人类学的理论和方法，研究并解决法律实践中涉及人类的种族、性别、年龄、身高以及面貌特征的学科。其研究对象包括：活体、尸体、骨骼、牙齿、毛发等，以骨骼为主要研究对象。法医人类学的研究内容包括骨骼的检验、牙齿检验、毛发检验、活体测量、X 线检查、肤纹检验、血型和 DNA 的检验。其主要任务是个人识别、亲权鉴定、骨骼种类的确定和入土时间的鉴定。

三、法医学鉴定

法医学鉴定是指运用法医学的理论和方法，以人体及来源于人体的生物学检材为鉴定对象，解决与法律有关的人身伤亡、生理病理状态等其他专门问题的鉴定。法医学鉴定是作为诉讼活动的一部分而存在的，这是法医学鉴定不同于一般临床实践的特点。法医学鉴定程序必须符合诉讼法及相关法律法规的规定，委托鉴定的主体是法定主体，鉴定的对象是案件中的专门性问题，鉴定结论是法定证据。

法医学司法鉴定人是指受司法机关指派或聘请，运用专门知识或者技能，对案件中的某些法医学专门性问题进行鉴别或者判定的人。目前在我国，司法鉴定人应当具备规定的条件，经省级司法行政机关审核登记，取得《司法鉴定人执业证》，按照登记的司法鉴定执业类别，从事司法鉴定业务。司法鉴定管理实行行政管理与行业管理相结合的管理制度。全国实行统一的司法鉴定机构及司法鉴定人审核登记、名册编制和名册公告制度，供司法机关、仲裁机关及其他委托人选任。

四、《法医学》课程简介

《法医学》一般设置为公共选修课程，36 学时，2 个学分。教学方式以理论教学为主，考核方式为理论考试（开卷）。

法医学作为一门实践性很强的交叉学科。包括法医学的性质、任务和对象；死亡的定义、死亡原因、死亡机制、死亡方式；早期或晚期尸体现象及其法医学意义；机械性损伤检查的原则与法医学鉴定；交通事故损伤的致伤机制和损伤特征；高低温及电流损伤；机械性窒息与溺死；毒物与中毒；猝死；损伤程度、伤残等级、劳动能力、诈病、造作伤鉴定；虐待儿童与家庭暴力；性侵犯与性犯罪的法医学鉴定；精神疾病的法定能力、精神损伤、精神残疾的评定；医疗纠纷；亲子鉴定与同一认定；法医人类学。

参考教材和网络资源

1. 参考教材

（1）丁梅．法医学概论．北京：人民卫生出版社，2009.

（2）李生斌．法医学．北京：人民卫生出版社，2009.

2. 网络资源

（1）中山大学法医病理学精品课程网站：http：//jpkc. sysu. edu. cn/2006/fayi/index. htm

（2）中山大学法医学实验教学中心申报网站：http：//ettc. sysu. edu. cn/fayix/

（3）四川大学法医鉴定中心：http：//www. legalmed. org/index. htm

（4）Federal Bureau of Investigation：http：//www. fbi. gov/hq/lab/labhome. htm

（5）Forensic Science Service：http：//www. forensic. gov. uk/html/

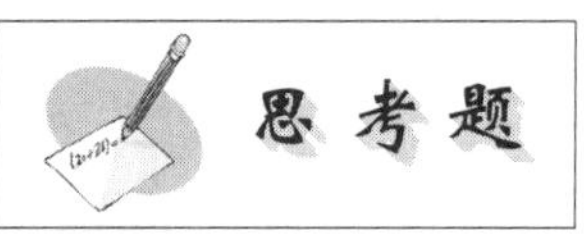

思考题

1. 简述法医学的任务和工作内容，医学生学习目的，法医学鉴定的案情种类。

2. 如何进行法医学死因分析？常见的尸体现象及其法医学意义是什么？

3. 为什么说机械性损伤的法医学鉴定中，临床医生具有重要作用？应如何检查和记录损伤？

4. 法医物证学主要任务及其鉴定内容有哪些？

5. 简述医务工作的特点，医疗过失，医疗纠纷及其可能原因和鉴定程序。

6. 评定损伤与伤残有何不同目的，两者的依据是什么？

7. 如何鉴定强奸案件？

8. 刑事责任能力与民事行为能力的异同点有哪些？

（赵　虎　孙宏钰）